Textbook of Emergency Ultrasound

救急超音波テキスト

point of care としての 実践的活用法

安曇野赤十字病院救急科第一救急部長 **亀田　徹**
国立国際医療研究センター病院 救命救急センター長 **木村昭夫** ［編集］

中外医学社

執筆者一覧 (執筆順)

亀田　　徹	安曇野赤十字病院救急科第一救急部長
児玉貴光	愛知医科大学災害医療研究センター准教授
山口嘉一	横浜市立大学医学部麻酔科学
野村岳志	東京女子医科大学医学部集中治療科教授
本多英喜	横須賀市立うわまち病院救命救急センター　センター長
神山直久	GE ヘルスケア・ジャパン 超音波 New Clinical Technology Global Manager
紺野　　啓	自治医科大学臨床検査医学准教授
尾本きよか	自治医科大学附属さいたま医療センター総合医学第1講座教授
長沼裕子	市立横手病院消化器科
石田秀明	秋田赤十字病院超音波センター
丹保亜希仁	旭川医科大学救急医学講座講師
鈴木昭広	東京慈恵会医科大学麻酔科学講座教授
二階哲朗	島根大学医学部附属病院集中治療部准教授
福原信一	兵庫県立淡路医療センター小児科部長
濱野雄二朗	信州大学医学部附属病院高度救命救急センター
山田直人	弘前大学大学院医学研究科麻酔科学講座
谷口隼人	横浜市立大学救急医学教室
坂東美佳	徳島大学大学院医歯薬学研究部地域循環器内科学特任助教
山田博胤	徳島大学大学院医歯薬学研究部地域循環器内科学特任教授
常松尚志	神奈川県立がんセンター循環器内科部長
竹内一郎	横浜市立大学救急医学教室主任教授
吉田拓生	東京慈恵会医科大学麻酔科学講座集中治療部
方波見謙一	北海道大学病院先進急性期医療センター救急科
八塩章弘	自治医科大学さいたま医療センター集中治療部

出雲昌樹	聖マリアンナ医科大学病院循環器内科講師
佐々木亮	国立国際医療研究センター救命救急センター救急科診療科長
田口　大	勤医協中央病院救急科科長
東　秀律	日本赤十字社和歌山医療センター第一救急科部
石井浩統	日本医科大学付属病院高度救命救急センター
大西新介	手稲渓仁会病院救命救急センター副センター長
竹井寛和	東京都立小児総合医療センター救命救急科
入江　仁	津軽保健生活協同組合健生病院救急集中治療部医長
伊藤亜紗実	三重大学医学部附属病院救命救急センター
川本英嗣	三重大学医学部附属病院救命救急センター
今井　寛	三重大学医学部附属病院救命救急センター長 教授
小室哲也	自治医科大学附属さいたま医療センター集中治療部
石田亮介	島根県立中央病院救命救急科医長
森　崇晃	KK Women's and Children's Hospital, Department of Children's Emergency
東　裕之	福井県立病院救命救急センター医長
多田祐介	奈良県立医科大学高度救命救急センター助教
福島英賢	奈良県立医科大学高度救命救急センター准教授
瀬良　誠	福井県立病院救命救急センター医長
小淵岳恒	福井大学医学部附属病院救急部講師
真弓俊彦	産業医科大学医学部救急医学講座教授
畠　二郎	川崎医科大学検査診断学教授
松本　敬	中頭病院救急科・集中治療科
早川達也	聖隷三方原病院高度救命救急センター部長
木澤晃代	日本大学病院看護部部長

本書の動画視聴方法

1. 本書のシリアルコードは以下のとおりです．

   emergencyuspoc

2. 次のいずれかの方法で，中外医学社ホームページ内の「動画閲覧・ファイルダウンロード」ページにアクセスしてください．
   - 中外医学社ホームページ（http://www.chugaiigaku.jp/）にアクセスし，「動画閲覧・ファイルダウンロード」のバナーをクリックしてアクセス．
   - 「動画閲覧・ファイルダウンロード」ページのURL（http://chugaiigaku.jp/movie_system/video/m_list.html）を直接入力してアクセス．
   - スマートフォンなどで下のQRコードを読み取ってアクセス．

3. 「救急超音波テキスト—point of care としての実践的活用法」の表紙画像左横のラジオボタンを選択してください．

4. シリアルコード欄に上記のシリアルコードを入力し，「＞確定」をクリックしてください．

5. 御覧になりたい動画番号をクリックし，再生ボタンをクリックすると動画が再生されます．

6. 本書内にある ▶0 が動画番号に対応しています．

推薦のことば

　「救急超音波テキスト― point of care としての実践的活用法」は，まさに今求められているテキストである．既に心臓，腹部など臓器ごとの超音波検査テキストは数多くあり，これらは循環器・消化器の医師にとっては適切かもしれない．しかし，救急医療という臓器横断的診療を行う医師にとっては，各領域の詳しい知識が多すぎ，何が重要で何がそうでないかがわかりにくい．一方本書は，救急医療にとり実践的で必要な知識がよく整理され，携わる先生方にご一読いただきたい内容となっている．もちろん，広く一般診療を行われる先生方にとっても，救急の患者を診る場面でどこが重要かわかりやすく役立つものと思われる．拝見して，特に興味深かったのは，これまで超音波検査で注目されることが少なかった肺エコーによる心不全・肺疾患・気胸の診断についてである．この領域の検査は，今後救急のみでなく一般臨床の point-of-care ultrasound（POCUS）として広く利用されると期待している

　さて，サブタイトルにも使用されている point of care（POC）としての超音波は，必要な時にその場で行う超音波検査のことで最近のトレンドである．というとこれまでなかった新たな流行に聞こえるかもしれないが，実は超音波検査が普及し始めた 1980～90 年代の臨床家は，必要に応じて外来，病棟において POC として超音波検査を行ってきていた．最近になって，特に救急部門で POCUS が注目されてきたのには訳がある．当初医師が主体的に行ってきた超音波検査は，最近の 20～30 年間をみると，外国では放射線部門で，本邦では検査室主体で行われることが一般的であり，逆に医師が直接検査することが少なくなってきた．急ぎでない検査は，超音波検査室に予約しその結果を待つことも可能であるが，時間との勝負である救急の場面ではそうはいかない．そのためには，理学的所見をとってすぐに行う POCUS として，一定の手技を習得した救急医が自分で行うことが最も効率的である．

　本書の内容には，心臓，肺，腹部，運動器など救急の場面で必要な項目が余すところなく取り上げられている．とくに，気道，肺と胸膜の章は救急の視点で実用に重点が置かれており，第 III 章から読み始めることで，この領域の超音波検査の最先端の情報を得ることができる．第 V 章は心エコーについて述べられ，FOCUS をはじめとした救急の場面で役立つ内容が網羅されている．例えば，救急の場面では時間的制約から心駆出率を計測することは一般的でないが，このあたりの経緯も書かれている．

　急性腹症も，理学的所見を得た後すぐに超音波検査を行いたい．検査所見を加味すると，診断精度が上がるだけでなく，次の検査，治療の計画を容易に立てられる．特に，超音波検査が役立つ急性胆嚢炎，尿管結石，動脈瘤などの超音波検査について詳しく記載されている．それ以外の領域として，注目されるのは運動器への利用である．超音波検査による骨折，血腫の有無の判断は外傷時の decision tree において有用であり，この領域も今後ますます利用されると思われる．

　最後に，病態・症候別活用として救急の場面で多く出くわす外傷，呼吸困難，ショックなどに

ついて，解りやすくまとめられており，症状から入って前章の臓器別所見と合わせることで，一層理解が深まると思われる．

　本書は，救急医療に携わる先生に是非ご一読いただきたい書であり，現場で超音波検査の経験を重ねられるとともに，本書を読みなおしていただくことで，その診療に一層役立つことをお祈りしております．

　　　　2018年9月

　　　　　　　　　　　　　　　　　　　　　　　　　自治医科大学臨床検査医学講座　教授

　　　　　　　　　　　　　　　　　　　　　　　　　谷 口 信 行

序

　日本は1980年代より超音波検査が「聴診代わりに」広く行われるようになり，機器の性能も世界の最先端を走ってきた．小生も超音波検査を外傷患者の診療へ活用することに尽力し，後にFASTと命名された迅速簡易法を1990年に米国の学会で発表し，1991年にそれを論文*化した．しかしその後は主に米国において，ものすごい勢いで多くの患者にてその有用性が追試・検証され，あっという間に主導権は米国に移ってしまった．また超音波検査の応用範囲も急速に拡大されていった．さらに2000年代に入ると，欧米においてシステマティックな教育方法も確立されグローバルに展開されるようになり，point of careの概念が導入され，2010年代にはPOCUSという医学上のジャンルが確立されるにいたった．その間我が国においては，救急や総合診療の現場における超音波検査の活用に関する研究や教育が，欧米に比べて周回遅れとなっていたことを，一部の医師しか認識していなかったように思われる．高性能な超音波機器も世界各国で作られるようになり，価格面なども考慮すると日本の優位性も失われつつある．

　小生としてもこのような現状を打開するために，WINFOCUS講師の招聘，遅まきながらPOCUS研究会の発展や日本救急医学会にけるPOCUSに関する委員会設立に尽力してきているが，未だ不十分と言わざるを得ない．また最近まで，POSUSに関するマニュアル本は数多く執筆されたが，バイブル的な日本語成書が存在していなかった．

　今回本書が編纂されるにあたり，技術的原理から各臨床応用まで網羅的な日本語のテキストブックがやっと出版されるようになり，初版であるため至らない部分も多々あるが，今後版を重ねれば日本の救急領域POCUSのバイブルとなっていくものと大きな期待を抱いている．救急科専攻医のみならず多くの研修医の必携の書となり，日本のPOCUSの発展を加速する起爆剤となることを願ってやまない．

平成30年9月吉日

国立国際医療研究センター病院 救命救急センター長
木 村 昭 夫

*Kimura A, Otsuka T. Emergency center ultrasonography in the evaluation of hemoperitoneum a prospective study. J Trauma. 1991；31：20-3.

目　次

本書の動画視聴方法　　iv

第 I 章　総論

1 Point-of-care ultrasound（POCUS）‥‥‥‥‥‥‥‥‥‥〈亀田 徹〉　1
　1　POCUS の概念　　1
　2　POCUS のフレームワーク　　2
　3　POCUS の課題　　2

2 ACEP（American College of Emergency Physicians）
　超音波ガイドラインの概説‥‥‥‥‥‥‥‥‥‥‥‥‥‥〈児玉貴光〉　4
　1　ガイドラインの成り立ち　　4
　2　ガイドラインの構成　　5
　3　ガイドラインの実践　　5
　4　ガイドラインの今後　　7

3 SCCM（Society of Critical Care Medicine）
　超音波ガイドラインの概説‥‥‥‥‥‥‥‥〈山口嘉一　野村岳志〉　9
　　　Part I　一般超音波検査　　10
　　　Part II　心臓超音波検査　　13

4 救急超音波による緊急度・重症度評価‥‥‥‥‥‥‥‥〈本多英喜〉　21
　1　救急診療における緊急度評価　　21
　2　「緊急度」を意識した救急診療　　22
　3　救急超音波検査における「重症度」の評価　　25
　4　「緊急度」と「重症度」は，いつでも，どこでも評価する　　25
　5　救急超音波検査のピットフォール　　26
　6　緊急度と重症度を適確に素早く評価する＝
　　　「救急超音波診」とは？　　26

第 II 章　超音波検査の基礎

1 臨床で役立つ音響工学‥‥‥‥‥‥‥‥‥‥‥‥‥‥‥〈神山直久〉　28
　1　超音波の周波数と強さ　　28
　2　伝搬と減衰　　29
　3　超音波音場と分解能　　30
　4　エコー：反射と散乱　　31
　5　反射と透過　　32

ix

	6	波の干渉とスペックルパタン	33
2		**プローブ操作と画像の描出** ……………………〈亀田 徹〉	35
	1	プローブの選択	35
	2	画像の表示	36
	3	マーカー	37
	4	プローブの操作	38
	5	プローブの保守・管理	39
3		**検査の実際と超音波診断装置の取り扱い** ………………〈紺野 啓〉	40
	1	超音波診断装置の取り扱い	40
	2	超音波断層法	46
4		**ドプラ法** ………………………………………〈尾本きよか〉	49
	1	ドプラ法	49
	2	ドプラ効果	50
	3	カラードプラ法・カラーフローマッピング	50
	4	血流速度の測定方法	52
5		**アーチファクト** …………………………〈長沼裕子　石田秀明〉	56
	1	Mirror image	56
	2	多重反射（reverberation）	60
	3	Ring-down artifact	63
	4	Twinkling artifact	63

第 III 章　気道

1		**気道超音波の基礎と気管挿管の確認** ………〈丹保亜希仁　鈴木昭広〉	66
	1	正常解剖	66
	2	走査と画像の描出	67
	3	気管挿管・食道挿管の確認法	69
2		**ガイド下輪状甲状靱帯切開・気管切開** …………………〈二階哲朗〉	75
	1	経皮的気管切開（PDT）における POCUS の活用	77
	2	外科的気管切開について	82
	3	輪状甲状靱帯穿刺と切開における POCUS の応用	82

第 IV 章　肺と胸膜

1		**肺超音波の基礎** ………………………………〈福原信一〉	85
	1	走査と画像の描出	85
	2	基本画像	88
2		**気胸** ……………………………………………〈濵野雄二朗〉	94
3		**胸水・血胸** …………………………………〈山田直人〉	99
	1	病態別の解説	99

2	超音波ガイド下胸腔穿刺	102

4　心原性肺水腫と鑑別疾患 ……………………………〈谷口隼人〉 109
　1　B-lines 109
　2　呼吸不全患者における肺エコー 111
　3　B-lines を用いた鑑別 112
　4　Diffuse multiple B-lines を呈する病態の各論 113
　5　Diffuse multiple B-lines を呈する疾患の鑑別フローチャート 115

5　細菌性肺炎 ……………………………………………〈福原信一〉 118
　疾患・病態別の解説 119
　1　細菌性肺炎における超音波検査の適応・走査 119
　2　細菌性肺炎における超音波検査所見 119

第 V 章　心臓

1　FOCUS の概要 …………………………〈坂東美佳　山田博胤〉 127
　1　現代の心エコー図検査と FOCUS の誕生 127
　2　FOCUS と包括的心エコー図検査の差異 128
　3　FOCUS のターゲット 128
　4　FOCUS が活用されるシナリオ 129
　5　FOCUS の実際 129

2　収縮不全 ………………………………〈常松尚志　竹内一郎〉 135
　1　FOCUS の国際的エビデンス 135
　2　救急における FOCUS の役割
　　左室全体の収縮機能の評価について 136
　3　ショックの場合の評価法 137
　4　視覚的評価の妥当性に関するエビデンス 138

3　肺塞栓症 ………………………………………………〈吉田拓生〉 143
　1　正常解剖 143
　2　走査と画像の描出 144
　3　疾患・病態別の解説 147

4　心囊液貯留と心タンポナーデ …………………………〈方波見謙一〉 150
　1　疾患・病態別の解説 150
　2　走行と画像の描出 154
　3　ガイド下手技と解説 157

5　下大静脈 ………………………………………………〈八塩章弘〉 159
　1　正常解剖 160
　2　走査と画像の描出 160
　3　疾患・病態の解説 161

6　Advanced FOCUS …………………………………………〈出雲昌樹〉 167
　1　急性冠症候群 167

2	大動脈解離	171
3	急性肺塞栓症	172

第 VI 章　腹部

1　腹腔内出血・腹腔穿刺 〈佐々木 亮〉 175
- 1　走査と画像の描出 176
- 2　疾患・病態別の解説 177
- 3　ガイド下手技と解説 178

2　胆嚢 〈田口 大〉 181
- 1　正常解剖 181
- 2　走査と画像の描出 182
- 3　疾患・病態別の解説 185

3　尿路 〈東 秀律〉 191
- 1　正常解剖 191
- 2　各臓器の超音波走査と正常画像の描出 191
- 3　疾患・病態別の解説 193

4　腹部大動脈 〈石井浩統〉 200
- 1　正常解剖 201
- 2　走査と画像の描出 201
- 3　腹部大動脈瘤 202
- 4　大動脈解離 203

5　消化管 〈大西新介〉 205
- 1　正常解剖 206
- 2　操作と画像の描出 206
- 3　疾患・病態別の解説 209

6　小児腹部 〈竹井寛和〉 215
- 1　正常解剖 216
- 2　走査と画像の描出 216
- 3　疾患・病態の解説 216

第 VII 章　血管

1　下肢深部静脈血栓症～2-point ultrasonography 〈入江 仁〉 228
- 1　正常解剖 229
- 2　走査と画像の描出 230

2　ガイド下血管穿刺 〈伊藤亜紗実　川本英嗣　今井 寛〉 235
- 1　中心静脈穿刺 235
- 2　末梢動静脈穿刺 241

第VIII章　神経

1 視神経鞘と頭蓋内圧亢進 ……………………………〈小室哲也〉 243
  1 正常解剖 243
  2 走査と画像の描出 244
  3 疾患・病態別の解説 248
2 超音波ガイド下神経ブロック …………………………〈石田亮介〉 252
  1 総　論 253
  2 各　論 256

第IX章　運動器・軟部組織

1 骨折 ……………………………………………………〈森　崇晃〉 270
  1 正常解剖 270
  2 走査と画像の描出 271
2 軟部組織感染・異物 …………………………………〈東　裕之〉 279
  1 正常解剖 280
  2 走査と画像の描出 280
  3 疾患・病態別の解説 280
  4 ガイド下手技と解説 283

第X章　病態・症候別活用

1 外傷初期診療 ………………………………〈多田祐介　福島英賢〉 286
  1 外傷初期診療 287
  2 FAST（focused assessment with sonography for trauma） 287
  3 EFAST（extended FAST） 290
  4 症例呈示 291
2 呼吸困難 ………………………………………………〈瀬良　誠〉 295
  1 初期評価 296
  2 超音波検査による呼吸困難鑑別診断 297
  3 呼吸困難診断プロトコル 301
3 ショック ……………………………………………〈小淵岳恒〉 310
  1 ショックと認識し，応援を呼ぶ 310
  2 超音波診断装置を準備し実施する 310
  3 ショックの原因は何か？ 311
  4 では実際に「RUSH」ってどうやるの？ 312
  5 PUMP 312
  6 TANK 314
  7 PIPE 317

4 心停止 ……………………………………………………〈亀田 徹〉 320
　　1　蘇生時の FOCUS 活用法 321
　　2　FOCUS における評価項目 322
5 急性腹症 ……………………………………………〈真弓俊彦　畠 二郎〉 327
　　1　診療アルゴリズム 327
　　2　急性腹症でも既往歴，現病歴，身体所見を必ず確認する 329
　　3　超音波検査は急性腹症のどのような場合に施行するか？ 330
　　4　腹部全体を痛がる場合，ショック 330
　　5　腹痛部位が不明確の場合，POCUS 急性腹症プロトコル 331

第 XI 章　救急超音波の新たな活用

1 ポケットエコー …………………………………………〈松本 敬〉 333
　　1　ポケットエコーの活用場面 333
　　2　ポケットエコーに求められる機能 334
　　3　ポケットエコーの現状 335
　　4　ポケットエコーのこれから 337
　　5　院内での活用事例 338
2 病院前救急での活用 ……………………………………〈早川達也〉 341
　　1　病院前救急診療の実際 341
　　2　病院前における超音波検査の活用 342
　　3　病院前における超音波検査施行にあたっての留意点 344
3 災害現場での活用 ………………………………………〈児玉貴光〉 345
　　1　災害と災害医療 345
　　2　Disaster ultrasound の成り立ち 346
　　3　災害現場での利用例 347
　　4　テロ現場での利用例 349
4 看護師による超音波機器の活用 ………………………〈木澤晃代〉 351
　　1　諸外国における救急領域での看護師による超音波の活用 351
　　2　看護師が超音波機器を扱うことに関する障壁 352
　　3　看護師の特定行為に係る研修制度における超音波の活用 352
　　4　超音波ガイド下穿刺に関する教育プログラムの開発 353

索引 ……………………………………………………………………… 358

第 I 章 総論

1 Point-of-care ultrasound （POCUS）

要旨

① 超音波装置の小型化で超音波はより身近な存在となった.

② Point-of-care ultrasound（POCUS）の概念は系統的超音波検査と対比するとわかりやすい.

③ POCUS は解剖学的評価, 生理学的評価, ガイド下手技, 経過観察の目的で使用され, 院内・院外で利用される.

④ POCUS は「抽出」,「創出」,「統合」というアプローチで臨床研究が行われ, フレームワークが見出されるようになった.

⑤ POCUS のデメリットを最小限にするためには, 領域別フレームワークの設定, 教育システムや認証制度を構築していく必要がある.

　超音波検査が臨床に本格的に導入されてから半世紀近くが経過する. 現在は領域・臓器別に系統的超音波検査法が確立し, 超音波を専門にする医師や検査技師により, 一定の指針に基づき, 質の高い超音波検査が提供されている. 一方, 超音波検査はベッドサイドでも臨床医により施行されてきたが, その扱いは各自の裁量に委ねられているのが実情である[1].

　近年超音波装置の小型化が進み, 超音波はより身近な存在になった. その結果, ベッドサイドでの超音波の利用に関心が高まり, このテーマに関する数多くの臨床研究が行われ, その有効性や実効性が明らかになってきた. 臨床医がベッドサイドで診療の一環として行う超音波検査は, 近年 point-of-care ultrasound（POCUS）と呼ばれるようになり, 欧米を中心に, 救急領域において POCUS に関するガイドラインの整備, 教育システムの構築が積極的に進められている[1-3]. 将来 POCUS は診察を行う臨床医や医療従事者の基本的なスキルになることが想定される.

1 POCUS の概念

　POCUS は系統的超音波検査と対比するとわかりやすい. 系統的超音波検査は, 超音波の専門家により検査室で行われることが多いのに対し, POCUS はベッドサイドで診察を行う臨床医が主となって利用するモダリティである. POCUS では, 限られた時間の中, 問題解決型アプローチで, 病歴と身体所見から導き出された鑑別診断に基づき, 観察部位・項目が絞られる[4]. 系統的超音波検査では詳細な計測が行われるが, POCUS では目測による定性的・半定量的評価が中心である[5]. さらに限られたトレーニングで習得可能で, 日常診療で技量が維持できるものが求められる[2,3,5].

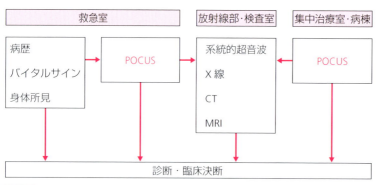

図1 院内急性期診療部門における画像診断のフローチャート（案）

POCUSの用途としては，画像診断として全身の解剖学的評価に利用され，血行動態など生理学的評価としても有用である．また心肺蘇生時の評価，緊急度・重症度評価，経過観察やモニタリングとしても利用される．施行場所としては，院内では救急外来や集中治療室を含む急性期部門，一般外来や病棟，診療所などで，院外では傷病発生現場，被災地，救急車やヘリコプター内，在宅で利用される[1]．院内急性期診療部門におけるPOCUS導入時の画像診断のフローチャート（案）を **図1** に示す．

2 POCUSのフレームワーク

ベッドサイドでの効率性，妥当性が考慮され，「抽出」，「創出」，「統合」というアプローチで臨床研究が行われ，POCUSに適した手法が見出されている[1]．「抽出」とは，重要度・緊急度が高く，難易度は高くないPOCUSに適した項目が系統的超音波検査から選び出されたことを意味する．例えば系統的心臓超音波検査を簡略化したfocused cardiac ultrasoundというシステムが示されている[5]．「創出」とは，従来超音波検査室で着目されなかった領域・臓器の超音波所見，手技が見出されたことを意味する．例えば呼吸器領域では，気胸や肺水腫の診断に有用な所見がベッドサイドで見出された[6,7]．「統合」とは，各領域・臓器にとらわれず，横断的にPOCUSを活用することを意味する．例えば外傷初期診療ではfocused assessment with sonography for trauma (FAST)やextended FAST (EFAST)[7]，ショックではrapid ultrasound in shock (RUSH)[8]などがある．

3 POCUSの課題

POCUSの可能性は各項で述べていただくので，ここではPOCUSの課題について言及する．超音波検査は検者依存性が高く，POCUSでは検者依存性がさらに顕在化する可能性が高い．POCUSの導入で疑陽性が多くなれば，本来不要な検査の増加が懸念される．またPOCUSを導入しても患者ケアに直接寄与せず，医療費上昇にしかつながらない可能性もある．一方，POCUSへの過信，施行者の技量不足などにより，疾患や病態の見逃しも懸念される．このようなPOCUSに内在するデメリットを最小限にするためには，質の高い臨床研究に基づき，臨床研修や専門領域の実情に沿ってフレームワークの設定を行い，公的団体の主導で教育システムや認証制度を構築して

いく必要がある．また領域別の POCUS は，他領域との間で整合性が得られるように調整していく必要もある．そして POCUS が成熟してくれば，患者への負担軽減，医療費の抑制という観点で，系統的超音波検査や他の画像診断との棲み分けについて検討すべきである．

■文献

1) 亀田　徹, 谷口信行. 急性期診療における point-of-care ultrasonography. 日救急医会誌. 2015; 26: 91-104.

2) Moore CL, Copel JA. Point-of-care ultrasonography. N Engl J Med. 2011; 364: 749-57.

3) American College of Emergency Physicians. Ultrasound guidelines: emergency, point-of-care, and clinical ultrasound guidelines in medicine. Ann Emerg Med. 2017; 69: e27-e54.

4) 亀田　徹. 病歴と身体所見に基づいたエコーを使った診断推論「Point-of-Care 超音波」というコンセプト. 総合診療. 2016; 26: 726-9.

5) Via G, Hussain A, Wells M, et al. International evidence-based recommendations for focused cardiac ultrasound. J Am Soc Echocardiogr. 2014; 27: 683. e1-683.e33.

6) Volpicelli G, Elbarbary M, Blaivas M, et al. International evidence-based recommendations for point-of-care lung ultrasound. Intensive Care Med. 2012; 38: 577-91.

7) 亀田　徹, 藤田正人, 伊坂　晃, 他. 外傷性気胸の超音波診断, －FAST から EFAST へ－. 日救急医会誌. 2012; 23: 131-41.

8) Perera P, Mailhot T, Riley D, et al. The RUSH exam: rapid ultrasound in shock in the evaluation of the critically ill. Emerg Med Clin North Am. 2010; 28: 29-56.

〈亀田　徹〉

第 **I** 章　総論

2 ACEP（American College of Emergency Physicians）超音波ガイドラインの概説

> **要旨**
>
> ① American College of Emergency Physicians（ACEP）は救急超音波に特化したガイドラインを策定している.
> ② ACEP のガイドラインは臨床医の診療能力を向上させるための施策が盛り込まれている.
> ③ 医療や機器の発達とともにガイドラインが扱う項目も変遷するため，定期的な改訂が行われている

　米国では多忙で医療過誤のリスクが高い救急外来を安全に運営するために，救急医療に特化した超音波診断・技術（救急超音波）の普及が進められており，大きな成果を挙げている．その原動力となっているのが American College of Emergency Physicians（ACEP）であり，ガイドライン[1] を策定して定期的に改訂を行っている．ガイドラインの中で ACEP は救急超音波を「医学的緊急事態，救急・重症患者の診断と蘇生，高リスクや困難を伴う処置のガイド，病態の確実なモニタリング，治療の補助としてベッドサイドで超音波技術を用いること」と定義している.

1 ガイドラインの成り立ち

　米国においては 1980 年代から救急外来における超音波診断装置の活用が急速に進んだ．その結果として，救急医療という迅速性が求められるがゆえに症状・徴候に立脚した焦点を絞った診断方法，治療に直結する必要がある手技のエビデンスが蓄積されることになった．同時に教育に関する手法や将来的展望などがまとめられるに至った.

　ACEP 理事会が 1991 年に救急超音波に関する position statement を受理することで，ガイドライン策定は急激に進むことになる．1994 年に救急超音波の学習に関するモデル・カリキュラム[2] が発表されると，1997 年に ACEP はより包括的な見解書[3] を発表した．その後，2001 年に詳細を記した現在のガイドラインの原型[4] が完成すると，2008 年に最初の改訂[5] が行われた．ACEP は常に最新のエビデンスに基づいて合理的な診療や教育のあり方について検討しており，最新版は 2016 年にウェブサイト上にアップされて 2017 年に正式に刊行されている[1].

　こうした実績を積み重ねることで救急超音波という診療が確立し，今や救急医学の中でもサブスペシャリティとして認識されるにようになった．しかし，この背景には American Medical Association（AMA）や Accreditation Council for Graduate Medical Education（ACGME）の後

押しがあったことを忘れてはいけない．特に AMA は 1999 年に Resolution 802 の中で「超音波はすべての領域で発展させていくべき」と声明を出している．この文中には，いかに超音波が臨床能力を向上させるか，そしてそれらは各科専門医が独自の技術を開発することで発展していくべきか，ということが力説されている[6]．また，ACGME はすべての救急医学研修医に救急超音波の研修を義務付けたが，この際に ACEP のガイドラインを参照しつつ救急医学の臨床実践モデルが構築された[7]．この検討は ACEP だけではなく，Society for Academic Emergency Medicine (SAEM)，American Board of Emergency Medicine (ABEM)，Council of Emergency Medicine Residency Directors (CORD)，Emergency Medicine Residents' Association (EMRA)，Residency Review Committee for Emergency Medicine (RRC-EM) などの関係各団体が関与したことで医学教育の中でも高い有用性と信頼性があることが証明された．

ACEP は 2010 年に American Society of Echocardiography (ASE) とともに心臓に関する救急超音波に関する合同声明を発表[8]するなど，救急医による救急超音波が他領域からも齟齬がない診療であることを保証している．また，医療超音波の関係者を束ねる American Institute of Ultrasound in Medicine (AIUM) は，「ACEP のガイドラインは緊急時において超音波検査を実施することについて条件を満たしている」と認証している[9]ことから，いまや ACEP のガイドラインは広く受け入れられて浸透したものになっている．

❷ ガイドラインの構成

全 26 ページに及ぶ最新のガイドラインは，9 つのセクションと 5 つの図表，5 つの補足から構成されている 表1 ．この中でも特にわが国が見習うべき重要なセクションは，「2. 診療範囲」と「3. トレーニングと熟達」である．

ACEP は救急超音波が「臨床に即して，ベッドサイドで，point of care として，焦点を絞って，医師が実施する医学超音波診療の一部である」としている．その精髄は「resuscitative（緊急蘇生に直接的に関連する超音波診療）」，「diagnostic（緊急画像診断のための超音波診療）」「symptom or sign-based（症状や徴候にアプローチするための超音波診療）」，「procedure guidance（手技のガイドとしての超音波利用）」，「therapeutic and monitoring（治療やモニタリングのための超音波利用）」など 5 つの原則に基づいている．

そして，これらを満たす 13 の領域を core applications として必修の重点項目に指定している 表2 ．何よりも重要なことは，適切な知識と技術を修得するために，それぞれの経験すべき症例を 25 から 50 症例とベンチマークを定めていることである．最終的には 3 年間の初期臨床研修中に 150 から 300 症例をスキャンすることが求められている．もちろん，カウントされる症例は指導医によってきちんとレビューされたものに限られる．レビューは研修医に限らず指導医クラスにおいても例外ではなく，生涯学習として知識や技術の認証，資格認定を受けていくことの重要性が明記されている．

❸ ガイドラインの実践

ガイドライン策定の目的は救急医の臨床能力の向上であり，その先には安全で確実な医療の提供にある．しかし，個々の医師がガイドライン全体に精通することは現実的ではないため，教育プロ

表1 ガイドラインの構成
セクション
1. はじめに
2. 診療範囲
3. トレーニングと熟達
4. 資格認定
5. 質の保証と管理
6. 費用対効果と償還
7. リーダーシップ
8. 今後の課題
9. おわりに
表
1. 関連用語の定義
2. その他の救急超音波重点項目（関連・新規）
図
1. ガイドライン2016の診療範囲
2. 救急超音波のトレーニング，資格認定，新規技術の導入
3. 臨床現場におけるワークフロー
補足
1. 重点項目のエビデンス
2. 学習目標
3. 救急医学研修における救急超音波教育プログラムのための提言
4. 救急超音波教育コースのための提言
5. 超音波の卒前教育

表2 Core applications
外傷
正常妊娠
腹部大動脈瘤
心臓
胆道系
尿路系
深部静脈血栓
軟部組織/筋骨格系
胸腔/気道
眼球
腸管
ガイド下手技

グラムのディレクターをおき日常的に教育を行っていくことが肝要である．

　その教育は段階的に行っていく必要があり，①講義，②実践，③熟達，④認証，⑤継続，⑥挑戦というプロセスを踏むことになる．筆者が所属していた University of Texas Southwestern Medical Center（UTSW）の救急医学講座では，救急医学の研修医は卒後1年目に8週間にわたって救急超音波セクションをローテートすることになっていた．この期間中に救急外来における通常診療業務と併せて1回8時間の超音波スキャンだけの勤務を14回以上こなすこと，週に1回開催されるレビュー・カンファレンスに4回以上参加すること，抄読会に参加すること，規定以上のスキャン症例数を経験して最終日の試験に合格することが義務付けられていた．レビュー・カンファレンスでは1週間の間に救急外来で実施されたすべての超音波検査を指導医が研修医に口頭試問をしながら動画を評価する．2012年度は全15,850件であったが，1例1例をチェックシートに基づいて評価を行い，診断に過誤があった場合や適切な画像がスキャンされていなかった場合は，直ちに施行医にフィードバックが掛けられていた 図1．さらに指導医がチェックしたシートは動画とともに放射線科に送られ，ここでダブルチェックが行われることで，救急医学の指導医の質についても保証がなされるシステムが構築されていた．また，チェックシートを元に各研修医が経験した症例は医局の事務スタッフがポートフォリオに厳密に管理することで，マイルストーンの到達具合を評価することを可能にしていた．

　その他の教育機会としては，基礎的事項をまとめて学習するためのワークショップの開催（もしくは外部での受講）が推奨されている．3年間の初期研修中に20時間程度の受講が理想的とされているが，入門編としては1日の座学と実技のコースが一般的である． 表3 に2013年に Texas College of Emergency Physicians（TCEP：ACEP のテキサス州地方会）で開催されたワークショップのアジェンダを掲載する．基本的には午前中に座学を行い，午後からハンズオンに移行する．

REVIEW DATE_____

UTSW/Parkland Emergency Medicine Ultrasound

The form below is repeated as five identical blocks down the page.

Patient Sticker	MD	Exam	Indication	ED US Dx	Confirmatory	QA Review
	Attg: Res:	☐ Aorta ☐ EFAST ☐ Arrest ☐ GB ☐ Echo ☐ Renal ☐ DVT ☐ IVC ☐ EV β+ ☐ Scrotum ☐ EV β- ☐ Soft Tissue ☐ TA OB Vascular Acc ☐ Thorax ☐ Central ☐ Ocular ☐ Periph ☐ OTHER	☐ Trauma ☐ Arrest ☐ Pain ☐ Swelling ☐ SOB ☐ Hypotension ☐ Vascular Acc ☐ Pregnant ☐ Educational ☐ Other:	☐ AAA cm ☐ Abd Fluid ☐ DVT R or L ☐ Hydro R or L ☐ Effusion ☐ Ectopic ☐ Hypokinesis ☐ Abnl IUP ☐ Gallstone/Sludge ☐ NDIUP ☐ + or - SMS ☐ SLIUP ☐ AWT mm ☐ FHR ☐ CBD mm ☐ EGA ☐ +periGB Fluid ☐ Other ☐ No Acute Abn.	☐ Yes ☐ U/S ☐ CT ☐ Echo ☐ XRAY: ☐ Other: ☐ No ☐ Educational ☐ VA/Arrest ☐ Other	Radiology ☐ Agree ☐ Disagree EUS ☐ Agree ☐ Disagree ☐ POSITIVE ☐ Inadequate Comments

図1 UTSW における救急超音波レビューのためのチェックシート

ハンズオンは1ブースにつき5から6人程度の参加であり良好な環境で学習ができるように配慮される．このような地道で熱意に満ちた教育があってこそ，ガイドラインを実践することができることを理解しなければいけない．

④ ガイドラインの今後

　科学技術の発達によって，救急超音波の活用場面も大きく変化してきた．今日ではワイヤレス・プローブやポケットサイズ超音波診断装置が開発され臨床現場で活用されるようになった．また，適切な画像を得るための設定や計測が一部自動化されるようになった．さらに超音波診断装置は医師や技師だけが使うものではなく，看護師やパラメディック・救急救命士，診療看護師やphysician assistant（PA）のような mid-level providers の診療にも不可欠となりつつある．このような変化に合わせたガイドラインの改訂が今後の課題となっている．

2. ACEP（American College of Emergency Physicians）超音波ガイドラインの概説

表3 TCEP における救急超音波ワークショップのアジェンダ

時刻	項目	内容
8:00-8:05	Opening address	
8:05-8:30	US physics / Knobology	
8:30-9:00	US management	Didactic lectures
9:00-9:30	RUSH technique	
9:30-10:00	RUSH application	
10:00-10:10	Break	
10:10-10:40	Venous access	
10:40-11:05	Para- / Thora- /Pericardiocentesis	Didactic lectures
11:05-11:30	Nerve blocks	
11:30-12:00	Foreingn body	
12:00-13:00	Lunch	
13:00-15:25	Lumbar puncture Venous access Nerve blocks Cardiac examination FAST	Skill stations
15:25-15:30	Closing address	

US: ultrasound
RUSH: rapid ultrasound in shock
FAST: focused assessment with sonography for trauma

■文献

1) American College of Emergency Physicians. Ultrasound Guidelines: Emergency, Point-of-Care and Clinical Ultrasound Guidelines in Medicine. Ann Emerg Med. 2017; 69: e27-e54.

2) Mateer J, Plummer D, Heller M, et al. Model curriculum for physician training in emergency ultrasonography. Ann Emerg Med. 1994; 23: 95-102.

3) American College of Emergency Physicians. Use of ultrasound imaging by emergency physicans. Ann Emerg Med. 1997; 30; 364-5.

4) American College of Emergency Physicians. ACEP emergency ultrasound guidelines 2001. Ann Emerg Med. 2001; 38: 470-81.

5) American College of Emergency Physicians. Emergency ultrasound. Ann Emerg Med. 2009; 53: 550-70.

6) Melniker LA. New AMA resolutions to promote point-of-care, clinical ultrasound. https://www.acep.org/ (access on 24th Dec, 2017)

7) Hockberger RS, Binder LS, Graber MA, et al. The model of the clinical practice of emergency medicine. Ann Emerg Med. 2001; 37: 745-70.

8) Labovitz AJ, Nobel VE, Bierig M, et al. Focused cardiac ultrasound in the emergent setting. https://www.acep.org/ (access on 24th Dec, 2017)

9) American Institute of Ultrasound in Medicine. Recognition of American College of Emergency Physicians Policy Statement "Ultrasound Guidelines: Emergency, Point-of-care, and Clinical Ultrasound Guidelines in Medicine" http://www.aium.org/officialStatements/45 (access on 24th Dec, 2017)

〈児玉貴光〉

第Ⅰ章 総論

3 SCCM (Society of Critical Care Medicine) 超音波ガイドラインの概説

要旨

① SCCM ガイドラインベッドサイド超音波に関するガイドラインは Part Ⅰ 一般, Part Ⅱ 心臓の 2 部構成である.
② SCCM ガイドラインは目標指向型の超音波検査について解説している.
③ Part Ⅱ 心臓では, 集中治療医の心エコーに対する習熟度により推奨が異なる.

　Society of Critical Care Medicine (SCCM) から, 集中治療室におけるベッドサイド超音波検査 (目標指向型の超音波検査) に関するガイドラインが発表された. このガイドラインは 2 部構成で, Part Ⅰ は一般的な超音波検査[1], Part Ⅱ は心臓超音波検査[2] を扱っている. これまでに作成されたガイドラインとの違いは, ICU で行うベッドサイド超音波という観点で作成された点である. 例えば, Part Ⅰ では, いくつかの項目で ICU での研究か?　という観点からエビデンスの質が変更されている.

■ガイドラインの作成方法と推奨

　ガイドラインの作成方法は GRADE (Grading of Recommendations, Assessment, Development and Evaluation) system と RAND Appropriateness Method が採用された. Clinical Question に対して, システマティックレビューが行われ, エビデンスの質が評価されている 表1 . 推奨度はガイドライン作成委員による投票結果により決められた 表2 . そのため, 推奨の強さとエビデンスの質は必ず一致するわけではない.

　本稿ではガイドラインの推奨文を記載するとともに, 解説文のなかで留意するべきと考える事柄について記述する. また, Part Ⅱ の小児に関する記述は割愛した.

表1 GRADE によるエビデンスの質

Level	Points	Quality	Interpretation
A	≧4	高い	効果の推定値が今後の研究によって変わる可能性が低い
B	3	中等度	今後の研究が効果推定値に影響を及ぼす可能性がある
C	≦2	低い	今後の研究が効果推定値に大きな影響を及ぼす可能性がある. または, 効果推定値の正確度が低い.

表2 意見の一致と推奨文の表記

Degree of consensus	推奨の強さ	Wording	本稿での表記
Perfect	Strong	Recommeded: must/to be/will	推奨する
Very good	Strong	Recommeend: should be/can	推奨する
Good	Conditioned/weak	Suggest: may be/may	提案する
Some	Conditioned/weak	Suggest: might be	提案する
No	No	No recommendation was made regarding	推奨はない

Part I　一般超音波検査

■胸部（心臓を除く）

A. 胸水

胸水の診断に理学所見や胸部単純X線写真とともに，超音波の使用を推奨する．Grade 1A

超音波検査の感度83.6%，特異度100%

- 胸腔穿刺に超音波の使用を推奨する（とくに胸水が少量のとき，あるいは限局する場合）．Grade 1B

合併症の発生率はランドマーク法24%，超音波を用いた際は合併症なし

- 胸腔穿刺をstatic（プレスキャン）またはdynamic（超音波ガイド下）で行うかについての推奨はない．

【解説】超音波により胸水の確定診断はできるが，除外診断はできない[3]．超音波ガイド下穿刺は一般的にプレスキャンよりも安全である．しかし，胸腔穿刺でそれを示すエビデンスはなく，大量胸水の場合はあまり差を認めないかもしれない．

B. 気胸の診断

- 患者の状態や，診断に要する時間に応じて，胸部単純X線写真による診断を補う，あるいは代替に超音波を用いることを推奨する．Grade 1A

気胸の診断に超音波は感度89%，特異度99%であり，胸部単純X線は感度70%，特異度96%である．

- 穿刺部位を決定する際に超音波を利用することを推奨する．Grade 1B

成功率は超音波を使用した場合95%，使用しない場合は65%である．

【解説】comet tailの存在は気胸の除外するのに有用で，lung sliding（著者補足 lung pulse, B-line）がなくlung pointが存在するときに気胸と確定診断できる．気胸の診断には，5～12 HzのリニアプローブをBモードで使用し，第3-4肋間の鎖骨中線から外側に移動させていく．Mモード（stratosphere sign, sea shore sign）も有用であるし，他のプローブでも検査は可能である．

C. 肺の間質および実質の診断

ICUの呼吸不全を呈する患者に対して，系統的なアプローチを用いることを提案する．Grade 2B

感度90%，特異度98%

【解説】BLUE プロトコルなど系統的な方法を用いた肺エコーによる疾患の正診率は高い[4]. 肺の超音波は一つのグループによる報告に偏っており, 中等度の質とされた.

■腹部の超音波

A. 腹水（外傷を除く）

1）腹水の診断と腹腔穿刺

腹腔穿刺に最適な場所を見つけるために, ランドマーク法ではなく超音波の使用（プレスキャンまたはエコーガイド下）を推奨する. Grade 1B

【解説】盲目的穿刺の合併症（腸管穿刺, 出血）の発生率は 1％以下と報告されている[5]が, 通常は大量腹水の場合に盲目的穿刺が行われる. さらに, 救急の前向き研究では超音波ガイドの成功率は 95％に対し, 盲目穿刺は 61％だった[6]. 失敗時は超音波が使用されるためエビデンスは B にグレードアップされた.

B. 無石性胆嚢炎の診断

1）診断を確立するための超音波

超音波は無石性胆嚢炎の診断に役立つ情報を提供するかもしれない. Grade 2C

2）診断精度

集中治療医や救急医だけで無石性胆嚢炎を診断しないことを提案する. Grade 2B

感度 89.8～96％, 特異度 88～90％

【解説】無石性胆嚢炎の超音波での特徴は, 胆嚢壁の肥厚＞3 mm（多くの報告では 9 mm に達する）, 胆嚢の拡張（短軸＞40 mm）, 胆嚢周囲に液体貯留, 胆泥, 超音波による Murphy 兆候である[7]. 超音波の診断精度は高いが, 集中治療医ではなく検査技師により超音波検査が行われる. ICU 患者では無石性胆嚢炎の検査所見がしばしば認められる.

C. 乏尿・無尿が機械的閉塞によるものか

①ICU における急性腎不全の診断において, 超音波は機械的閉塞を除外するのに有用である. Grade 2C

②集中治療医の診断精度：データがなく推奨はない

■血管

集中治療医が深部静脈血栓症のスクリーニングを行うことを推奨する. Grade 1B

感度 86％, 特異度 96％

A. DVT 深部静脈血栓症

1）下肢の深部静脈血栓症に対して完全な検査を行うか, focused な検査を行うか

近位部の深部静脈血栓症の診断に関して, B モードで大腿静脈, 膝窩静脈を圧迫による診断を推奨する. Grade 1B

感度 91％, 特異度 99％

2）集中治療医による DVT のスクリーニング

下肢近位部の DVT に関して集中治療医は十分に診断できる. Grade 1B

3. SCCM（Society of Critical Care Medicine）超音波ガイドラインの概説

【解説】静脈エコーによる DVT の診断は，静脈造影と比較して感度 100％であり[8]，近年では gold standard となりつつある．末梢の DVT による腫脹が疑われる場合は，下腿や上肢でもスクリーニングを行うべきである．

B. 血管カテーテル挿入

1) 概論

ランドマーク法ではなく超音波の使用を推奨する．成功率，手技の時間，合併症（気胸など）を減らす．Grade 1B

【解説】内頚静脈や大腿静脈でのエビデンスの質は高いが，鎖骨下静脈などのエビデンスの質に合わせて全体のエビデンスは B とされた（重要度が臨床的に同等のため）．

2) 方法

a. プレスキャン vs エコーガイド下

エコーガイド下の手技を推奨　Grade 1

b. 長軸法（in-plane approach）と短軸法（out of plane approach）のどちらで行うか

成功率を上昇させるために，短軸法で挿入することを推奨する．Grade 1B

成功率は短軸法で 95〜98％，長軸法で 78〜85％．

c. 二人法と一人法のどちらで行うか

エコーを別の人がもつ二人法よりも，一人法での穿刺で十分だと考えられる．Grade 1C

d. ドプラの使用

音だけのドプラで（エコーのドプラ法ではない）ではなく，超音波 B モードでカテーテル挿入の補助を提案する．Grade 2B

e. ニードルガイドの使用については特段の推奨はない．これは，術者の裁量に任される．

f. 手技の完了

カテーテルの位置の確認や気胸の除外に超音波を用いることを提案する（胸部単純 X 線での確認の代わりとして）．Grade 2B

【解説】カテーテル挿入成功率において，ランドマーク法と比較した場合の odds 比はエコーガイド下 53.5，プレスキャン 3 である[9]．短軸法は周囲の構造物との解剖学的関係が明瞭で，長軸法は後壁穿刺が少ない．短軸法は成功率が高く[10]，習熟が容易である．カテーテル挿入後に超音波で気胸の有無や，カテーテルの位置の確認ができる．しかし，現在でもカテーテル挿入後の胸部 X 線写真は必須である．

3) 内頚静脈穿刺

内頚静脈穿刺ではリアルタイムにエコー下で穿刺を行うことを推奨する（成功率の上昇，手技時間の短縮，合併症の減少）．Grade 1A

4) 鎖骨下静脈，腋窩静脈アプローチ

成人のエコーガイド下鎖骨下静脈穿刺は，多くの術者にとって限定的なメリットしかない．Grade 2C

【解説】鎖骨下静脈穿刺の問題点は，いくつかの研究で鎖骨下静脈か腋窩静脈かが不明瞭な点である[11]．経験の少ない術者では，成功率 92％ vs 41％，p＝0.0003，合併症率 4％ vs 41％，手技回数の減少（1.4 回 vs 2.5 回，p＝0.0007）と改善を示した[13]．400 人の患者を対象とした RCT では，経験のある術者が手技を行い，超音波ガイドでは成功率 100％，ラン

12

ドマーク法では87％であった．合併症も超音波使用群で少ないが，ベースラインの合併症率が16％と高く．さらに，鎖骨下静脈か腋窩静脈かが明確ではない[14]．そのため推奨を2Cとした．

5）大腿静脈

成人の大腿静脈穿刺はランドマーク法ではなく，超音波ガイドによる穿刺を推奨する．成功率の上昇，合併症の減少のためである．とくに初心者の際に顕著となる．Grade 1A

6）その他

超音波ガイド下の末梢静脈の確保（成人，小児），動脈ライン（成人）で成功率の増加と合併症の減少を示した．カテーテルの挿入に関して，静脈・動脈ともにGrade 2B．

末梢静脈路確保，動脈ラインの確保に関しても超音波ガイド下の手技を提案する．合併症を減らし，成功率を上昇させる可能性がある．静脈，動脈ともにGrade 2B

【解説】多くの研究で超音波の使用を支持するLevel Aのエビデンスがあるが，超音波ガイドが有用なのは乳児，肥満，血行動態不安定，前の穿刺で失敗した症例などである．大部分を占める通常患者のルーチンとして超音波を使用することは薦められない．また研究対象患者が集中治療室の患者でないことを考慮し委員会はエビデンスをAからBに引き下げた．

◤ Part Ⅱ　心臓超音波検査

PartⅡでは，各項目をBasicとAdvancedに分類し，どこまでBasicレベルの集中治療医が行うか，どこから循環器の専門医にコンサルトを行うべきかについても言及している．Basicレベルは，循環器を専門としない医師が12時間のトレーニングプログラムを終えた状態で，心囊水の貯留，重症の右心不全/左心不全，局所壁運動異常（重篤な冠動脈虚血），弁の異常，IVC径と虚脱率の測定が求められる．エキスパートレベルは，Basicの項目に加えて，経胸壁心エコー（TTE），経食道心エコー（TEE）の習熟が必要である．

■ 輸液反応性 preload responsiveness ……………………………………………………|

A.　人工呼吸管理をされている患者に対する蘇生輸液（Basic）

- 人工呼吸管理されている重症患者に大量の輸液負荷を行う前に，IVC虚脱率を測定し，輸液反応性を評価することを推奨する．IVC径の変化率が15％以上の患者では，輸液反応性があると考えらえる．IVCの変化が少ない症例では，輸液への反応は乏しいかもしれない．Grade 1B

【解説】CVPは輸液反応性と相関が悪く[15,16]，大量の晶質液投与は予後を悪化させる[17]．

人工呼吸管理をされている症例では，IVCの変化率15％をカットオフとすることで，輸液反応性の有無を分けることができる[15,18-20]．標準的な測定部位は肝静脈の合流部から1〜2cm末梢である．しかし，肺の動きによってMモードでは測定部位が変化する．Cine-loopや解剖学的部位からの距離を決めて，マニュアルで測定する方法がこの問題を解決する．IVC計測による輸液反応性は右心機能，右心系と左心系の関係は正常であると仮定されている．また，患者はVCV（flow limited）で管理され，理想体重の8 mL/kgの1回換気量で換気，患者-人工呼吸器不同調がないことが前提である．また，IVCだけでなく左室の拡張末期径，右室機能を同時に評価し測定し，輸液を再評価することを強く勧める[21]．

B. 自発呼吸の患者の輸液反応性について
C. 腹腔内高血圧を伴う患者の輸液反応性について

- 自発呼吸のショック患者に対して，輸液反応性評価として IVC 径，IVC 虚脱率などのどちらも推奨はない.
- 腹腔内高血圧を呈する患者の輸液反応性についても推奨はない.

  【解説】推奨がないことは，自発呼吸の患者ではメリットがないということではなく，ガイドライン作成委員会が合意に至らなかった結果である. 自発呼吸の患者では passive leg raise (PLR) が有効である. PLR は 300 mL の循環血液量を下肢から胸腔へ移動させるが，患者の循環血液量は変化しない. 一回拍出量の増加は，VTI により評価され 12% 以上増加する場合，輸液反応性が高いと考えられる[22]. PLR や IVC の虚脱率は腹腔内高血圧患者の輸液反応性を予測できない[23].

D. TTE で適切な画像を得られない患者（Advanced）

- TEE は TTE が施行できない患者に対して，低いリスクで輸液反応性を評価できる方法である. Grade 1C

■左室機能の評価 ··|

A. 左室収縮能評価（Basic）

- 左室の収縮能評価を ICU 入室患者のすべてに試みることを推奨する. 入室前からあるいは入室後生じた心疾患の評価，輸液反応性の限界，循環作動薬（強心薬や血管作動薬）の選択に役立つ. Grade 1C

B. LV の拡張能評価（Advanced）

- 左室の拡張能評価を ICU 入室患者のすべてに試みることを提案する. 入室前からあるいは入室後生じた心疾患の評価，輸液反応性の限界，循環作動薬（強心薬や血管作動薬）の選択に役立つ. Grade 2C

  【解説】ICU 入室患者の 1/3 は ICU 滞在中に左室収縮能低下を呈する[24]. LVEF は point of care において重要な項目で，左室収縮能の評価とその変化は，治療戦略の決定に役立つ. いくつかの View で定性的な評価を行う方法は，迅速に行うことができ，定量的な評価や核医学検査の結果と一致する. American Society of Echocardiography (AAE) では modified Simpson 法による volume の評価も推奨されており[25]，緊急時ではないとき Advanced level の技術として頻用される[25,26].

■右心不全 RV dysfunction ··|

A. Acute cor pulmonale（Basic）

- 圧または容量負荷による急性右心不全の所見の評価に beside cardiac ultrasonography(BCU) を使うことを推奨する. Grade 1C

B. 肺高血圧（Advanced）

- 術者がトレーニングを受けている場合，原発性または二次性の肺高血圧が疑われる全ての患者に対して，肺動脈圧の測定を超音波で行うことを推奨する. Grade 1B
- 肺高血圧の患者において tricuspid annular plane systolic excursion (TAPSE) を測定することで，右室の動きの評価，予後を予測することに関しての推奨はない.

C. 症候性の PE（Basic）

PE（pulmonary embolism）の疑いのある不安定な患者に対して，CT の前に心臓超音波検査と両側下肢近位部の DVT の超音波検査（ガイドラインの Part 1 で述べられている）を行うことを推奨する．Grade 1C

D. 右室梗塞（Basic）

右室梗塞が疑われる患者全員に心臓超音波検査を行うことを推奨する．Grade 1C

■ Septick shock

1. 敗血症患者の蘇生輸液（Basic）

- 敗血症，敗血症性ショックの患者に対して，輸液反応性評価ために心臓超音波を施行することを推奨する．Grade 1C

- LV dysfunction in sepsis（Basic）
敗血症で入室している患者に対して，強心薬使用の判断のために，左室機能不全徴候がないかを評価することを提案する．Grade 2C

- RV dysfunction in sepsis（Basic）
敗血症の患者に対して，治療方針のガイドとして右心不全の評価をすることを提案する．Grade 2C

> 【解説】敗血症患者が左室の収縮，拡張不全を呈することはよくある[24]．BCU による左心不全の早期認識は，強心薬の使用開始の判断に役立つ．敗血症患者の 30％に右心不全が生じる[27-29]．

■ ACLS

1）Electrocardiographic asystole 心静止（Basic）

Asystole の患者に対して，さらに蘇生行為を続けるかのガイドとして BCU を行うことを提案する．Grade 2C

2）Pulseless electrical activity：PEA（Basic に提案）

PEA の患者に対して，原因検索のために心臓超音波検査を施行することを提案する．また，壁運動から pseudo PEA を鑑別する．Grade 2C

3）VT/VF（Basic に推奨）

ROSC の後に VT・VF を呈する患者に対して，壁運動を評価し，心停止の理由としての虚血性心疾患の有無を評価するため心臓超音波検査を行うことを推奨する．Grade 1B

4）心肺蘇生中の経食道心エコーの使用（Advanced）

心停止の診断の補助として，TEE の使用を提案する．とくに心臓手術患者の手術中の心停止に．Grade 1C

> 【解説】心臓超音波検査で完全に心臓が動いていない場合の死亡率はほぼ 100％である[30,31]．この情報は，酸素化，そのほかの条件が最適化されたのちに蘇生を続けるかどうかに重要かもしれない[32]．
>
> 　心エコーは胸骨圧迫を妨げてはならない．プロトコル化された方法を用いて，胸骨圧迫の中断は 10 秒を超えないようにするべきである[32,33]．心停止後に自己心拍再開（ROSC）する患者は ACS であることが多く，早期の冠動脈造影と再灌流が有用である[34,35]．

■ACS（Basic に推奨）

• 急性冠症候群，急性心筋梗塞の可能性がある患者に対して BCU を行うべきである．Grade 1C

■心嚢水/心タンポナーデ

1）心タンポナーデ（Advanced）

• 心タンポナーデの診断，心嚢穿刺時の安全性，効果の判断に BCU を使用することを推奨する．Grade 1B

2）心嚢水（Basic に推奨）

• 心嚢液貯留の正確な診断と原疾患の特定のために心臓超音波検査を推奨する．Grade 1C

【解説】古典的な心タンポナーデの理学所見は，経静脈の怒張，低血圧，心音の消失である[36]．心タンポナーデの初期ではこれらの所見が得られないこともある．また，しばしばうっ血性心不全と誤って解釈される[37]．心嚢水と左胸水の鑑別のためには，左胸腔の超音波や下行大動脈との位置関係が役立つ．

■血行動態不安定

1）原因不明の血行動態不安定（Basic に推奨）

血行動態が不安定な患者に対して，治療可能な原因の検索と輸液のガイドとして心臓超音波検査を推奨する．Grade 1B

【解説】血行動態不安定な場合の鑑別診断は幅広い．BCU で弁膜症，PE，タンポナーデ，解離など多くのショックの原因が素早くわかる．ゴール指向型の超音波検査は，症候性の低血圧患者に対して，侵襲なく，鑑別診断を絞り，診断の時間を短縮する．さらに，EFAST を行うことで，胸部，腹部の血行動態不安定な原因を除外できる[39,40]．

■Valvular dysfunction（Basic）

• 新たな心雑音が生じた患者全員に心臓超音波検査の施行を推奨する．Grade 1C
機械弁の機能不全（Advanced）

• 機械弁の異常による血行動態不安定が疑われる患者に対して，他の原因を鑑別するために心臓超音波検査を推奨する．ルーチンの機械弁の評価はエキスパートにより行われれるべきである．Grade 1C

■Endocarditis（Basic）

• 感染性心内膜炎の可能性がある患者を BCU でスクリーニングすることを提案する．Grade 2C

■生体弁感染による感染性心内膜炎（Advanced）

• 生体弁の感染が疑われる場合，経験のある循環器内科医によって超音波検査が行われるべきである．トレーニングを受けた集中治療医がいれば ICU で TEE を施行する．Grade 1B

【解説】臨床診断と超音波検査の結果を組み合わせることは，感染性心内膜炎の診断に不可欠である．機械弁，生体弁は TTE で描出が難しく，これらの症例では早期 TEE が有用性である．

TEE の問題点は循環器内科医またはトレーニングされたスペシャリストを必要とする点

である.

■大血管の疾患

1）大血管の疾患（大動脈解離または断裂の疑い）Basic

- 大血管疾患の可能性がある患者で，適切な画像検査にすぐに移動できない場合には，大動脈弓近位部，大動脈弁，胸部下行大動脈を評価することを提案する．Grade 2C

■胸部外傷

1）鈍的胸部外傷（Basic に提案）

- 鈍的外傷を伴う血行動態が不安定な患者に対して，重篤な心嚢水貯留の除外のために TTE の施行を提案する．Grade 2C
- 心臓超音波検査は心臓の鈍的損傷（cardiac contusion）の診断に関しては限定的な役割である．Grade 2C

2）穿通性の外傷（Basic に推奨）

- 血行動態が安定な患者であっても，穿通性胸部外傷の患者に対して心臓超音波検査を行うことを推奨する．Grade 1C

    【解説】心臓振盪や鈍的外傷において超音波の診断精度は高くない．心電図異常とトロポニンの上昇が超音波より重要である．穿通性外傷は血行動態が安定していても死亡率が高い．血行動態が不安定な患者は緊急の開胸手術の適応である．血行動態が安定している患者でも，BCU は有用である．引き裂かれた心膜を介して大量血胸（通常は左）となることがあり，通常の心臓のビューではしばしば見逃されるため注意する．

■TEE（Advanced）

トレーニングされた医師に関しては，TTE で画像が十分に評価できない患者に対して，TEE の施行を推奨する．Grade 1B

■造影剤の使用（Advanced）

1）右室のマイクロバブル法

- 心原性の塞栓による脳血管障害が疑われる患者に対して，奇異性塞栓除外のためにバブル試験を行うことを推奨する．Grade 1C

2）左室造影 2D

- 特定の状況において，画像や診断精度を改善させるために左室への造影剤の使用を推奨する．Grade 1C

■肝移植を検討する患者に対する肝肺症候群の診断

慢性肝疾患と低酸素血症を呈する患者に対して，肝肺症候群の診断のためにシンチグラフィを施行するよりも，バブルテストを行うことを推奨する．Grade 1C

【解説】肝肺症候群は肝硬変に合併し，肺血管の拡張による肺内シャントの増加が起こる病態である．通常の肺血管床は $8\sim15\,\mu$m であるが，これが肝肺症候群では $15\sim100\,\mu$m となり，肺内シャントが増加する．診断は $10\,\mu$m 以下のマイクロバブルテストで行う．バブル

が右房に到達後，3拍動以内に左房に到達する場合，シャントが陽性と考えられる[41,42]．

■文献

1) Frankel HL, Kirkpatrick AW, Elbarbary M, et al. Guidelines for the Appropriate Use of Bedside General and Cardiac Ultrasonography in the Evaluation of Critically Ill Patients-Part I: General Ultrasonography. Crit Care Med. 2015; 43: 2479-502.

2) Levitov A, Frankel HL, Blaivas M, et al. Guidelines for the Appropriate Use of Bedside General and Cardiac Ultrasonography in the Evaluation of Critically Ill Patients-Part II: Cardiac Ultrasonography. Crit Care Med. 2016; 44: 1206-27.

3) Rozycki GS, Pennington SD, Feliciano DV. Surgeon-performed ultrasound in the critical care setting: its use as an extension of the physical examination to detect pleural effusion. J Trauma. 2001; 50: 636-42.

4) Lichtenstein D. Lung ultrasound in acute respiratory failure an introduction to the BLUE-protocol. Minerva Anestesiol. 2009; 75: 313-7.

5) Runyon BA. Paracentesis of ascitic fluid. A safe procedure. Arch Intem Med. 1986; 146: 2259-61.

6) Nazeer SR, Dewbre H, Miller AH. Ultrasound-assisted paracentesis performed by emergency physicians vs the traditional technique: a prospective, randomized study. Am J Emerg Med. 2005; 23: 363-7.

7) Ralls PW, Colletti PM, Lapin SA, et al. Real-time sonography in suspected acute cholecystitis. Prospective evaluation of primary and secondary signs. Radiology. 1985; 155: 767-71.

8) Lensing AW, Prandoni P, Brandjes D, et al. Detection of deep-vein thrombosis by real-time B-mode ultrasonography. N Engl J Med. 1989; 320: 342-5.

9) Mazraeshahi RM, Farmer JC, Porembka DT. A suggested curriculum in echocardiography for critical care physicians. Crit Care Med. 2007; 35: S431-3.

10) Mahler SA, Wang H, Lester C, et al. Short- vs long-axis approach to ultrasound-guided peripheral intravenous access: a prospective randomized study. Am J Emerg Med. 2011; 29: 1194-7.

11) Subert M. A novel approach to subclavian cannulation with ultrasound. Anaesthesia. 2011; 66: 397-8; author reply 8.

12) Mansfield PF, Hohn DC, Fornage BD, et al. Complications and failures of subclavian-vein catheterization. N Engl J Med. 1994; 331: 1735-8.

13) Gualtieri E, Deppe SA, Sipperly ME, et al. Subclavian venous catheterization: greater success rate for less experienced operators using ultrasound guidance. Crit Care Med. 1995; 23: 692-7.

14) Fragou M, Gravvanis A, Dimitriou V, et al. Real-time ultrasound-guided subclavian vein cannulation versus the landmark method in critical care patients: a prospective randomized study. Crit Care Med. 2011; 39: 1607-12.

15) Marik PE, Baram M, Vahid B. Does central venous pressure predict fluid responsiveness? A systematic review of the literature and the tale of seven mares. Chest. 2008; 134: 172-8.

16) Kumar A, Anel R, Bunnell E, et al. Pulmonary artery occlusion pressure and central venous pressure fail to predict ventricular filling volume, cardiac performance, or the response to volume infusion in normal subjects. Crit Care Med. 2004; 32: 691-9.

17) Boyd JH, Forbes J, Nakada TA, et al. Fluid resuscitation in septic shock: a positive fluid balance and elevated central venous pressure are associated with increased mortality. Crit Care Med. 2011; 39: 259-65.

18) Schefold JC, Storm C, Bercker S, et al. Inferior vena cava diameter correlates with invasive hemodynamic measures in mechanically ventilated intensive care unit patients with sepsis. J Emerg Med. 2010; 38: 632-7.

19) Barbier C, Loubieres Y, Schmit C, et al. Respiratory changes in inferior vena cava diameter are helpful in predicting fluid responsiveness in ventilated septic patients. Intensive Care Med. 2004; 30: 1740-6.

20) Feissel M, Michard F, Faller JP, et al. The respiratory variation in inferior vena cava diameter as a

guide to fluid therapy. Intensive Care Med. 2004; 30: 1834-7.

21) Cannesson M, Slieker J, Desebbe O, et al. Prediction of fluid responsiveness using respiratory variations in left ventricular stroke area by transoesophageal echocardiographic automated border detection in mechanically ventilated patients. Critical Care (London, England). 2006; 10: R171.

22) Cavallaro F, Sandroni C, Marano C, et al. Diagnostic accuracy of passive leg raising for prediction of fluid responsiveness in adults: systematic review and meta-analysis of clinical studies. Intensive Care Med. 2010; 36: 1475-83.

23) Mahjoub Y, Touzeau J, Airapetian N, et al. The passive leg-raising maneuver cannot accurately predict fluid responsiveness in patients with intra-abdominal hypertension. Crit Care Med. 2010; 38: 1824-9.

24) Vieillard-Baron A, Caille V, Charron C, et al. Actual incidence of global left ventricular hypokinesia in adult septic shock. Crit Care Med. 2008; 36: 1701-6.

25) Lang RM, Bierig M, Devereux RB, et al. Recommendations for chamber quantification: a report from the American Society of Echocardiography's Guidelines and Standards Committee and the Chamber Quantification Writing Group, developed in conjunction with the European Association of Echocardiography, a branch of the European Society of Cardiology. J Am Soc Echocardiogr. 2005; 18: 1440-63.

26) Picard MH, Popp RL, Weyman AE. Assessment of left ventricular function by echocardiography: a technique in evolution. J Am Soc Echocardiogr. 2008; 21: 14-21.

27) Hoffman MJ, Greenfield LJ, Sugerman HJ, et al. Unsuspected right ventricular dysfunction in shock and sepsis. Ann Surg. 1983; 198: 307-19.

28) Mitsuo T, Shimazaki S, Matsuda H. Right ventricular dysfunction in septic patients. Crit Care Med. 1992; 20: 630-4.

29) Vieillard Baron A, Schmitt JM, Beauchet A, et al. Early preload adaptation in septic shock? A transesophageal echocardiographic study. Anesthesiology. 2001; 94: 400-6.

30) Salen P, Melniker L, Chooljian C, et al. Does the presence or absence of sonographically identified cardiac activity predict resuscitation outcomes of cardiac arrest patients? Am J Emerg Med. 2005; 23: 459-62.

31) Blaivas M, Fox JC. Outcome in cardiac arrest patients found to have cardiac standstill on the bedside emergency department echocardiogram. Acad Emerg Med. 2001; 8: 616-21.

32) Hayhurst C, Lebus C, Atkinson PR, et al. An evaluation of echo in life support (ELS): is it feasible? What does it add? Emerg Med J. 2011; 28: 119-21.

33) Blyth L, Atkinson P, Gadd K, et al. Bedside focused echocardiography as predictor of survival in cardiac arrest patients: a systematic review. Acad Emerg Med. 2012; 19: 1119-26.

34) Spaulding CM, Joly LM, Rosenberg A, et al. Immediate coronary angiography in survivors of out-of-hospital cardiac arrest. N Engl J Med. 1997; 336: 1629-33.

35) Dumas F, Cariou A, Manzo-Silberman S, et al. Immediate percutaneous coronary intervention is associated with better survival after out-of-hospital cardiac arrest: insights from the PROCAT (Parisian Region Out of hospital Cardiac ArresT) registry. Circ Cardiovasc Interv. 2010; 3: 200-7.

36) Sternbach G. Claude Beck: cardiac compression triads. J Emerg Med. 1988; 6: 417-9.

37) Jacob S, Sebastian JC, Cherian PK, et al. Pericardial effusion impending tamponade: a look beyond Beck's triad. Am J Emerg Med. 2009; 27: 216-9.

38) Joseph MX, Disney PJ, Da Costa R, et al. Transthoracic echocardiography to identify or exclude cardiac cause of shock. Chest. 2004; 126: 1592-7.

39) Jones AE, Tayal VS, Sullivan DM, et al. Randomized, controlled trial of immediate versus delayed goal-directed ultrasound to identify the cause of nontraumatic hypotension in emergency department patients. Crit Care Med. 2004; 32: 1703-8.

40) Atkinson PR, McAuley DJ, Kendall RJ, et al. Abdominal and Cardiac Evaluation with Sonography in Shock (ACES) : an approach by emergency physicians for the use of ultrasound in patients with undifferentiated hypotension. Emerg Med J. 2009; 26: 87-91.

41) Lenci I, Alvior A, Manzia TM, et al. Saline contrast echocardiography in patients with hepatopulmonary syndrome awaiting liver transplantation. Am Soc Echocardiogr. 2009; 22: 89-94.

42) Krowka MJ, Tajik AJ, Dickson ER, et al. Intrapulmonary vascular dilatations (IPVD) in liver transplant candidates. Screening by two-dimensional contrast-enhanced echocardiography. Chest. 1990; 97: 1165-70.

〈山口嘉一　野村岳志〉

第Ⅰ章　総論

4　救急超音波による緊急度・重症度評価

要旨

① 緊急度の判定では，まず気道・呼吸・循環を評価する ABCDE アプローチが基本となる．
② 緊急度の判断では時間的な制約を意識して，重症度の判断では検査の目的を明確にする．
③ 救急診療には，生命の危機的状況から救うための時間的制約があることを忘れない．
④ 救急超音波検査はできる限り短時間で行い，検査の限界や不能時は代替の検査に速やか
　に移行する．

　救急診療において救急超音波の目的と適応を理解しているかどうかが重要なポイントとなる
表1．一例を挙げれば，初期臨床研修医に「超音波検査で何を目的に行うの？」あるいは「なぜ，
発熱した患者に超音波検査を行う？」といった質問をしても明確な根拠が答えられない．一方で，
「救急外来で超音波検査をどのタイミングで行えばいいのか？」といった研修医からの疑問の声も聞
かれる．

　重要なことは救急患者に対して「緊急度」や「重症度」を考慮しながら診療を行っているかどう
かである．ここでは救急診療における「緊急度」と「重症度」という用語が「point of care (POC)」
の概念と密接に関連していることを示し，救急診療における救急超音波検査の有用性を理解するキ
ーワードを示す．

❶　救急診療における緊急度評価

　救急診療においては内因性疾患から外因性疾患（外傷を含む）まで幅広い領域を扱う．この両者
の患者アプローチに，超音波検査が「POC」のその強みを発揮する．

　一般診療では医師が患者や家族に既往歴や家族歴を聴取したのち，患者自身の身体診察を行う．
その病歴と身体診察の結果から臨床診断を予想することや鑑別すべき疾患を想定して，それらを除
外する検査計画を立てる．そして，検査結果から導きだされた診断に基づき治療を開始するという
長い経過がある．

　本邦では多くの超音波検査が一般の X 線検査など通常の画像検査の範疇としてオーダーされる．
あるいは，生理機能検査室で記載された超音波検査レポートの結果を知ることとなり，検査結果を
得るまでに時間を要する．その間も，患者状態が変化していて検査結果のタイムラグが生じる．

　しかし，救急診療ではその場で検査結果が判明することが望まれる．重症患者（各種ショック，急
性臓器不全，重症外傷）への対応は，第一印象で重篤な状態を評価したのち，速やかに緊急度の判

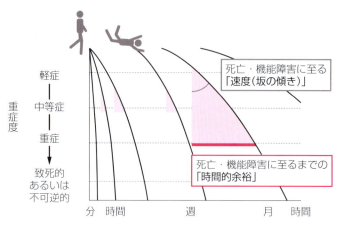

図1 緊急度の概念図（日本臨床救急医学会　HPより引用）

定を行い，同時進行で初期治療を開始しなくてはならない．

　ここでいう「緊急度」を定義するパラメータは「時間軸」である．その「時間軸」の単位が秒単位から時間単位まで変化する中で，患者の容態変化が悪化するスピードに対応していくことが「緊急度」であり，患者が「奈落の底」に落ちる前に救い出さなければならない．そのために残された時間を知り，限られた診療時間を有効に使って診療を行うための考えが「POC」である　図1．

❷ 「緊急度」を意識した救急診療

　救急診療では前述したように「時間」の因子が関与する"緊急度"の高い病態により，切迫した状況となり，医師は短時間かつその場で臨床判断を下さなくてはならない．さらに，「緊急処置（蘇生処置）を行いながら原因を検索する」というミッションもこなさなくてはならない．その緊急度を意識していく救急診療の中で，身体診察と同様に診察手技として超音波の探触子を当てる救急超音波検査のポイントをまとめる．

■ABCDEアプローチ　表2

　患者の生理学的徴候の異常を察知して，直ちに蘇生処置を開始することが重要である　図2．この生理学的な異常を察知する診療プロセスを重症患者への対応に用いて，救急超音波検査を行う際に必ず評価しておくべきである．救急診療において，ABCDEアプローチが重要であり，その手順をもう一度確認しておく　表2．

■ABCDEアプローチと救急超音波検査

　ABCDEアプローチの目標は「生理学的異常の評価と蘇生」であり，生命危機を回避することである．生体に必要な酸素を体内への取り込み，脳をはじめ全身の臓器に血液を循環させる生命維持の仕組みが破綻しているかどうかを素早く評価して，その原因を見つけなければならない．生理学

表1 緊急度と重症度の定義

緊急度	重症化（死亡あるいは障害）に至る速度あるいは重症化を防ぐための時間的余裕
重症度	病態が生命予後あるいは機能予後（整容面も含む）に影響を及ぼす程度

表2 ABCDE アプローチ

★第一印象: 呼びかけに応答（AとD），呼吸の様式（B），末梢皮膚・脈拍（C），体表（E）
⇒ スタッフを集め，脱衣，心電図モニタ装着，酸素投与，バイタルサインの評価を指示

ABCDEアプローチ	評価項目	緊急処置
A: Airway 気道	気道閉塞の有無 口腔内所見，異物	閉塞なし⇒必要時酸素投与 閉塞あり⇒吸引・用手気道確保 ⇒補助換気＋気管挿管
B: Breathing 呼吸	呼吸様式，呼吸補助筋使用 呼吸数・SpO_2	酸素投与⇒補助換気 気管挿管＋人工呼吸
C: Circulation 循環	皮膚・脈所見 脈拍数（頻脈） 非観血的血圧	静脈路確保 ショックの鑑別 循環血液量の評価
D: Dysfunction of CNS, Disability 意識	神経学的評価（GCS），瞳孔 意識レベルの急速な低下	GCS 8点以下（切迫するD） ⇒A,B,Cの安定
E: Exposure・Environment 体温・脱衣	体温測定・全身脱衣の完了	低体温⇒保温

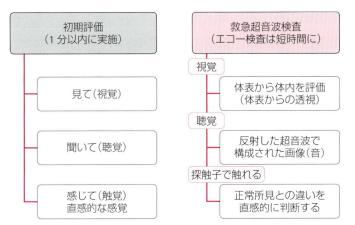

図2 ABCD アプローチと緊急性評価のための救急超音波検査のイメージ

的異常は ABCDE の項目に沿って評価する．

　生理学的異常は五感を用いて速やかに評価する．その際に生理学的異常をきたす原因を同定しながら，同時に緊急処置を速やかに治療介入する．急性期症状に対して評価する ABCDE アプローチは 2〜3 分以内で行い，救急超音波検査を用いた場合でも 10 分以内に完了する．緊急度が高い状況では，検査対象を絞って超音波検査を短時間で実施して評価する．

　その生理学的異常を察知する指標はバイタルサインと身体所見であり，モニタ機器が示す数値だけではない．身体診察（視診，聴診，触診，打診）を駆使して，同時にベッドサイドで行える超音波検査を聴診器代わりに用いることで，体内で生じた変化も察知できる．超音波検査に関して患者の状態に配慮しながら実施可能か常に意識しておく．

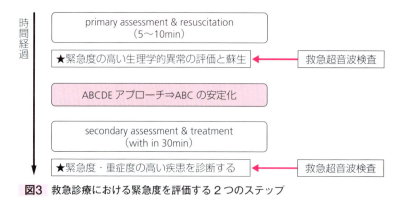

図3 救急診療における緊急度を評価する2つのステップ

■救急超音波検査を用いた緊急度評価

　超音波検査を用いた救急診療アルゴリズムを作成する場合に「生理学的異常の評価と蘇生」「疾患（特に緊急度・重症度の高い）の診断と治療」に分けて考える．それぞれを線形アルゴリズムで表わして，第1段階「primary assessment & resuscitation」，第2段階「secondary assessment & treatment」とする 図3 ．

　ここで用いる「蘇生」は心肺蘇生という意味ではなく，生理学的異常をきたした状態でABCの安定化を目指す緊急処置を意味する．また，「治療」という用語は，原因となる病態に対して専門的治療への引き継ぎを考慮しながら適切な初期治療を行い，良好な機能予後を目指すことを想定している．

　救急診療における第1段階「primary assessment & resuscitation」ではABCの異常への対処であり，第2段階「secondary assessment & treatment」では，各種ショックの鑑別や急性呼吸不全の原因を調べるために全身サーベイを意識して系統的に行う．この段階では既にABCの安定化を図られた状況である．しかし，今後悪化する場合や隠された未知なる病態が存在する可能性もあるので，重症度を評価する段階であっても緊急度も意識しなくてはならない．

■ショックに対する救急超音波検査

　第1段階（primary assessment & resuscitation）で蘇生を意識したABCDEアプローチを行っている際に，救急超音波を用いた評価方法がいくつか提唱されている．例えばショック患者へのアプローチである「RUSH（rapid ultrasound in shock）exam」は，ショックの病態（循環血液量減少性，心原性，閉塞性，血流分布異常性）の鑑別だけでなく，評価部位ごとに超音波検査を行うことで原因推定が可能である．超音波検査機器を用いた手技や各々の評価方法については各論で述べる．ショックの初期治療で重要なことは，ショックをきたした病態に対する根本的治療戦略を立てることであり，その系統的なアプローチで原因と同定することが時間的節約につながる．一方で，超音波検査手技に固執して蘇生処置を開始するまでの時間を浪費しないように注意する．

③ 救急超音波検査における「重症度」の評価

　先に述べた重症度の定義は「病態が生命予後あるいは機能予後（整容面も含む）に影響を及ぼす程度」である．診断アプローチの方法として焦点診察（focused examination）と体系的診察（survey）に分けて考えると，超音波検査の目的が理解しやすい．「フォーカス」と「サーベイ」といった用語が示すように，主訴あるいは臨床徴候に応じてその部分に超音波検査を用いる場合（focused examination）と，全身あるいは広い範囲を評価するために超音波検査を使って体表から体内の状況を探る場合である（survey）　図4 ．

　救急患者では，突然の発症で患者本人や家族が混乱している場合が多い．病歴や臨床経過について患者や家族から得られる情報の信頼性が低い場合もよくある．発熱で意識朦朧としている患者や，認知症がある高齢者では，患者の訴えのみで焦点を絞ることは困難であり，全身を隈なく診察する必要があるため体系的診察（survey）が必要となる．

　「胸痛」や「腹痛」の訴えでは，超音波検査はその原因となる病態へのアプローチ（手段）として有用である．その原因となる疾患の「重症度」を鑑別しつつも，緊急性が高いリスクが隠れていないか探ることができる．常に「緊急度」と「重症度」も合わせて評価することで患者急変のリスクを予測する．

　例えば「胸痛」の原因には，急性心筋梗塞（急性冠症候群），大動脈疾患（急性大動脈解離，腹部大動脈瘤），心タンポナーデ，右心負荷をきたす肺塞栓があり，心臓以外では気胸，胸水，肺うっ血をきたした心不全などが挙げられる．これら原因疾患を鑑別していく過程で，臨床所見が乏しい場合は考え得る疾患を想定する範囲を広げて体系的診察（survey）の一部として救急超音波検査を追加することが必要である．

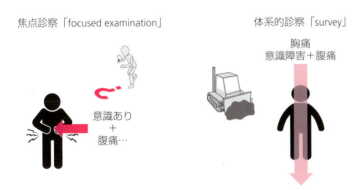

図4 焦点診察（focused examination）と体系的診察（survey）

④ 「緊急度」と「重症度」は，いつでも，どこでも評価する

　重症度の評価は救急外来（emergency room）と集中治療室（ICU）で行う．また，ICUでは生体のモニタリングツールとして用い，重症度を評価することができる．また，超音波検査は繰り返し実施可能で，治療に対する効果を評価する際に有用であり，ベッドサイドで手軽に実施できる強みもある．

　五感を用いた「視診」，「聴診」，「打診」，「触診」，「超音波」の流れとともに，「救急超音波診」が

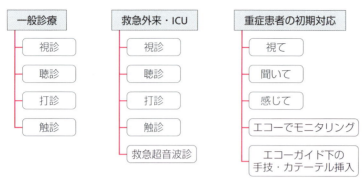

図5 救急超音波検査を診察技能に組み入れる

普及することを期待する．超音波検査の「いつでも」，「どこででも」実施できるフットワークの良さもメリットである．

5 救急超音波検査のピットフォール

　どのような検査でもその精度やその検査手技の限界を知り，代替手段を含めて対応策を考慮しておく必要がある．救急超音波検査も同様に，感度，特異度，検査前確率（尤度比）などを知っておく．さらに超音波検査の限界を知ることで，代わりとなる検査へ移行する時間的ロスも解消できる．

　超音波検査機器の改良や進歩により，画像検査としての機能は充実している．術者による超音波検査の技量の差はみられるが，だからといって実施者を資格などで限定する必要はなく，救急超音波検査のハードルを上げる必要もない．「いつでも」，「どこでも」，「だれでも」が行える検査である．

　重症患者を診療している緊急場面で，不幸にも超音波検査機器が故障または破損することは防ぎたい．また，超音波検査機器を介して院内感染を生じさせてもいけない．救急超音波を行うにあたり，これらの注意すべき点（ピットフォール）を　表3　にまとめる．

表3 救急超音波検査のピットフォールとその対策

①超音波検査は所見を観察するのではなく，能動的に画像を描出する意識をもつ
②超音波検査を行ったら必ず記録（画像写真）を残す
③解剖学的知識をもち，立体構造を意識する　⇒　CT検査でエコー所見の答え合わせを行う
④臓器の動的な動きも評価する：呼吸性変動，心臓壁運動，腸管運動（生理学的な変化も観察する）
⑤超音波検査（超音波の生体内情報）の特性を知る：超音波検査におけるアーチファクトも熟知しておく
⑥検査装置の操作方法を知る：超音波検査機器のトラブルシューティングに慣れておく
⑦検査機器を大切に扱う：機器の損傷・故障を防ぐ
⑧超音波検査機器を介した院内感染に注意する：機器の清掃，標準的予防策の励行，院内感染対策

6 緊急度と重症度を適確に素早く評価する＝「救急超音波診」とは？

　本稿では「救急超音波検査」を活用するポイントを「緊急度」と「重症度」の視点から総論的にまとめた．

　緊急度を判断するというミッションをクリアして，その先にある緊急処置まで同時に行うマルチタスクに役立つ．また，「侵襲的手技を安全に実施する」という点でも超音波検査は欠かせない．

緊急度には時間的制約＝限られた時間，つまり，判断を下すための"制限時間"がある．救急診療では，常に時間との闘いである．医療者が時間を強く意識しなければ，患者が不幸な転帰に陥る．患者の病態をすばやく把握して蘇生処置を実施して，同時に原因を同定しつつ，初期治療から根本治療へつなげることが最終目的となる **図6**．

最後に救急超音波検査は，「能動的な検査」であることを強調したい．モニタ画面に映る画像を眺めて観察するのではなく，超音波検査の探触子（プローブ）を手にして，目的とする画像を描出する積極性（＝能動性）が望まれる．つまり，救急超音波検査は，所見の単なる観察ではなく，目的とする病態を能動的に「描出する」ことである．その際には生体内で生じている致命的な変化を察知することも意識しておくことが大切である．

---

1. 生命に関わることを最優先に行う．
2. 時間の因子を重視する（重症度だけでなく，緊急度の評価も行う）．
3. 生理学的異常の有無を最初に把握する．
4. 病態の把握→診断の順に考える（確定診断にこだわらない）．
5. 不必要な侵襲を加えない．

視診，聴診，打診，触診と一緒に「超音波診」
● 従来の身体所見に加えて，超音波で得られた体表から判別できない所見をもとに，より正確でかつ迅速な病態把握や診断が可能となる

限られた時間内での判断⇒"POC"
● 症状の悪化するスピード（程度）に対応するために．その場（ベッドサイド）で実施でき，所見が得られる超音波検査は有用である

病歴聴取ができない状況（不十分な情報収集）
● 意識障害で病歴を十分に聴取できない状況下で，超音波検査で得られる情報（患者状態）は臨床判断を下すために有用である

図6 まとめ：救急診療における初期診療の原則と救急超音波検査の役割

■文献

1) 外傷学会，監修．外傷初期診療ガイドライン（JATEC™）改訂第5版．東京：へるす出版；2016.
2) 日本循環器学会，他．大動脈瘤・大動脈解離診療ガイドライン（2011年改訂版）．http://www.j-circ.or.jp/guideline/
3) 森村尚登，監修．救急超音波診．東京：羊土社；2016.

〈本多英喜〉

第Ⅱ章　超音波検査の基礎

1 臨床で役立つ音響工学

要旨

① 超音波とは物質を振動させながら進む「波動」であり，医用超音波装置で使用できる超音波の強さには規制が定められている．

② 高い周波数を用いるほど空間的に細かいものを観察でき，低い周波数を用いるほど深部領域まで観察できるが，両者はトレードオフの関係にある．

③ 超音波は伝搬に伴い減衰するが，超音波の周波数が高いほど減衰は大きくなる．

④ 散乱の特徴とは，1方向から来た波であっても物体に当たってあらゆる方向に拡散することである．

⑤ 超音波断層像とは音響インピーダンスの違いを映像化していると言える．

⑥ 超音波 B-mode にみられる点状の模様はスペックルパターンと呼ばれ，多くの散乱体からのエコー信号によって発生するいわゆる干渉縞である．

　超音波診断装置を使いこなすためには，超音波の物理を理解しておくと有利なことが多いが，それは必ずしも難しい数式を覚えたりすることではない．原理を定性的に理解し，経験と合っていることを直感的に捉えるということが重要であり，それにより，超音波診断の際に出会う様々な問題を柔軟に解決できるであろう．本稿では上記のような目的で，超音波診断装置に関わる音響工学の基礎をできる限り定性的・直感的に解説する：「1 超音波の周波数と強さ」は超音波の画質を決める本質的なものだけでなく，安全性にも関係する重要な項目である．「2 伝搬と減衰」は診断時に超音波の適切な設定を行う際の助けになる．「3 超音波音場と分解能」は B-mode 像に映っているものに対する理解が深まる．「4 エコー：反射と散乱」「5 反射と透過」は観察する対象物に対する物理的理解と，アーチファクト（別項）識別のための基礎知識となる．「6 波の干渉とスペックルパターン」は超音波画像特有の“表情”について理解が深まる．

1 超音波の周波数と強さ

　人が聴くことのできる最も高い周波数は約 20 kHz と言われている．それより高い音は全て超音波と呼ばれる．例えばメガネ用の超音波洗浄機で使われる超音波は 40 kHz 程度である．一方，臨床における超音波診断では 1 MHz（1 メガヘルツ＝1000 kHz）から 20 MHz 程度の周波数が使用されている．一般的に，周波数が高いほど生体に及ぼす機械的作用は小さくなる（超音波診断装置にメガネ洗浄の効果はない）．

とはいえ，超音波とは物質を振動させながら進む「波動」であり，生体に照射すれば生体は運動エネルギーを受けることになる．このため，医用超音波装置で使用できる超音波の強さには規制が定められている．音の強さを表す単位はいくつかあり混乱しがちなので，代表的なものについて以下に簡単に解説する．

A．音圧 ［単位：Pa（パスカル）あるいは N/m²］

字のごとく音の圧力を意味する．振動する波の音圧は刻々と変化するため，「最大音圧値」あるいは「平均音圧値」などが用いられることが多い．さらには「負圧の最大値」という奇妙な（?）表現の値も用いられることが多い．これは負圧の方が生体に対してより大きな影響を及ぼすため，安全面で注目されているからである．

B．MI ［メカニカル インデックス，単位なし］

周波数 F [MHz] と，負圧の最大値 P^- [MPa] を用いて，$P^-/\sqrt{F}$ で定義される値．生体に及ぼす機械的作用の大きさを表す．つまり負圧が大きいほど，また周波数が低いほど，影響が大きくなる．超音波診断においては MI は 1.9 以下（眼科のみ 0.23 以下）とする出力基準が設けられている．なおこの MI は厳密な理論値ではなく，近似的な指標（index）である．

C．強度 ［単位：W/cm²］

物体へ時間あたりに照射される，単位面積あたりのエネルギーを表す．W（ワット）＝J（ジュール）/s（秒）であるから，強度が大きいほど，生体の温度上昇も大きくなる．当然ながらこの値も安全性に対する基準値が設けられているが，一般的な使用方法であれば，診断装置は規制以上は出力されない仕組みになっている．

D．強さのレベル ［単位：dB（デシベル）］

音の強度 I の基準値 I_0 に対する比を，対数で表した値．式で表すと $10 \log_{10}\left(\dfrac{I}{I_0}\right)$ となる．この「基準値」は，騒音計測の分野などでは定義されるが，超音波診断の世界ではほとんど議論されない．というのは，医用超音波ではエコーの絶対値にはあまり意味がないからである．そのため，デシベルはもっぱら，2つの計測された値の比較（相対値）$10 \log_{10}\left(\dfrac{I_2}{I_1}\right)$ として用いられる．たとえば「最大音圧から 6 dB 低い」あるいは「関心領域 A の平均強度に比べて領域 B は −10 dB であった」などと表現される．もう少しだけ具体値を記しておくと，「音の強さが 2 倍」とは，$10 \log_{10} 2 \cong$ 3.010 つまり約 3 dB である．10 dB は 10 倍，20 dB は 100 倍，30 dB は 1000 倍を意味する．

【脚注】B-mode の輝度は，超音波の音圧に対応している．音の強度 I は音圧 p の 2 乗に比例することから，$10 \log_{10}\left(\dfrac{I_2}{I_1}\right)=10 \log_{10}\left(\dfrac{p_2}{p_1}\right)^2=20 \log_{10}\left(\dfrac{p_2}{p_1}\right)$．つまり 20 dB とは音圧の比では 10 倍を表す．音圧比をデシベルで求める際は，式 $20 \log_{10}($ ） を直接利用するとよい．

❷ 伝搬と減衰

超音波診断を実践する上で，まず覚えておくべきことは以下の 2 点である．

- 高い周波数を用いるほど空間的に細かいものを観察できる．
- 低い周波数を用いるほど深部領域まで観察できる．

両者はトレードオフの関係にあるため，検査時にプローブや周波数を選択する際に必要な知識となる．超音波パルス波の模式図を **図1** に示す．例えば（a）を 1 MHz，1 波（＝ 1 周期）のパルスとすると，2 MHz 1 波は（b）のように表される．これらの波長が超音波の進行方向の空間分解能（距離分解能）となる．正確に言うとそれは波長（＝波の 1 周期分の長さ）ではなく，波連長（＝

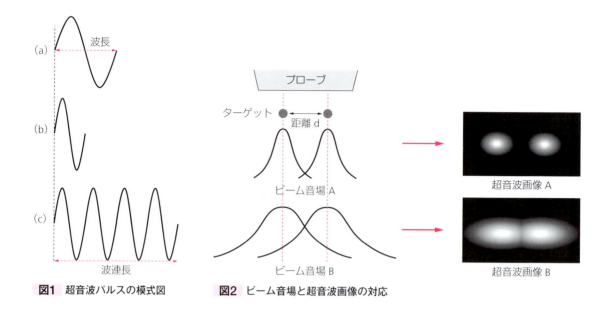

図1 超音波パルスの模式図　　図2 ビーム音場と超音波画像の対応

使われるパルスの全長)が分解能を決める．例えば（c）は，周波数は 2 MHz であるが波連長が 4 であるため，結果的に（a）よりも距離分解能は低下するであろう．ただしこれは理論的な話であり，実際の B-mode では 1～1.5 波程度の短いパルスが使われているため，距離分解能はほぼ周波数に比例すると考えてもよい．ただしカラードプラなどでは，距離分解能より信号検出の方を重視するために，よりエネルギーの大きな波連長の大きなパルスが使用される場合がある．

さて，前節のとおり，超音波は物質を振動させそこにエネルギーを与えながら進んでいく．つまり音波自体はエネルギーを失うことになる．これが音波の減衰である．超音波の周波数が高いほど減衰は大きくなる．したがって，より深部まで観察するためには，より低い周波数を選択することが必要となる．それぞれの媒質は固有の減衰定数を持っている．生体の減衰定数も臓器によって様々であるが，軟部組織の場合おおよそ 0.5 [dB/MHz/cm] が目安となる．これは単位からわかるように，1 MHz の音波が 1 cm 進むときに 0.5 dB 減衰することを意味する．この場合，もし 3 MHz を使用して 10 cm の深部を観察しようとする場合，（エコーの往復距離は 20 cm となるので）プローブに戻ってくる信号は，減衰ゼロの場合に比べて 0.5×3（MHz）×20（cm）＝30 dB 小さくなる．

3 超音波音場と分解能

超音波の伝搬方向の空間分解能（距離分解能）については周波数と波連長を用いて既に説明した．ここでは伝搬と直交する，横方向の分解能（方位分解能）について説明する．図2 は音場の特性が異なる 2 種類の模式図を示している．音場とは「音が存在するの空間」のことで，図にある曲線の山は音の強い部分を表している．簡単に言うと，エコーを拾ってくる範囲である．つまり超音波ビーム音場が広い B の場合，中心から離れた場所にあるターゲットのエコーも拾ってしまうため，結果的に画像 B で見るような，ぼやけた映像となってしまう．画像 B は例えば「画像 A に比べて方位分解能が悪い」あるいは「かろうじて分解できる」など表現できる．もしビーム音場が B よりさらに広くなるか，あるいは 2 つのターゲットの距離 d が小さくなれば，超音波画像では 2 つのタ

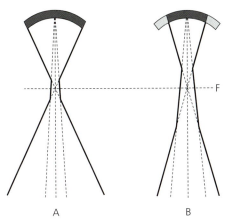
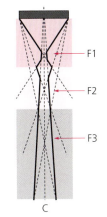

図3 送信開口と超音波ビーム音場の関係

ーゲットはつながって1つに見えてしまうであろう．その際，その2つのターゲットは「分解できない」と言う．もちろん，ビーム音場は狭く急峻な方が空間分解能は良い．もっとも理想的なビーム形状は山型ではなく針型であると言える．しかし我々が日常，音楽スピーカなどで経験するように，極端に急峻な指向性を持った音場を作るのは難しい．

超音波診断装置では集束ビームが使用される．これはレンズで光を集めるのと同じように，音を焦点（フォーカス点）に向かって送信することを指す．焦点付近では音圧も最大となるし，ビーム音場も絞れるため方位分解能も最も高くなる．**図3**は，2つの凹面板から超音波パルスを送信した時の模式図である．AとBの凹面板はサイズが異なるが，曲率は同じなので焦点距離Fは同じである．ここで両者の特徴を定性的に確認してみる．まず焦点付近では，Aのビーム音場はBよりも狭く，方位分解能が高いことがわかる．しかし焦点から外れた部分では，逆にBの方が方位分解能が高くなっている．Aの状態は「焦点深度が浅い」あるいは「strong focus」と呼ばれ，Bは「焦点深度が深い」「weak focus」などと表現される．

超音波診断装置では，上記の凹面板のサイズに相当するのは送信開口とよばれ，電子的にコントロールできるようになっている．もとより口径の小さいセクタプローブは送信開口にほぼ変化はないが，コンベックスプローブなどは，フォーカス深度，送信周波数，もしくは診断部位のプリセットによって変化するように設計されている．診断装置の機種によって画質に特徴が出やすい部分でもある．もし焦点付近の画質が非常に良い代わりに，焦点以外でのボケ感が大きく感じる場合，その画質条件は「strong focusに設計されている」といえるであろう．

このように，音響的には「焦点の方位分解能」と「均一な音場」にはトレードオフの関係があるが，診断装置では**図3C**に示すような解決方法がある．すなわち，焦点距離を変えた複数回の送信を行い，その後に焦点に近い画像のみを合成するという方法（マルチフォーカス）である．この方法のトレードオフは時間分解能であり，Cの例の場合，シングルフォーカスからマルチフォーカスにすることで，フレームレートは3分の1となる．

4 エコー：反射と散乱

反射も散乱も，波が物体に当たって向きを変えることを意味する．反射の場合，主に平面で起こ

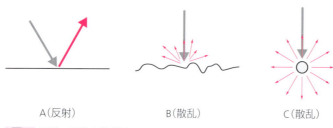

図4 反射，散乱の模式図

る現象であり，一方で，生体内で発生するエコーは，散乱によるものがほとんどである．反射と散乱の模式図を **図4** に示す．散乱の特徴とは，1方向から来た波であっても物体に当たってあらゆる方向に拡散することである．例えば，プロジェクタのスクリーンの表面には細かい凹凸があり，光はBのように凹凸面で乱反射するため，一方向から入射した光をどの方向からも明るく見ることができる．Cは波長に比べて小さな粒子に波が当たった場合であり，この場合も1方向から来た波は全方向に（文字通り）散乱する．生体臓器では，散乱によるエコーが主となるが，反射もないわけではない．例えば，筋肉の走行に直交して超音波を照射した場合，45°傾けて照射した場合に比べて画像の輝度が高くなることがあるが，これは反射の影響によるものである．一方で，45°傾けてもエコーが返ってくるのは，散乱によるものである．

5 反射と透過

　本節では簡単に反射のみで説明する（定性的には散乱についても同様である）．まず，物体に当たった波が100％全てはね返る場合，全反射と呼ばれる．しかし，波のエネルギーの一部だけが反射する場合もあり，その時は残りの波はその物体の中に入っていく，これを透過と呼ぶ．反射する量（透過する量）は，反射係数で決まる．この反射係数は，反射する前後の媒質の密度ρと音速cによって決まる．この積ρcが2つの媒質で異なるほど反射は大きくなる．反射係数Rを式で書くと

$$R = \frac{\rho_2 c_2 - \rho_1 c_1}{\rho_2 c_2 + \rho_1 c_1} = \frac{Z_2 - Z_1}{Z_2 + Z_1}$$

となる．2つの媒質が同じ場合，分子はゼロとなり0は無反射（全透過）を意味する．反射係数の最大値は1であり全反射を意味する．なおRが負数となる場合は波の位相が反転することを示し，反射の量はその絶対値の大きさで決まる．上式でρcをZに置換した式も記しているが，このZは音響インピーダンスと呼ばれる，超音波では非常に重要なパラメータである．すなわち，超音波断層像とは音響インピーダンスの違いを映像化していると言える．超音波断層像で骨表面や横隔膜が高輝度に見える理由は，「骨の音響インピーダンスが大きいから」ではなく，「骨の音響インピーダンスとそのすぐ手前の軟部組織の音響インピーダンスの差が大きいから」である．様々な参考書に「生体の音響インピーダンスの表」が掲載されているので，ここでは一覧は割愛するが，代表例では，水 1.52，血液 1.62，肝臓 1.65，筋肉 1.66，空気 0.0004，骨 4～8 程度（単位：$kg/m^2/s \times 10^6$）である．軟部組織の音響インピーダンスはどれも似た値である．したがって超音波診断装置は非常に微小な反射信号を検出して映像化しているということがわかるであろう．

6 波の干渉とスペックルパターン

図5は超音波断層像（B-mode）とその一部の拡大図である．点状（時に縞状）の模様が見えるが，これはスペックルパターンと呼ばれ，超音波音場に対して分解できない程度に密集した，多くの散乱体からのエコー信号によって発生する，いわゆる干渉縞である．これらの輝点や模様は，生体の構造を反映しているものではないことを留意する必要がある．波の干渉を**図6**にて簡単に説明する．超音波パルスは正負に振動する波であるが，画像化する際はその大きさ，つまり絶対値が輝度に相当する．図中では点線で示した包絡線が輝度値と考えてよい．さて，既に見てきたように，(a) のように2つのターゲットが十分離れているときは，反射波はターゲットの位置を正確に伝えることができる．しかし (b) のようにターゲットが接近していると反射波は重なり合い，ターゲットの位置情報がぼやけてくる．さらに (c)，(d) のような状態では，2個の散乱体は距離分

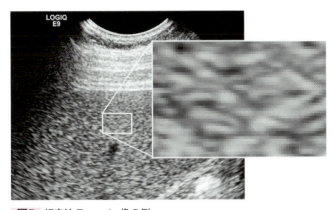

図5 超音波 B-mode 像の例

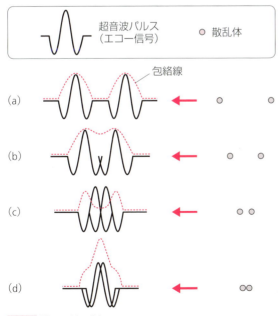

図6 波の干渉の例

解能以下の位置にあるため，波の干渉によって予期しない形状の反射波となっている．実際の生体臓器では細胞レベルの大きさの散乱体がランダムかつ3次元的に存在しているため，反射波の形状を予測するのはもはや困難となる．

　ここで注意すべき点としては，超音波B-mode像にはこのようなスペックルパターンに紛れて，本物の微小構造物の情報も含まれている場合がある，ということである(例えば微小血管の断面，微小石灰化など)．音響インピーダンスが周囲より異なるこれら構造物は輝点として現れるが，これが本当の構造物なのか，たまたま出現したスペックルの一部なのか，判別が難しい場合がある．これを判別する画像処理の研究もいくつか行われているが，代表的なものは，エコー信号の統計情報を利用して分離する方法である．波の干渉によって起こるスペックルパターンの輝度変化は，ランダムなノイズと考えることができる．つまり信号の平均値がわかれば，その変動の度合い(標準偏差)が一意に決まる．よって，その標準偏差から逸脱する信号は，実際の構造物である確率が高い，と考えられる．多くの診断装置に搭載されている，「スペックル除去フィルタ」は，おおよそ上記のような仕組みで動いており，一見して平滑化(ぼかし)フィルタのようであるが，構造物の輪郭は明瞭のまま保持されていることがわかるであろう．ただし1点注意を促したいのは，このようなフィルタは「スペックルを除去する」と謳っているだけで，真の構造物は除去しないとは言っていない．そのため，構造物が微細な場合，平滑化によって一緒に消えてしまう可能性は留意すべきである．もちろん，信号に明らかな差がある構造物に対しては，視認性が向上するため有効な手法である．

おわりに

　ページ数の制約で音響学的解説としては網羅できなかったが，取り上げた項目はどれも実践で活用できる重要なものであると言える．文中に登場したキーワードをもとに，(数式を含めた)詳細をさらに調べてみることもお勧めしたい．

〈神山直久〉

第 **II** 章　超音波検査の基礎

2 プローブ操作と画像の描出

要旨

① 頻用されるプローブは，セクタ型，コンベックス型，リニア型である．セクタ型やコンベックス型は深い部位の観察に適し，リニア型は周波数が高く分解能に優れ，浅部の観察に適している．

② 一般・放射線領域では，画像の表示は CT に準じるが，循環器領域では，縦断面（長軸断面）は左右逆となる．

③ プローブマーカーとスクリーンマーカーとの対応でオリエンテーションをつける．

④ プローブの操作には，スライド，回転，傾け，ロッキング，圧迫があり，慣れないうちは一つずつ操作を行う．

⑤ POCUS が行われる現場では，適切なプローブの保守・管理が求められる．

　クオリティの高い超音波画像描出の鍵は，画像の表示ルールに従い，適切なプローブ操作，画質の調整に尽きる．ここではプローブの選択，画像の表示とマーカー，プローブの操作について述べる．またおろそかにされがちなプローブの保守・管理についても言及する．「プローブを大切に扱う者は超音波を制する！」

1 プローブの選択

　POCUS で頻用されるプローブは，セクタ型，コンベックス型，リニア型である **図1** ．一般的には，セクタ型とコンベックス型は周波数が低く，リニア型は周波数が高い．周波数が低いと分解能は高くはないが，深部まで観察が可能となる．一方，周波数が高いと分解能に優れるが，減衰の影響で観察部位は深さ 5 cm 前後が限界である．

　セクタ型は狭い肋間からの観察に適し，深部まで描出が可能なので，心臓の観察で利用される．コンベックス型は，広い視野で深部まで観察が可能なので，主に腹部，呼吸器（胸水，B-lines）で利用される．リニア型は周波数が高く，空間分解能が高いので，主に呼吸器（気道，胸膜），四肢血管，神経，運動器，軟部組織，ガイド下穿刺で利用される．また腹部では，コンベックス型で全体像をとらえた後に，リニア型で焦点を絞って詳細な観察を行うこともある．なお，接地面の小さいマイクロコンベックスで心臓，呼吸器，腹部の観察が行われることもあるが，本邦の POCUS が利用される場面では普及に至っていない．

2. プローブ操作と画像の描出

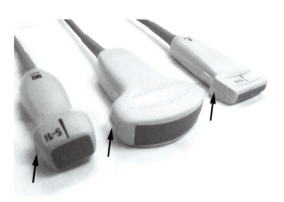

図1 各種プローブ．左より，セクタ型，コンベックス型，リニア型
矢印はプローブマーカー

❷ 画像の表示

　観察時にオリエンテーションをつけるために，また適切に記録して後にレビューするためにも，一定の決まりに基づいて画像の表示を行うべきである．画面（画像）と患者の位置との関係については一定のルールが存在する．横断面を描出する場合は，CTと同様に被検者の尾側よりみた断面，つまり被検者の右側は画面の左側になる **図2** ．縦断面（長軸断面）については，一般・放射線領域と循環器領域ではルールが異なる．一般・放射線領域ではCTと同様に，検者は被検者の右側から眺めるように描出する．つまり，頭側は画面の左側になるように表示する **図3** ．一方循環器領域では，検者は被検者の左側から眺めるように描出する．心基部は画面の右側，心尖部は左側になる．また下大静脈の心臓側は画面の右側，尾側は左側になる．同様に，頸動脈の頭側は画面の右側，心臓側は左側になる **図4** ．下大静脈と頸動脈の評価は一般・放射線領域でも行われ，左右は循環器領域とは逆になるので留意が必要である．なお，斜方向の断面については特に規定はないが，横断面に近い角度の場合は横断面に，より縦断面に近い角度の場合は縦断面のルールに準じて行う[1]．
　ガイド下穿刺では，穿刺時にオリエンテーションがつきやすいように表示する．例えば右内頸静脈穿刺の場合は，頭側から内頸静脈を観察するので，内頸静脈の右側が画面の右側に位置するように描出する．そうすれば画面の動きとプローブの動きが一致する．

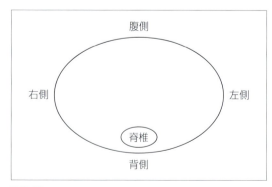

図2 横断面像（短軸断面像）
被験者を尾側から眺めるように描出する．

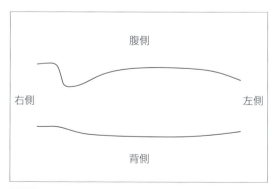

図3 一般・放射線領域の縦断面像
（矢状断面像，長軸断面像）
被験者の右側から眺めるように描出する．

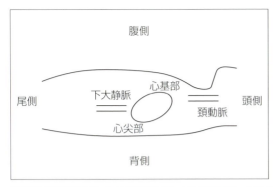

図4 循環器領域における縦断面像（矢状断面像，長軸断面像）
被験者の左側から眺めるように描出する．

3 マーカー

　超音波検査では，プローブの側面についている突起などの印と，画面の左右いずれかに表示される，プローブと同じ方向に表示される印をもとにオリエンテーションをつける．現状ではこれらの印の呼び方は統一されていないが，POCUSを情報共有可能なモダリティとして，また教育を適切に行っていくためにも，呼称の統一が望ましい．このテキストでは印を「マーカー」とし，プローブ側の印を「プローブマーカー」，画面（スクリーン）側の印を「スクリーンマーカー」という呼称で可能な限り統一したい 図1 図5 ．

　心臓超音波検査では，スクリーンマーカーは右側に表示することで国際的にほぼ統一されている 図5A ．胸腹部・表在領域については，スクリーンマーカーを左右どちらに表示するかについては，本邦では統一されていない．ちなみに欧米のPOCUS領域ではスクリーンマーカーは画面の左側に表示するのが一般的のようである 図5B ．胸腹部・表在領域のスクリーンマーカーの表示については，国内における系統的超音波検査との整合性，POCUS領域において国際的に足並を揃えるという点で，統一は容易ではないのが現状である．少なくとも，チーム内や施設内での統一は必要であろう．

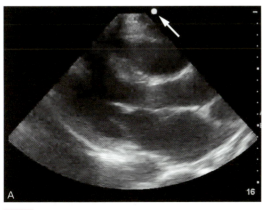 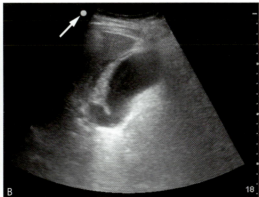

図5 心臓超音波画像（A）と腹部超音波画像（B）
矢印はスクリーンマーカー

4 プローブの操作

　プローブと体表面とが良好に接地し，プローブをスムーズにスライドさせるためには，ゼリーが不可欠である．慣れないうちはゼリーをかなり消費するが，習熟するにつれて少量で済ませることができる．

　プローブの操作（動作）には，「スライド」(sliding)，「回転」(rotating)，「傾け」(tilting)，「ロッキング」(rocking)，「圧迫」(compression) がある 図6 ．「スライド」は体表面を滑らせる動作である．「回転」はプローブの接地部を固定して，プローブの軸を中心に回転させる動作であり，習熟が必要である．「傾け」と「ロッキング」はいずれもプローブの接地部を固定して，プローブを傾ける動作だが，「傾け」は断面を傾けることであり，ロッキングは同じ断面をロッキングチェアのように動かすことである．広い範囲を観察する腹部では，「スライド」と「傾け」操作を組み合わせ，ほうきで掃くような動作を行う．「圧迫」は文字通りプローブで接地面を圧迫することであり，プローブと対象物との距離を短くし，また描出の邪魔となるガスを圧排するために行う．

　プローブを無造作に動かして，うまく描出できないといって嘆いている方がいるが，慣れない間は上記操作を一つずつゆっくり行った方が上達への近道と言われており，教育の場面でも有効である．

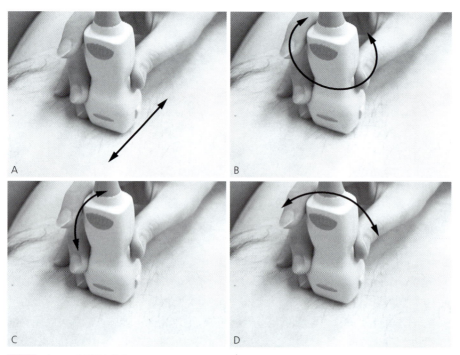

図6 プローブの基本操作
A: スライド（sliding）．B: 回転（rotating）．C: 傾け（tilting）．D: ロッキング（rocking）．

5 プローブの保守・管理

　検査室と異なり，POCUSが行われる現場では，プローブの保守・管理が杜撰なことが少なくない．故障の原因として多いのは，超音波装置を移動する時に車輪でプローブのコードを轢くことで

あり，コードが地面に垂れ下がらないような配慮が必要である．またプローブ本体は丈夫になったとはいえ，プローブ内部の振動子（電気音響変換器）は繊細なので，落下させないように注意して扱う．

POCUS 終了後は，次の検者へ配慮し，プローブに付着したゼリーをティッシュや（ペーパー）タオルで完全に拭き取る習慣を身につけるべきである．また POCUS が使用される環境では，プローブに血液や体液が付着する機会が少なくない．その場合は水道水などで洗い流せばよいが，本体とのコネクタ部分は電気接触部分であるので，水がかからないように注意したい．

プローブは細菌伝搬の媒介になりえるので，プローブの管理は感染対策上も重要である[2]．検査終了毎にプローブに付着したゼリーを完全に拭き取るのはもちろんのこと，必要に応じ消毒剤を用いて拭き取る．なお，頻回のアルコール消毒でプローブの劣化が早まる可能性が指摘されており[2]，至適な消毒剤については機器メーカーに確認するのが妥当である．

■文献

1) 日本超音波医学会. 超音波断層像の表示方法. In: 新超音波医学, 第1巻, 医用超音波の基礎. 東京: 医学書院; 2009. p.195-218.
2) 鯉渕晴美. 各検査業務における感染対策の実践. 7) 超音波検査. Medical Technology. 2015; 43: 1405-7.

〈亀田 徹〉

第 II 章　超音波検査の基礎

3 検査の実際と超音波診断装置の取り扱い

要旨

① 超音波検査は検者依存性の高い検査であり，精度の確保には超音波検査と超音波診断装置についての十分な知識が必要である．

② 超音波診断装置を取り扱う際は，各種操作・設定の意義と具体的な方法を理解し実践する必要がある．

③ POC 検査では基本となる通常の B モードを十分に使いこなす必要がある．他の機能，モードやアプリケーションは必要に応じて使用する．

　超音波検査は，日常診療において医師が自らの手で施行できる事実上唯一の断層画像診断検査法である．①観察断面が任意に設定できる，②リアルタイムの動画像で観察できる，③装置の可搬性が高く，ベッドサイドでも検査ができる，④侵襲性がきわめて低い，⑤低コストであるなど，その様々な利点は POC 検査において威力を発揮する．反面，①一度に表示できる範囲（視野）が狭い，②ガスや骨の存在により画質が劣化しやすく，死角も多い，③検査後の読影が困難で，検査中の未確認箇所や見落としが所見の欠落に直結するなどの欠点があり，精度が検者の知識やスキルに依存しやすいのが問題である．本稿では超音波検査を行う際に必要な知識・スキルのうち，超音波診断装置とその適切な使用法について概説する．

① 超音波診断装置の取り扱い

■ 超音波診断装置の基本構成

　超音波診断装置は主として，①超音波発生装置，②送受信装置（プローブ），③増幅・検波装置，④情報解析装置，⑤画像出力装置（モニタ）で構成される．プローブとモニタ以外は装置本体にそれらの機能が搭載されている．超音波検査を行う場合，これらについて作動原理も含めて十分に理解する必要があるが，ここでは実際の検査において必要な超音波診断装置の取り扱いを中心に解説する．

■ 超音波診断装置の選択

　超音波診断装置は各メーカーから多数の機種が発売されているが，一般的には腹部・体表用，循環器用，その他の特殊な検査用の機種（超音波内視鏡など）に大別される．これらはそれぞれ搭載する回路，プログラム（アプリケーション，モードなど），適合するプローブなどに違いがあり，時

には用途が限定されるので，まず自分が行おうとする検査に適した装置を選択する必要がある．また超音波診断装置には精査に適したハイエンド装置から汎用機まで，様々なクラスも存在する．一般には上位機種ほど画質が良く付加機能も豊富で，最も基本的なBモードだけでなく，Mモード，カラーおよびパルスドプラ，ハーモニックイメージング，3Dイメージング，造影超音波，エラストグラフィーなど様々なアプリケーションプログラムが搭載されている可能性がある．しかし超音波検査と診断装置の両者によほど精通していない限り，これらを十分に使いこなすのは難しい．POC検査に使用する場合，こうした複雑な付加機能は必ずしも必要としないことが多いため，Bモードを主とする基本的機能を十分に使いこなすことが最も重要である．

■プローブの選択とプリセットの設定

検査の開始にあたりまずプローブを選択しプリセットを設定する．一般的な装置の場合，使用目的に合わせた走査方式と周波数の組み合わせでいくつかのプローブが用意され，また使用目的ごとに推奨される各種パラメータの設定がプリセットとしてあらかじめ用意されている．適切な検査を行うためにはまずこれらを正しく選択・設定することが重要である．プローブとその操作についての詳細は別項に譲る．

■カップリングゼリー

超音波検査では体表面に接触させたプローブにより超音波を送受信し，必要なデータを取得するが，この際プローブを体表面に押し当てただけではデータは得られず画像も描出されない．これはプローブと体表面の間に存在する微量の空気が超音波の伝搬の妨げとなるためである．検査を行う際には，水分を含むカップリングゼリーを体表面に塗布し，空気のかわりに水分を介在させて送受信を行う必要がある．カップリングゼリーにはプローブ−体表面間の摩擦を低下させ，患者の苦痛を低減させる役割も期待できる．適量を塗布して検査を行うようにする．

■超音波診断装置の設定と操作

適切なプローブとプリセットを選択し，適量のカップリングゼリーを使用して検査を行えば，通常は良好な超音波画像が得られる．しかし実際には患者ごとに音響学的な諸条件が異なり，また観察部位によっても条件が異なるため，適宜装置を微調整してできるだけ良好な画質で観察を行う必要がある．以下にこれらのポイントを解説する．

A. モニタの調整（輝度・コントラスト）

検査を行うのが明るい照明下か暗所かなど，検査環境によって適切な輝度やコントラストは異なり，また検者の慣れや好みによっても異なるため，適宜調節することが望ましいが，通常は検査が行われる頻度が最も高い環境に合わせて，あらかじめセットしておくのが一般的である．通常は一度セットすれば変更はほぼ不要だが，使用環境が通常と著しく異なる場合や，装置から出力された画像の輝度が不適切な場合などは，モニタの輝度・コントラスト，ガンマカーブなどが適切かを確認し，適宜調節する必要がある．

B. 観察深度

超音波検査では観察深度を任意に設定できるため，ダイヤルやフリップスイッチなどで適切な深度に調節する．深すぎると無駄が多く，観察対象の適切な評価が難しいため，観察対象全体が余裕をもって視野に入る程度の深さとするのが望ましい　**図1**　．また病変の拾い上げでは広い範囲が観

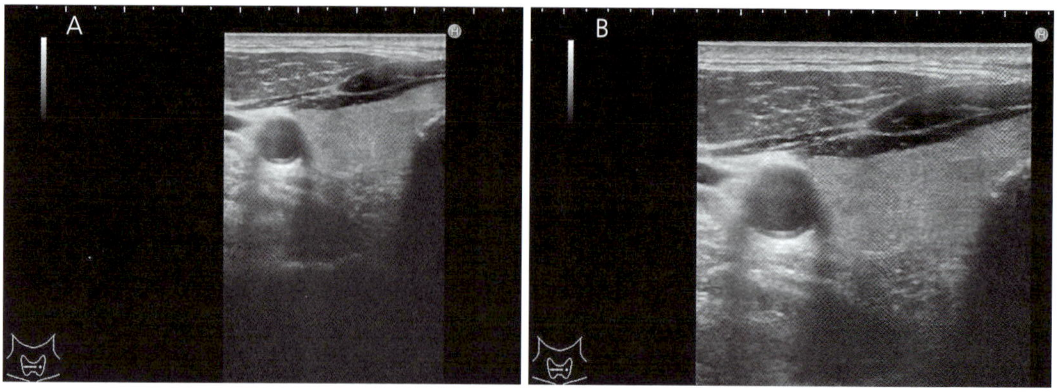

3. 検査の実際と超音波診断装置の取り扱い

図1 観察深度の調節
超音波検査では観察深度を任意に設定できる．深すぎると無駄が多く，観察対象の適切な評価が難しいため（A），観察対象全体が余裕をもって視野に入る程度の深さとするのが望ましい（B）．

察できるようにやや深めの深度で観察し，病変を見つけたら適宜拡大して観察するなど適宜調節するのが重要である．

C. ゲイン

　Bモードの画面全体の明るさを調節する機能である．調節ダイヤルなどで調節する．ゲインが高すぎると画像が白く飽和し，逆に低すぎると黒くつぶれて，いずれも観察には適さない．画像全体が見やすいと感じられる適切な輝度に調節するのが基本だが，病変部からの反射が小さい場合や周囲との輝度差が小さい場合などでは，実際にゲインを上げ下げして適切に調節しないと，病変を見逃したり，評価を誤ったりしやすいので注意が必要である．

D. STC（TGC）

　超音波は生体内を伝搬するうちに減衰するため，深部に進むほど反射は弱くなる．つまり画像の輝度は低下する．このため超音波画像は，あらかじめ深度ごとに輝度をかさ上げして，深さ方向で輝度差が生じないように補正され表示されている．しかし肥満者など生体側の音響学的条件が極端な場合，補正がうまくいかず，深さ方向で輝度の均一性が得られなくなることがある．こうした状況に対処するため，超音波診断装置には深さごとに画像の輝度を任意に調節できる機能が備えられている．これがSTC（sensitivity time control）またはTGC（time gain compensation）と呼ばれる機能である．通常は超音波診断装置の操作盤面状に，複数のスライダースイッチが上下に並んでいることが多い．超音波画像の輝度が深さ方向で均一でない場合，画面を見ながら各々のスライダーを動かして，輝度ができる限り均一になるように調節する **図2** ．

E. 空間分解能とフォーカシング

　画像診断検査において空間的にどれだけ細かい情報を提供できるかの能力は空間分解能と呼ばれる．超音波検査においては超音波ビームの方向（縦方向）とそれに直行する方向（横方向）の分解能のほか，プローブの厚み方向の分解能が存在し，それぞれ距離分解能，方位分解能，スライス幅分解能（slice thickness）と呼ばれる **図3** ．

1）距離分解能

　距離分解能は送信される超音波パルス波の長さ（パルス幅）に規定される．一般的には周波数が高いほどパルス幅は短いため，高周波のプローブほど距離分解能が高い．またプローブの周波数にも一定の拡がり（帯域）があり（例えば中心周波数5 MHz，周波数帯域3〜7 MHzなど），音響学

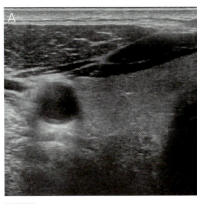 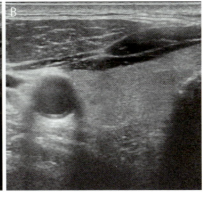

図2 STCの調節
超音波診断装置には深さごとに画像の輝度を任意に調節できる機能が備えられている．超音波画像の輝度が深さ方向で均一でない場合（A），画面を見ながら各々のスライダーを動かして，輝度ができる限り均一になるように調節する（B）．

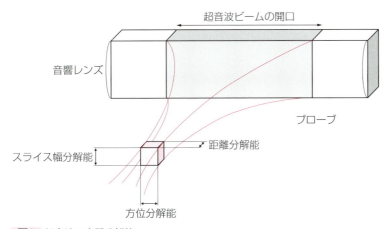

図3 超音波の空間分解能
画像診断において空間的にどれだけ細かい情報を提供できるかという能力は空間分解能と呼ばれる．超音波検査においては，超音波ビームの方向（縦方向）とそれに直行する方向（横方向）の分解能，プローブの厚み方向の分解能が存在し，それぞれ距離分解能，方位分解能，スライス幅分解能（slice thickness）と呼ばれる．

的には周波数帯域が広いほど超音波のパルス幅は短くなるという性質がある．よって同じ中心周波数のプローブでも周波数帯域が広いほど距離分解能は高くなる．最近の超音波診断装置では，後述のとおり高調波が積極的に利用されることもあって，使用される超音波の周波数帯域は広めとなる傾向にあり，距離分解能の向上にもつながっている．ただし，超音波には周波数が高いほど減衰が強く透過性が低下するという性質もあり（周波数依存減衰），肥満者など，生体側の条件によっては距離分解能を犠牲にしてでも透過性を稼がなければならない場面もあるため，留意が必要である．

2）方位分解能

方位分解能は主として超音波ビームの幅に規定される．超音波ビームは，遅延回路によりプローブ表面の複数の振動子をコントロールして，フォーカスに向けて絞込んだ状態で形成される．この場合，ビームの形成に預かる振動子の数（開口幅）が大きければ大きいほどフォーカス付近ではビームが細くなり，高い方位分解能が得られるようになる．反面，その手前と深部ではビーム幅が急

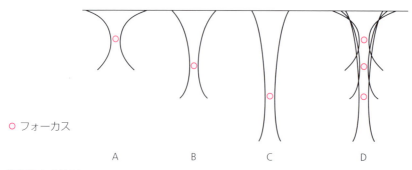

○ フォーカス

A　　　B　　　C　　　D

図4 超音波ビームのフォーカス
超音波ビームをフォーカスに向けて絞込むことで，フォーカス付近ではビームが細くなり，高い方位分解能が得られるようになるが，その手前と深部ではビーム幅が急速に広がり，方位分解能は著しく低下する（A-C）．フォーカス深度の異なる複数のビームを1組として用いて多段フォーカスとすれば，方位分解能が高く深さ方向の均一性も保たれた画像を得ることができる（D）．

速に広がるため，方位分解能は著しく低下する．単一のフォーカスにより，深さ方向で方位分解能が極端に異なるような状態は画質の不均一性を招き好ましくないため，実際には極端なフォーカシングは用いにくい．しかしフォーカス深度の異なる複数のビームを1組として用いて多段フォーカスとすれば，方位分解能が高く深さ方向の均一性も保たれた画像を得ることが可能となる 図4 ．多段フォーカスは送信・受信いずれでも行えるが，送信による多段フォーカスでは，ビーム本数の増加がリアルタイム性の低下を招きやすいため，最近の装置では受信のみで行われることが多い．

3）スライス幅分解能（slice thickness）

一般的なプローブでは厚み方向に配列される振動子は1個のみであり，フォーカシングも，プローブ表面に置かれた音響レンズによる超音波ビームの収束のみで行われる．このためスライス幅分解能はフォーカス位置とともにプローブごとに固定されている．しかし一部の上位機種では，プローブの厚み方向にも複数の振動子を配列することで，フォーカスやスライス幅分解能の調節が可能となっている（マトリックスアレイ）．これらの調節は装置により自動で行われるが，これにより均質で高いスライス幅分解能が得られるようになる．

このように超音波診断装置の空間分解能は，超音波の周波数やビームのフォーカシングと密接な関係がある．距離分解能はより高周波のプローブを選択することで改善を期待しうるため，検査中により詳細な観察が必要になった場合は，周波数の高いプローブに交換してみるとよい．スライス幅分解能を任意に調節することはできないため，実際の検査において試みることのできる分解能向上のための調節は，フォーカスの調節による方位分解能の向上が主となる．フォーカスは可能な限り観察対象に合わせることが最も重要だが，病変が大きい場合や広範囲の観察が必要な場合などでは，観察対象の最深部にフォーカスを設定するのが良い 図5 ．

F. ハーモニックイメージング

疎密波である超音波が生体内を伝搬する場合，組織には陽圧と陰圧が交互に生じる．組織内における音速は陽圧下では速く，陰圧下では遅くなるため，組織を伝搬するうちに超音波は次第に歪み，基本波の整数倍の周波数成分（高調波，ハーモニック）を含むようになる．こうした性質は超音波の非線形性と呼ばれるが，これら高調波には，1）音圧が小さい，2）送信波の音圧が強い超音波ビームの中心部でのみ発生する，3）体表近くでは発生しにくいといった特徴があり，画像化すれば基本波による画像（ファンダメンタル画像）よりも方位分解能に優れ，体表近くの多重反射が軽減

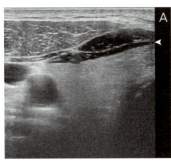 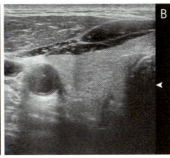 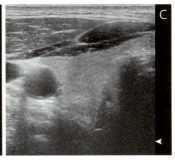

図5 フォーカスの効果
フォーカス位置の調節によりフォーカス付近では方位分解能が向上し,良好な画質が得られる(A, B).
観察対象である甲状腺の画質はフォーカスを甲状腺に合わせた場合に最も良好となっている(B).

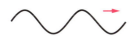

組織内を伝搬するうちに歪む

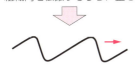 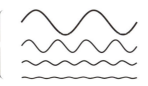

基本波の整数倍の周波数成分を
含むようになる

図6 組織を伝搬する超音波の非線形性
生体内を伝搬する超音波は次第に歪み,基本波の整数倍の周波数成分を含むようになる.こうした性質は超音波の非線形性と呼ばれる.これら非線形成分を画像化するのがハーモニックイメージングである.

した良好な画像が期待できる.ただし信号が弱く画像化には多くの技術を要すること,深部の画像が得られにくいことなどが欠点である.

最近の中級機以上の超音波診断装置では,これらハーモニックイメージングを基本波と併用することで画質の改善が図られているものがほとんどで,こうした設定がデフォルトとされている場合も多い.この場合,肥満などで減衰の強い症例では特に深部の画像が劣化しやすく,ファンダメンタル画像に切り替えないと観察が困難なことがある.こうした場合に備え「標準」,「分解能重視」,「透過性重視」などの画質設定がプリセットとして用意されている場合もあるため,検査にあたっては自ら使用する装置でどのような方式が採用されているか,どのような調節が可能かなどをあらかじめ確認しておき,状況に応じて使い分ける必要がある.

■画像記録

検査に際しては必要な画像を記録する.記録は可能な限りの高画質で行い,必要に応じて複数方向から描出することで,病変の特徴と全体像を理解できるようにすることが望ましい.記録方法・媒体は,装置のハードディスクに保存した画像の電子データか,それを装置付属のサーマルプリンタで出力したプリント画像が一般的である.電子データは検索・閲覧や複製が容易で劣化しにくく,保管に場所を取らないうえ,場合によっては動画としての保存も可能である反面,相応の設備投資

が必要でコストも高いなどが欠点である．プリント画像による保存は手軽だが，検査後の活用には向かず劣化も避けられない．可能な限り電子データにより保存するのがよい．

■計測

超音波検査に際しては，臓器のサイズなど様々な計測が可能で，これらは診療上の重要な情報となることも多い．この際，横走する管腔臓器の長軸像における径の計測などでは，浅部の壁エコー（輝線）の最浅部から深部の壁エコー（輝線）の最浅部までを計測するのが基本である（leading edge to edge）．これは，画像上の明瞭な輝線の最浅部は組織の境界面である可能性が高いのに対し，それ以外のエコーはアーチファクトの可能性も含め，組織構造との対応が必ずしも明らかではないためである．しかし，短軸像における左右径や一般的な占拠性病変の径の計測ではこうした原則は当てはまらず，また管腔臓器の長軸像でも壁エコーと内腔の境界の方がより明瞭な場合があるなど例外も多いため，実際の計測は領域ごとあるいは施設ごとの慣例に従って行われることも少なくない．状況をあらかじめ確認しておき，常に同じ計測ポイントで計測を行うようにする．

■所見の記述と用語・表現

上記で記録・保存した画像をもとに，検査結果を説明，解説するレポートを作成する．レポートは病変の全体像を他者と共有できるように，得られた所見のポイントを，正確な用語と的確な表現により明確かつ簡潔に記述する．推察や考察は客観的所見とは区別し，根拠とともに記述する必要がある．レポートが第三者との間でイメージを共有できるようなものになるためには，正確な用語の理解とその使用が欠かせない．これらのうち重要なものは日本超音波医学会による「用語」として規定されているので，これを正しく使用して適切な表現で記載することが重要である．

❷ 超音波断層法

超音波の送受信により生体内のある断面を2次元画像として描出し，観察・評価を行うのが超音波断層法である．超音波断層法において中心となる最も基本的な描画法はBモードと呼ばれる．このほか超音波断層法では，生体内の動きを評価するMモードも心臓領域を中心に用いられる．ここではこれらの原理を中心に解説する．

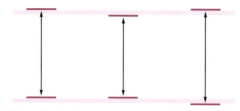

Leading edge to edge

図7 管腔臓器の長軸像における様々な計測ポイント
水平方向に走行する管腔の径は，浅部の壁エコーの最浅部から深部の壁エコーの最浅部までを計測するのが基本である（leading edge to edge）．しかし例外も多いため，実際には領域ごとあるいは施設ごとの慣例に従って計測がなされる場面も少なくない．計測は常に同じポイントで行うようにする．

■ Bモード

　超音波検査のほとんどはパルス波とよばれるきわめて幅（持続時間）の短い超音波の送受信により行われる．これを体表面に置いた送信機から生体内に伝搬させると，無数に存在する反射面で次々に反射しながら深部に伝搬していく．この際，体表面に向かって次々に帰ってくる反射波を送信機と兼用の受信機で受信しながら，その強さを送信から受信までにかかる時間（伝搬時間）とともに記録すると，音速をある一定値と仮定することにより，反射面の位置と強さを知ることができる（パルスエコー法）．

　ここで超音波ビームを送信方向とは直行する方向（体表面に平行な方向）に一定の間隔で順次移動させながら（走査），それぞれの深さで観測される反射の強さを画面上の輝点の明るさとして表示すると，生体内のある断層面における超音波の反射の強さの分布を2次元の画像として描くことができる．こうして得られた画像がBモード像である．ビームの走査を一定の幅で無限に繰り返せばリアルタイムの動画像が得られる．こうして得られるリアルタイム性の高さは，超音波検査の大きな特徴の一つである．Bモードはあらゆる超音波画像の基本であり，超音波検査における他の検査は全てBモード像を参照しながら行われる．

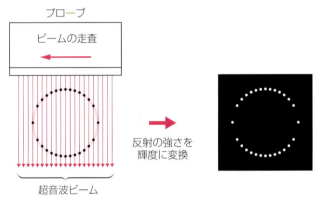

図8　Bモード
超音波ビームを送信方向とは直行する方向（体表面に平行な方向）に走査しながら，受診した反射の強さを輝点の明るさとして，伝搬時間から計算して求めた深さに表示していけば，生体内のある断層面における超音波の反射の強さの分布を2次元画像として描くことができる．こうして得られるBモード像は超音波検査の基本である．

■ Mモード

　一方，体表面のある位置に送受信機を固定し，観測されるデータから得られる反射の深さと強さを時間方向に掃引すれば，送受信機を置いた部分の内部の動きを輝線の動揺として表示することができる．これはMモードと呼ばれる表示法である．Bモード同様，超音波の送受信を無限に繰り返せば，これもまたリアルタイム画像となる．Mモードは心エコーなどではBモードと同様に基本的なモードである．Mモードは動揺する多数の輝線のみで構成されるきわめて単調な画像で，それのみでは描画部位の特定が困難なため，通常はBモード上にカーソルを置いて観察部位を設定して観察・記録する．心エコーでは様々な標準的観察部位が設定されており詳細な計測も行われる．

　以上，超音波検査の実際と診断装置の取り扱いについてポイントを中心に解説した．超音波検査

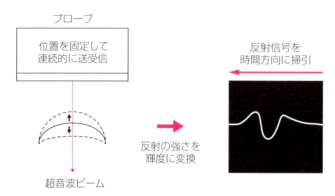

図9 Mモード
体表面のある位置に超音波の送受信機を固定し，観測されるデータから得られる反射の深さと強さを時間方向に掃引すれば，生体内部の動きを輝線の動揺として表示することができる．これは超音波のMモードと呼ばれる表示法である．

は誰もが安全に手軽に施行でき，POC検査に対する親和性の高い有用な画像診断検査である．しかしその精度は検者の知識・スキルに大きく依存するため，検者には十分な知識・スキルが要求される．本稿がPOCUSスキルのブラッシュアップの一助となることを期待する．

■ 文献

1) Merritt CRB. Physics of ultrasound. In: Rumack CM, et al, editors. Diagnostic ultrasound 4th ed. Philadelphia: Elsvier; 2011. p.1-33.
2) 紺野 啓．Ⅷ画像検査 第1章超音波検査 A画像検査法の基礎．In: 谷口信行，編．標準臨床検査学．東京: 医学書院; 2012. p.211-28.

〈紺野 啓〉

第 II 章 超音波検査の基礎

4 ドプラ法

要旨

① B モードだけで診断不十分な場合は，積極的にドプラ法を使用する．
② 対象とする臓器・病変に応じた速度レンジに設定する．
③ カラー表示の関心領域は，必要最小限の大きさに設定する．
④ カラーフローを感度よく表示するには，背景の B モードゲインを通常観察時より低くするとよい．
⑤ 血流速度を計測するにはパルスドプラ法を用いるが，ドプラビームと血管との入射角に気を付ける．
⑥ 高速血流（数 m/s 以上）を測定する際は，セクタ型探触子の連続波ドプラ法を使用する．

　POCUS において基本となる超音波画像は B モード像であり，多くはこの B モードだけで診断に至るケースもあるが，それだけでは不十分でドプラ検査も必要となることもしばしば遭遇する．たとえば POCUS で対象となる心臓，大動脈，下大静脈などの心大血管系をはじめ，末梢の動静脈や下肢深部静脈などを検査する際には，B モードによる観察に加えドプラ検査で血行動態を把握し，狭窄，逆流，シャントの有無を評価するだけでなく，出血部位の同定や炎症の評価などを行う．このようにドプラ検査はきわめて有用な手法であり，いろいろな場面で使用されていることは周知の事実である．

　そこで本稿ではこのドプラ検査を行うにあたり，知っておきたい超音波の基礎知識について説明する．

1 ドプラ法

　超音波検査におけるドプラ法を理解し，適切に使用するには，その基本であるドプラ効果について理解し，整理しておく必要がある．

　ドプラ効果の原理から，遠ざかる物体から発生または反射した音は元の音より低く，一方近づく物体からの音は元の音より高く聞こえるが，このことを生体内に応用し，検査・診断などを行うのが超音波ドプラ法である．血管内を流れる血液成分の赤血球を反射体とし，その反射体がドプラ効果を用いてどちらの方向にどの程度の速度で移動したのかを推定，計測することが可能である．

　次項では，このドプラ効果の原理について概説する．

❷ ドプラ効果

ドプラ効果（Doppler effect）とは，音波などの発生源（音源）と観測者との相対的な速度の存在によって，波の周波数が異なって観測される現象をいう．音源が近付く場合には，波の振動が詰められて周波数が高くなり（音程が上がり），逆に遠ざかる場合は振動が伸ばされて低くなる（音程が下がる）．通常，人が聞こえる音程の違いは，音の周波数 f（1秒間に出す波の数）の違いによるもので，波長 λ，波の速度（音速）C との関係は，

$$C = f \times \lambda$$

となる．ただし，実際は音源と観測者は移動していることも多く，観測者が観測したときの周波数を $f2$，音源の周波数を $f1$ とすると，ドプラ効果の原理から観測者の周波数 $f2$ は，

$$f2 = f1 \times (C-V2)/(C-V1) \quad (C：音速，V2：観測者の移動速度，V1：音源の移動速度)$$

と表される．図1 にドプラ効果を考える上でのシェーマを示す．

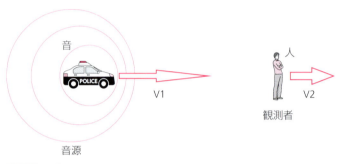

図1 ドプラ効果のシェーマ：音源と観測者が移動するときの関係式
V1：音源の移動速度，V2：観測者の移動速度
f1：音源の周波数，f2：観測者の観測周波数
C：音速

❸ カラードプラ法・カラーフローマッピング

ドプラ法によって得られた血流速度の情報をBモード像などの上にカラーで重畳して実時間で表示する方式をカラードプラ法（color Doppler imaging）またはカラーフローマッピング（color flow mapping）という．カラードプラ法は，大きく流速モード（velocity mode）とパワーモード（power mode）に分類されるが，流速モードを狭義のカラードプラ法ということもある．

パワーモードは，ドプラ信号の反射強度（パワー）情報をもとにした流れの表示法でパワードプラとも呼ばれる．描出感度に優れ，ノイズが比較的少なく，低流速血流の描出に有用である．しかしながら血流の方向性は認識できない．

流速モードでは，探触子に近づく方向は赤色系（暖色系）で，遠ざかる方向は青色系（寒色系）で色付け，表示することが多く，速い血流はより明るく，遅い血流はより暗く表示される．画面上のカラーバーの上下には検出可能な血流速度表示幅（カラー流速レンジ）の最高流速値が表示されている．このように血流の方向性を色で認識することが可能であるが，欠点として超音波パルスの送受信方向と直角方向の血流は描出することは困難である．

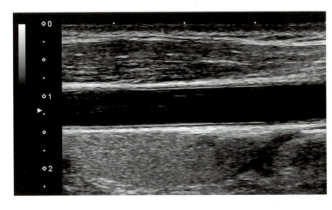

図2 体表面と平行な血管の走行
皮膚と血管が平行であると，理論上カラーフローマッピングされなくなる．したがって，角度をつけるような工夫が必要である．

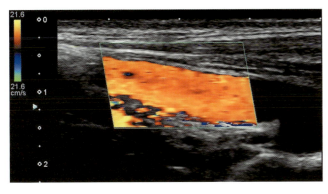

図3 過大なカラーゲインの設定
カラーゲインを大きくし過ぎるとランダムノイズが発生し，血管部分をこえてカラーがはみ出して表示されてしまう．

またときに単純な赤色や青色で表示されずに，赤・青・黄・緑などの各色調が混ざりあったモザイク信号が表示されることがあるが，これはいろいろな速度の反射体が存在する場合にみられる現象で，乱流の存在を意味する．

カラードプラ法を使用するときの注意点として，POCUSにおける観察対象は様々であり，あらかじめ描出する臓器や病変の血管の血流速度を想定し，それに準じた速度レンジに設定することがスムーズな検査を進める上で大切である．ドプラ法を用いて血流表示が適切に表示されない場合には，装置の設定と実際の血流速度が大きく離れている可能性も考慮する．

＊実際の操作手順

まず，カラーゲイン（色調増幅）のつまみを調整するが，その前に背景のBモードゲインを通常観察時よりやや下げて（暗め）設定することがポイントである．反対に上げるとカラードプラの感度が低下して，微細な血流などが描出しづらくなる．

カラー表示の関心領域は，必要最小限の範囲で設定するようにする．関心領域を大きくすればするほどフレームレートが低下し，画像がぎこちない，コマ送りのような動きになる．

その他の注意点として，血管または血流の走行が体表面と平行 **図2** であれば，理論上血管にカラーフローマッピングされなくなるため，後述するように何らかの方法で角度をつけカラー表示されるように工夫する必要がある．

またカラーゲインが過大になるとランダムノイズ（乱雑音）が発生して，実際の血管部分をこえてカラーがはみ出して表示（ブルーミング）されてしまい **図3** ，逆にゲインが過少になると本来血流信号があるべき領域にカラー表示がされなくなってしまう **図4** ．

したがって実際の検査時には，まずランダムノイズが出るくらいにカラーゲインを上げていき，

4. ドプラ法

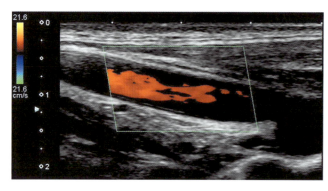

図4 過少なカラーゲインの設定
カラーゲインを小さくし過ぎると、実際は血流があるのにもかかわらず、血管部分の一部にしかカラー表示されない。

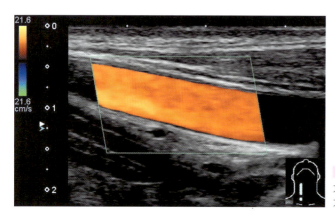

図5 適切な血管のカラーフローマッピング
カラーゲインを調整することによって右頸動脈のカラーフローマッピングが適切に表示された。

そこから逆にカラーゲインを徐々に下げていき、表示画像が適正 図5 になるように調整するとよい。

4 血流速度の測定方法

■パルスドプラ法

次に血管内の血流速度を測定したいときは、まずパルスドプラ法（pulsed Doppler method）を使用する。

パルスドプラ法は、間欠的な超音波を使用するドプラ法のことで、特定の深度における計測が可能である。すなわちパルスドプラ法は、カラードプラ法に比べて定量的であり、血流方向や血流の時間変化、血流分布も評価でき、時間分解能に優れている。

設定した速度レンジよりも高速な血流を検出してしまうと、折り返し現象（エイリアシング）が生じてしまうことがある。これは血流速度がパルス繰り返し周波数（pulse repetition frequency：PRF）で制限される周波数上限を超えてしまうときに起きる現象で、上限を超えた周波数成分が反対側に折り返して出現し、表示されるものである 図6 。その場合にはPRFを高く設定し、基線を上下に調整することで回避することができる 図7 。

*実際の操作手順、血流測定方法

前述のような手順で、血管腔に対して適切にカラーフローマッピングを表示した後に、パルスドプラのボタンを押し、サンプルボリュームのマークを表示させ、測定したい血管の中央にこのサン

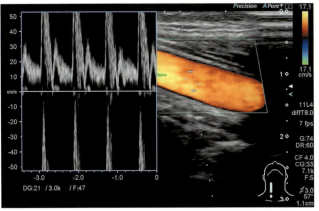

図6 パルスドプラ法でみられた折り返し現象
パルス繰り返し周波数の上限が上下方向 50 cm/s に設定されている．上限を超えた周波数成分（波形の上端部分）が反対側に折り返して表示（折り返し現象 aliasing）されている．

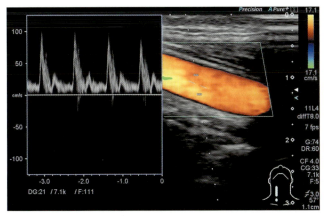

図7 折り返し現象の消失したドプラ波形
図6のパルス繰り返し周波数の上限を上下方向 100 cm/s に広げて設定したところ，折り返し現象が消失し，上方向に向かう波形が表示された．その後，基線を下へ移動させた．

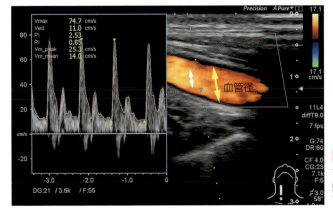

図8 サンプルボリュームの設定
サンプルボリュームを測定したい血管の中央に移動させ，サンプル幅は血管系の 2/3 以上（<→）でとるように調整する．

プルポイントを移動させる．サンプル幅は血管系の 2/3 以上でとるようにする **図8**．サンプルポイントを設定したあと，ドプラビームと目的血管との入射角が 60 度以内であることを確認し，もしドプラ入射角が 60 度を超える可能性がある場合は，後述する方法で改善を試みる．

装置では自動的に，ドプラ信号を高速フーリエ変換（fast Fourier transform：FFT）を用いて周波数分析を行い，スペクトル表示する．これがいわゆるドプラ波形として表示され，計測などに用いられている．モニタに表示されるこのドプラ波形は，縦軸に速度，横軸に時間を表示し，基線は速度がゼロを示し，基線より上に表示される輝点（波形）は探触子方向に向かう流れを，基線よ

4. ドプラ法

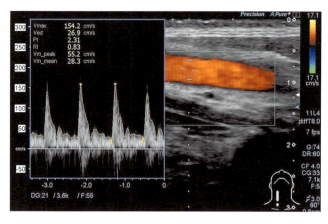

図9 対象血管とのドプラ入射角が不適切な例
血管の走行が体表面とほぼ平行なため，超音波ビームと血管との入射角度が約 90 度（直角）である．このような条件では測定誤差がきわめて大きくなるので，何らかの工夫が必要である．

り下に表示される輝点（波形）は探触子から遠ざかる流れを表している．このドプラ波形から拍動指数 PI，抵抗指数 RI を算出することが可能であり，末梢の血管抵抗を推定する指標となる．

　最後に，計測する目的血管の血流方向にドプラアングルを合わせ，ドプラビームとの入射角度を厳密に計測し補正することで，最終的に正確な血流速度をもとめることができる．

＊**計測上の注意点と工夫**
　血管または血流の走行が体表面と平行またはドプラビームと血管との入射角度が 90 度（直角）に近いほど正確なカラー表示は困難になり，血流を測定する際にはその誤差が極めて大きくなる．
　測定誤差を少なくするにはこの入射角度が 60 度以内での計測が推奨されており，60 度を超える場合には次のような工夫を試みる．
- 探触子を皮膚に押し込み，斜めにあてて観察してみる．
- 最初にあてた位置と異なった位置や別の方向から観察し，血管との角度がつく方向を探す．
- スラントまたはステアリング機能を用いてビーム方向を強制的に斜めに変化させ，角度をつける．

　ただし，計測できる速度にも限界があり，数 m/s 以上の高速な血流測定はこの方法では困難である．その場合には，次の連続波ドプラ法を用いる．

■連続波ドプラ法

　連続波ドプラ法（continuous wave Doppler method）は，連続波によりドプラシフトで血流を計測する方法で，送信と受信を別々の専用の振動子を用いて連続的に超音波ビームを送受信している．高速血流の計測に適するが，距離分解能を有しないため高速血流の正確な部位の同定ができない．また連続波ドプラ法には角度依存性があるため，基本断面にかかわらず血流と超音波ビームのなす角に注意しながら断面を設定する必要がある．また連続波ドプラ法が使えるのはセクタ型探触子で，パルスドプラ法とのモードの切り替えや，リニア型，コンベックス型との探触子の使い分けが必要であり注意を要する．

　実際には心エコー時の狭窄，逆流，シャントなどの計測のほかに，大動脈，頸動脈，末梢動脈の狭窄やシャント血流などの高速血流が示唆される場合に使用する．

おわりに

　本稿では，ドプラ法を使用するにあたり必要とされる基礎知識を説明した．POCUS においてドプラ検査を活用することで B モードだけでは得られない血行動態や血流速度などの血流情報を得ることができるので，臨床の場で大いに役立てていただきたい．

■文献

1) 日本電子機械工業会，編．部門 2: 超音波技術の基礎．In: 改訂 医用超音波機器ハンドブック．東京: コロナ社; 1997. p.46-52.

2) 日本超音波医学会，編．4. 超音波ドプラ診断装置．In: 超音波診断（第 2 版）．東京: 医学書院; 1997. p.29-47.

〈尾本きよか〉

第 **II** 章　超音波検査の基礎

5 アーチファクト

> **要 旨**
>
> ① 超音波アーチファクトには，特有の規則性がある．
> ② B-mode のみならず，カラードプラでも出現する．
> ③ 特有の規則性を理解することにより診断能が高まる．

　最近の超音波技術の進歩に伴い，超音波の原理を知らなくとも良質の画像があまり苦労せずに得られる時代になった．しかし，原理を理解しておくことは画像の読影や誤診防止のためにやはり重要である．ここでは日常的に遭遇する機会の多い，mirror image，多重反射（reverberation），ring-down artifact，twinkling artifact に的をしぼり簡単な解説と誤診防止のポイントを述べる．なお，本編では POC で用いられることの多い携帯超音波の画像を中心に呈示する．

1 Mirror image

　体内でミラー（鏡）の働きをするのは横隔膜に接した肺の空気であり，横隔膜の背側にみられる像が代表的なものである．代表例は肋間走査において横隔膜の背側に出現する肝臓の mirror image である **図1** ．mirror image のみえる機序は，横隔膜複合体（腹膜＋横隔膜＋胸膜，以下，横隔膜と略す）が肺内の空気の固有音響インピーダンスと極端に異なり，強い反射面の役割をするためであり，ここで反射した超音波が反射後にとらえた信号を，横隔膜の背側に表示することによる **図2** ．

　胸水が存在する場合は，横隔膜＋肺の空気というミラーの働きをするものがなくなるため，mirror image はみえなくなり，実像の横隔膜，胸水，虚脱した肺がみえることになる **図3** **図4** ．mirror image は超音波用語集では"強い反射面の浅部にある像がその反射面の深部に反転した形にみえる虚像"と説明しているが厳密には反転という言葉から連想されるような現象とは異なる．mirror image は横隔膜で反射した超音波がとらえたように像を表示するため単なる反転像にはならない．肝囊胞の後方エコーの見え方，カラードプラ所見などは，その代表例であり，原理を理解して mirror image の成り立ちを理解することが必要である．

　日常，遭遇することの多い肝腫瘤として肝囊胞がある． **図5** では実像の肝囊胞では後方エコー増強を表現する場所がないが，その mirror image では後方エコー増強がある **図5** ．このように，反射した超音波がとらえた像を超音波が直進したとして表示されるので，超音波における mirror image は単なる反転像ではないことに注意する必要がある **図6** ．後方エコー増強の機序は，肝囊

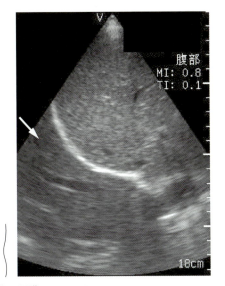

図1 矢印: 肝臓の mirror image

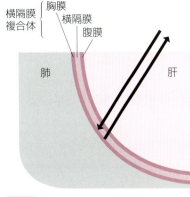

図2 mirror image の機序

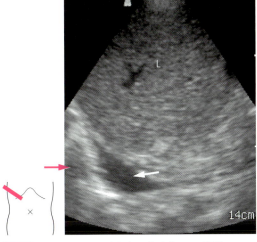

図3 赤矢印: 右肺, 白矢印: 右胸水, L: 肝臓

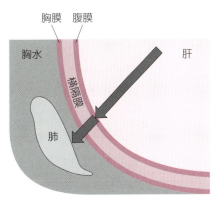

図4 胸水があると mirror image はみえない

胞の場合, ①囊胞内での超音波の減衰が周囲肝実質での減衰よりも小さいため後方エコーが増強する, ②音速の差による屈折のため超音波が収束する（この場合周囲肝の音速約 1540 m/sec, 肝囊胞内の音速約 1500 m/sec となり, 内部の音速が遅く超音波が収束する), ③深さに応じた減衰を補うゲインの調節による, とされている.

カラードプラでの mirror image. 肝内の脈管, 門脈静脈シャント, 肝静脈肝静脈シャントなどにおいても mirror image が観察できる. 速度表示でみると, プローブに向かう血流は赤に, 逆は青に表示されるが, mirror image での実像と虚像のカラー表示は反転像というわけではなく, 超音波が横隔膜に反射して血流をとらえたときの血流方向で色が表示される 図7. 通常, 右肝静脈はプローブから遠ざかる方向に向かうため青く表示されるが, 横隔膜に反射した超音波（緑の実線）に対して向かう方向であるため, mirror image は赤く表示されている 図8.

5. アーチファクト

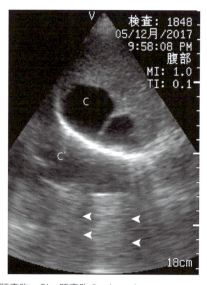

図5 C：肝囊胞，C'：肝囊胞の mirror image．
矢頭：後方エコー増強

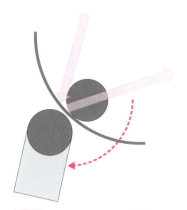

図6 mirror image の後方エコー

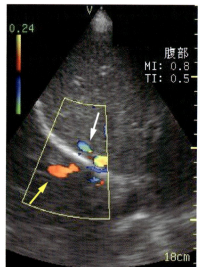

図7 白矢印：右肝静脈，黄色矢印：右肝静脈の mirror image

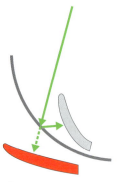

図8 カラードプラにおける mirror image

A．偽胸水

　腹水の mirror image や横隔膜に接した肝囊胞の mirror image が，あたかも胸水が存在するようにみえる（偽胸水）ことがあるので注意しよう．比較的多量の腹水ではその mirror image が胸水のようにみえる **図9** ．真の胸水との鑑別点は，①呼吸による動きが連動している場合は偽胸水，腹部の動きと別に動く場合は真の胸水，② B-line（注）が偽胸水に重なってみえている場合は偽胸水ということになる **図10-1** **図10-2** ．横隔膜に接した大きな肝囊胞の場合も，囊胞内の水の mirror image が胸水のようにみえるので注意しよう **図11** ．

（注）B-line：胸膜から発生する帯状に表示される信号．水分と肺の空気による多重反射と考えられている．

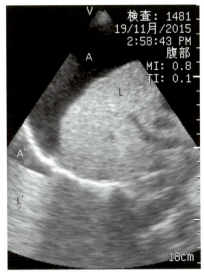

図9 腹水による偽胸水例
A：腹水，A'：偽胸水（腹水の mirror image）
L：肝臓，L'：肝臓の mirror image

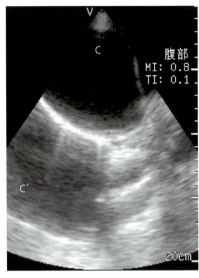

図11 肝嚢胞による偽胸水例
C：肝嚢胞，C'：偽胸水（肝嚢胞の mirror image）

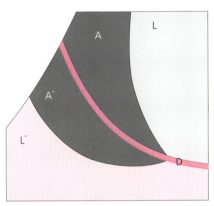

図10-1 腹水による偽胸水
A：腹水，A'：偽胸水，L：肝臓，L'：肝臓の mirror image，D：横隔膜

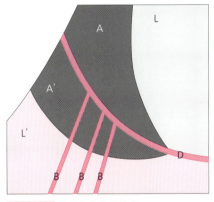

図10-2 腹水による偽胸水
A：腹水，A'：偽胸水，B：B-line，L：肝臓，L'：肝臓の mirror image，D：横隔膜

B．mirror image で虚像が実像より大きく表示される理由

　横隔膜背側の mirror image では，虚像は実像に比べて大きく表示されることが多い．この理由は，横隔膜が凹面であるために，超音波が反射したあと収束するからである．そのために反射後の超音波が像をとらえ，それをあたかも直進してとらえた像のように表示するために，実像よりも大きくなる　図12　図13　．

C．ウインク現象

　mirror image において，実像と虚像（mirror image）が同一画面に現れず，実像のみ，または虚像のみと，片方ずつまるでウインクするように表示される．

D．ミラージュ現象

　蜃気楼の意で，虚像がみえたりみえなくなったりする．これは，超音波が反射面に対して斜めに

5. アーチファクト

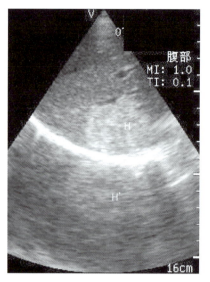

図12 H：肝血管腫，H'：肝血管腫の mirror image

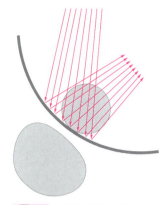

図13 反射面が凹面であるために mirror image は実像よりもやや大きくゆがんでみえる

入射し，入射した方向にかえってこないためであり，mirror image の中の一つの形，mirror image の多様性というように考えると理解が容易になる．

　mirror image が出現する代表的な部位は横隔膜の背側であるが，ほかにもまれであるがみられる．その出現条件としては反射体が凹面であるということが挙げられる．凹面の反射体では超音波が反射して収束し，反射後の超音波が像をとらえやすくなるためで，緩やかな凹面になっているほうが mirror image は現れやすくなる．一例をあげると骨盤の後方があり，骨が強反射体となり，平滑な曲面（凹面）を形成しているため，mirror image がみえることがある．

　横隔膜周辺では mirror image のほかにも注意すべきアーチファクトがあり，腹水がある場合の横隔膜の断裂もその一つである．横隔膜の断裂は腹水がある場合，腹水の音速と肝臓の音速に差があるために，肝臓を通過してきた超音波は肝臓と腹水の間で屈折して進むが，画面では超音波は直進したとして表示されるため，腹水の中のみを通過してきた超音波による表示とずれがでてきてしまうことによる．実際には腹水−肝組織を超音波が屈折しながら進むルート（赤い実線）であるが，屈折しないと仮定して進むルート（赤い波線）に表示されるので，このような W 型にずれて表示される 図14-1 図14-2 図15 ．腹水や胸水を穿刺する際にはこのような目くらましに注意が必要である．

　肝嚢胞後方の横隔膜が断裂または偏移して表示されることもある．これは，肝組織−嚢胞−肝組織，を超音波が通過するときに起きる超音波の屈折が原因で，嚢胞の音速（約 1500 m/秒）が周囲の肝組織の音速（約 1540 m/秒）よりも遅いためである．実際には屈折しながら進むルート（黒い実線）であるが，屈折しないと仮定して進むルート（赤い波線）に表示されるため，肝嚢胞後方の横隔膜は反時計回転に回転して表示される 図16 図17 ．

❷ 多重反射（reverberation）

　2つの反射体が，1）反射体が超音波ビームに対してほぼ垂直，2）反射面間で超音波が減衰しにくい，という条件を満たしたとき，2つの反射面間で反射が繰り返されて表示される．通常みられ

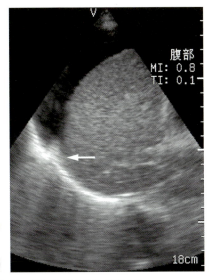

図14-1 矢印：横隔膜がW型に断裂する

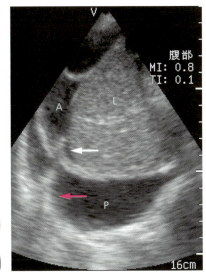

図14-2 L：肝臓，A：腹水，P：胸水
白矢印：横隔膜がW型に断裂する
赤矢印：胸水の背側もW型に断裂する

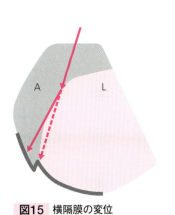

図15 横隔膜の変位
L：肝臓，A：腹水，黒線：横隔膜

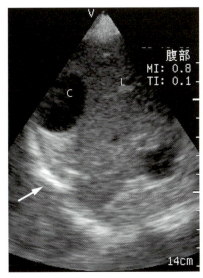

図16 L：肝臓，C：肝嚢胞，矢印：反時計回りに変位した横隔膜

る多重反射は以下の2種類に大別される **図18** ．イ）強い反射体が音源近傍に存在する場合，強い反射体と音源間で生ずる超音波の往復運動を"正しい信号"と機械が誤認して表示するために起こるアーチファクトで，具体的には胆嚢底部などによくみられる． **図19** では胆嚢底部の多重反射を示している．この多重反射をさけるには，プローブと反射面が垂直にならないようにプローブをやや斜めにねかし，距離をとるようにしてみるとよい **図20** ．ロ）小さいが強い反射体が近接して存在する場合．小嚢胞や結石の後方に出るコメットエコーなどがその代表例である．"はしご段"状の一群の線状高エコーとして表現される **図21** ．

5. アーチファクト

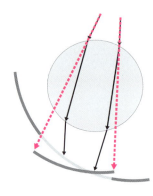

図17 横隔膜の変位
肝嚢胞の場合
黒実線：超音波が屈折しながら実際に進むルート
赤波線：屈折しないと仮定したルート

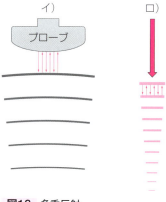

図18 多重反射

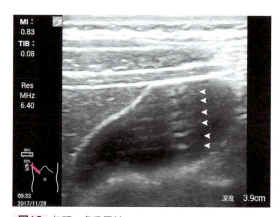

図19 矢頭：多重反射

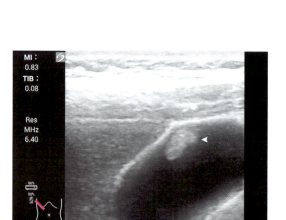

図20 矢頭：胆嚢ポリープ

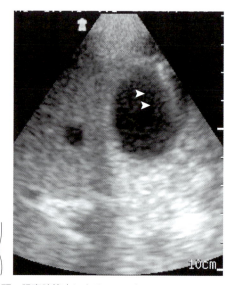

図21 矢頭：胆嚢腺筋症によるコメットエコー

3 Ring-down artifact

　ガスに起因する減衰の少ない後方エコー．消化管や胆道気腫などでガスに起因する，①減衰が少なく，②帯状の信号が，③繰り返されている，信号をring-down artifactと呼んでいる．1985年にAvruchらが提唱したもので，彼らは共鳴（resonance）によるアーチファクトとしている．ガスと液体が存在するような状況，例えば消化管などでは，バブルに囲まれたラッパ状形状の液体が，プローブからきた超音波によって，共振（resonance）して，それにより発生した超音波がかえっていくために減衰しない信号になると説明している．しかし，現在その仮説は疑問視されている．Ring-down artifactの存在には疑念はないが，その機序に関しての詳細は明らかになっていない．
　図22では消化管ガスに由来するring-down artifactを示している．現在の超音波装置では一般的に，複数方向からの超音波ビームを合成して画像処理をする空間コンパウンド法を用いている．その方法を用いることで病変部の辺縁の情報がわかりやすくなるとされているが，ring-down artifactにおいては，数本に分かれて表示されることになる．図22-1では腹部設定で観察しているが，空間コンパウンド法を用いており，ring-down artifactが1か所から数本に分かれてみえている．図22-2では肺設定で観察しているが，空間コンパウンド法を用いておらず，ring-down artifactは一本ずつみえている．肺設定では，ring-down artifactをわかりやすくするために空間コンパウンド法を用いていない．

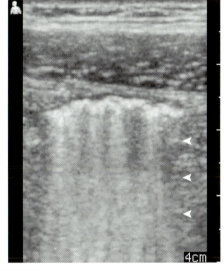

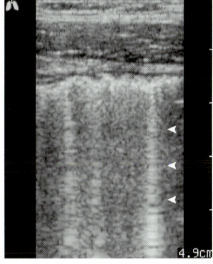

図22-1 腹部設定
矢頭：腸管ガスによるring-down artifact

図22-2 肺設定
矢頭：腸管ガスによるring-down artifact

4 Twinkling artifact

　強い反射体の内部または後方に多色の点から構成されるアーチファクト．代表的例として，腎結石や膵石などの結石の内部から後方に出現するカラー信号があげられる．これは結石内の微細な強反射体で生じるランダムな反射を装置がドプラ偏移ととらえて表示するためと考えられている図23．twinkling artifactは，結石がエコー輝度が高いものの，組織の信号にうもれてしまい気

5. アーチファクト

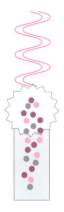

図23 Twinkling artifact
反射体の表面のでこぼこにより反射波の位相がわずかにずれ，装置はドプラ効果と勘違いしてカラー表示する

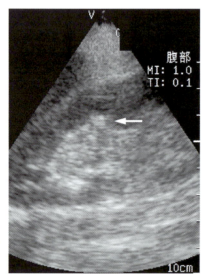

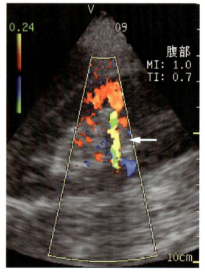

図24-1 矢印：腎結石　　　　　　　　　　**図24-2** 矢印：twinkling artifact

づきにくいことがあるが，カラーで観察するとこの twinkling artifact のために気づきやすくなるため，結石の診断に有用とされている．しかし，携帯超音波はハイエンド装置に比し走査線が少なく，空間分解能やカラースケールが劣るため，その表現力が若干劣ることに気をつける必要がある **図24**．

　以上，mirror image，多重反射（reverberation），ring-down artifact，twinkling artifact を中心に解説した．実際の診療においてはこれらのアーチファクト以外も出現するがそれはまた別の機会に解説したいと思う．

■文献
1) Kremkau FW. Principles and instrumentation. In: Merritt CRB, editor. Doppler color Imaging. New York: Churchill Livingstone; 1992. p.7-60.
2) 長井　裕．絵で見る超音波．東京：南江堂；2012.
3) Hedrick WR, Hykes DL, Starchman DE. Image artifacts. In: Hedrick WR, Hykes DL, Starchman DE, et al, editors. Ultrasound physics and instrumentation. St. Louis: Elsvier Mosby; 2005. p.183-96.
4) Avruch L, Cooperberg PL. The ring-down artifact. J Ultrasound Med. 1985; 4: 21-8.

5) Rahmouni A, Bargoin R, Herment A, et al. Color Doppler twinkling artifact in hyperechoic regions. Radiology. 1996; 199: 269-71.
6) Ishida H, Yagisawa H, Naganuma H, et al. Rotation of the diaphragmatic echo behind the liver tumor. Clinical significance and computer analysis. Eur J Ultrasound. 1996; 3: 267-75.

〈長沼裕子　石田秀明〉

第 III 章 気道

1 気道超音波の基礎と気管挿管の確認

> **要旨**
> ① 気道超音波では，喉頭から上位気管を観察できる．
> ② 気道の観察には高周波リニア型プローブが適している．
> ③ 超音波は，粘膜と空気の間で反射し air-mucosa interface を形成する．
> ④ 気管挿管確認には，気管と食道のリアルタイムでの観察が有用である．
> ⑤ 気管挿管確認には，肺超音波も有用である．

　気管挿管確認での超音波の利用は1980年代より報告され，その後は主に救急領域において有用性が検討されてきた[1-3]．現在，その診断精度はカプノグラフィ波形によるものとほぼ同等であるとされ，日本蘇生協議会（JRC）の蘇生ガイドライン2015の中でも気道超音波の利用について取り上げられている．近年は，超音波診断装置の性能向上に伴って超音波解剖学（sonoanatomy）の理解が進み，空気が存在する気道においても超音波が利用されている．

　気道超音波の基本は，組織と空気の境目において空気が超音波を反射することにより描出される高輝度の線（air-mucosa interface）の存在をとらえることである．気道の内腔と接する air-mucosa interface の成り立ちを理解することで，周囲の甲状軟骨，輪状軟骨，気管軟骨，輪状甲状靱帯の描出や声帯などの観察が可能となる．さらに気管周囲の甲状腺や，食道の描出も気道管理の上で重要である．救急医療において気道確保は最優先事項であり，安全かつ確実に施行されるべきである．気道超音波はプレスキャン，ポストスキャンの施行に加え，リアルタイムでの画像情報により安全性，正確性を高めることが可能である．救急領域では，気管挿管確認のほかに，外科的気道確保（輪状甲状靱帯穿刺・切開，経皮的気管切開）における解剖学的観察や超音波ガイド下手技などにおいて利用されている．本稿では，気道超音波の基礎と気管挿管の確認方法について述べる．

1 正常解剖

　気道超音波で主に観察する部位は，喉頭から上位の気管までである **図1A**．甲状軟骨は喉頭で最も大きな軟骨で，多くの場合体表から触知することが可能である．頭側では舌骨と甲状舌骨膜で，足側では輪状軟骨と輪状甲状靱帯でつながっている．輪状軟骨は輪状気管靱帯で第1気管軟骨と連結する．気管は，馬蹄形の気管軟骨により管腔構造を保っている．後部には軟骨がなく平滑筋による膜様部となっている **図1B**．第2〜3気管軟骨の前面に甲状腺峡部が存在する．気管の左背側には食道が存在する．

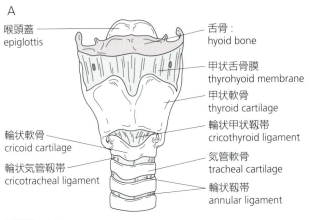 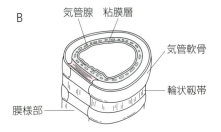

図1 気道の解剖
A. 喉頭～気管の外観
B. 気管の断面図

　気道超音波による観察では，頸部の進展具合などにより個人差はあるが，頸切痕（supra sternal notch）上で第3～4気管軟骨までは観察できることがほとんどである．頸部前面から甲状軟骨，輪状甲状靱帯，輪状軟骨，輪状気管靱帯，気管軟骨，輪状靱帯を描出することができる．また，気道周囲の重要な組織として甲状腺，食道，総頸動脈，腕頭動脈，浅頸静脈などの血管が描出可能である．

❷ 走査と画像の描出

　気道超音波で用いる画像は，矢状断像と横断像である．超音波画像の描出ルールに則り，矢状断像では画面左を患者の頭側，横断像では画面左を患者の右側になるように描出する．気道は体表近くにあるため，描出には高周波リニア型プローブが適している．ゲイン，深度，フォーカスを適切に設定する．
　気道には空気が存在する．この空気と超音波の関係を理解することが気道超音波の基本である．超音波は音響インピーダンスの差が大きい部分で反射するため，音響インピーダンスが非常に小さい空気と人体組織との境目ではほぼ100％の超音波が反射する．気道では粘膜と空気の境目で超音波が反射し，高輝度の線であるair-mucosa interfaceが描出される．エコー画面上のair-mucosa interfaceより深部は虚像である．気道超音波による観察では，このair-mucosa interfaceの認識がまず重要となる．気道超音波で描出することの多い，甲状軟骨，輪状軟骨，気管軟骨は低輝度に描出される．これらの軟骨の間にある靱帯はやや高輝度に描出される．
　ここでは，矢状断像，横断像での気道超音波での観察のポイントと，気管挿管時に主に利用される頸切痕上での横断像について説明する．

■ 矢状断像での観察

　頸部に，エコープローブマーカーを患者の頭側方向に合わせてプローブを当てる　図2A　．頸部を進展すると観察しやすい．頸部正中で観察できる場合が多いが，甲状軟骨によりプローブが圧着できない場合には傍正中から観察するとよい．

1. 気道超音波の基礎と気管挿管の確認

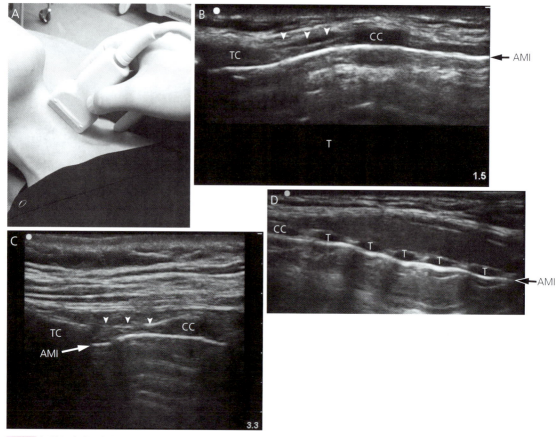

図2 気道超音波の矢状断像
A. エコープローブの当て方. プローブマーカーを患者の頭側に向ける.
B. 矢状断像（輪状甲状靱帯）. 線状に air-mucosa interface（矢印）が描出され，その腹側に低輝度の甲状軟骨，輪状軟骨が描出される. 両者の間の高輝度の部位が輪状甲状靱帯（矢頭）である. air-mucosa interface の背側には，プローブから粘膜までの構造を鏡に映したように描出される.
C. 輪状甲状靱帯. 深い位置でも，気道超音波による輪状甲状靱帯（矢頭）の同定は容易である.
D. 矢状断像（輪状軟骨以下）. 輪状軟骨の足側に気管軟骨（T）が並ぶ. air-mucosa interface を同定すると，その腹側にある軟骨の観察が容易である.
AMI: air-mucosa interface, TC: thyroid cartilage, CC: cricoid cartilage
T: tracheal cartilage

　矢状断像では，空気により超音波が反射することによってできる air-mucosa interface が高輝度の線状に描出され，その腹側に低輝度の軟骨が描出される. 頭側から甲状軟骨，輪状軟骨，気管軟骨が並び，それぞれの間に存在する輪状甲状靱帯，輪状気管靱帯，輪状靱帯はやや高輝度に描出される. 気道に存在する空気により超音波が反射されるため，air-mucosa interface の背側には，プローブから粘膜までの構造を鏡に映したように描出される.

A. 輪状甲状靱帯の描出　図2B

　甲状軟骨と輪状軟骨の間には，高輝度の輪状甲状靱帯が描出できる. 緊急気道確保時の気道へのアプローチ部位として使用される. 輪状甲状靱帯の同定には，触診よりも気道超音波の使用が優れていると報告されている[4]. 英国の Difficult Airway Society ガイドラインでは，気道超音波による輪状甲状靱帯の描出のトレーニングを推奨している[5]. 輪状甲状靱帯までの距離がある場合でも，超音波での同定は容易である　図2C．

B. 輪状靱帯の描出 図2D

輪状軟骨より足側には，一回り小さな気管軟骨が並ぶ（string of pearls appearance 図2D ）．経皮的気管切開の際には，後述の横断像と共に穿刺部位となる輪状靱帯周囲の評価や超音波ガイド下穿刺に用いられる．

■ 横断像での観察

エコープローブマーカーを患者の右側に合わせて画像を描出する 図3A ．甲状軟骨は，三角屋根のような低エコー域として描出できる．足側にプローブをスライドしていくと，甲状軟骨 図3B →輪状甲状靱帯 図3C →輪状軟骨 図3D →輪状気管靱帯 図3E →気管軟骨 図3F の順に描出される．輪状軟骨は厚めの低エコー域として描出され，プローブを足側にスライドしていくと輪状軟骨がみえなくなり輪状気管靱帯が描出される．さらにスライドすると，再び薄い低輝度の気管軟骨が描出され，その後は輪状靱帯と交互に出現する．繰り返しとなるが，air-mucosa interface より深部の画像は，そこまでの組織による虚像である．空気の層がどこにあるかを認識することが重要である．また甲状軟骨下端や輪状甲状靱帯からエコープローブを頭側に傾けると， 図3G のように声帯を観察することができる．声帯を観察する際には，ゲインを高めに設定する．

経皮的気管切開の際には，穿刺予定の部位に血管や甲状腺など合併症を引き起こす原因となるものがないかを横断像で必ず確認する．筆者らは，穿刺部位に血管などがある場合には気管前面まで外科的に展開したうえで穿刺するハイブリッド法を選択している．デンマークの経皮的気管切開に関するガイドラインでは，超音波ガイド下穿刺が推奨されている[6]．

■ 頚切痕上での横断像

頚切痕（supra sternal notch）の直上では，気管挿管操作に比較的影響を与えずに気管と食道を同時に描出できるため，リアルタイムでの観察が可能である 図4A ．頚切痕上での横断像を 図4B に示す．半円状に気管が描出され，気管の左背側に食道が存在する．このレベルでは甲状腺や総頚動脈も同時に描出できる．

胃内容の逆流を防ぐ目的でセリック法（cricoid pressure）が行われることがあるが，解剖学的位置関係から輪状軟骨圧迫によって食道を圧迫することは困難である．代替手段として，エコープローブにより食道を圧迫する paralaryngeal pressure という方法がある 図4C [7]．

③ 気管挿管・食道挿管の確認法

気道確保は，救急医療の要の1つである．気管挿管の確認方法は，視診（胸郭挙上，気管チューブの曇り），聴診（呼吸音の左右差，胃泡音），呼気二酸化炭素の検出によって行うのが一般的である．緊急時には簡易呼気二酸化炭素検出器の使用も多いが，カプノグラフィによる波形診断が最も優れているとされている．気道超音波による気管挿管確認については，カプノグラフィを使用できない時の代替手段として JRC 蘇生ガイドライン 2015 では推奨されている．超音波による気管挿管の確認方法には，気管における超音波所見の他に，肺（臓側胸膜），横隔膜，食道などの超音波所見を利用するものがある 表1 ．ここでは，気管挿管の確認に必要な超音波所見について説明する．

A. 気道超音波による直接所見

気管挿管時は頚切痕上での観察により気管チューブの通過による気管の動き 図5A や，カフへ

1. 気道超音波の基礎と気管挿管の確認

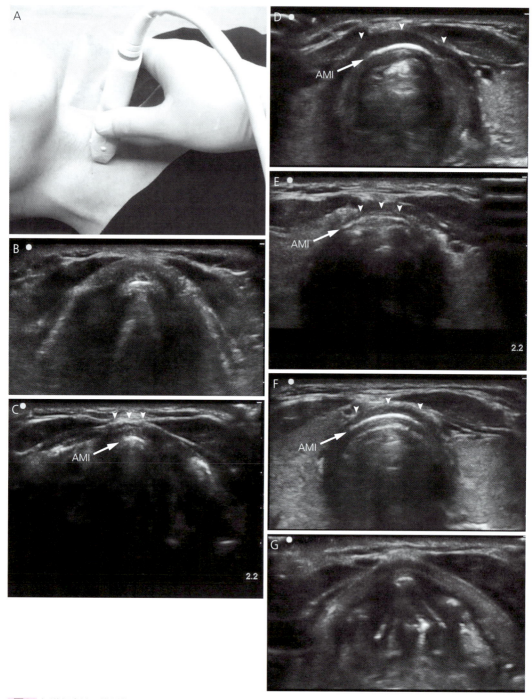

図3 気道超音波の横断像
A. エコープローブの当て方．プローブマーカーを患者の右側に向ける．
B. 甲状軟骨．三角形の低エコー域に描出される．
C. 輪状甲状靱帯．甲状軟骨と輪状軟骨の間で，air-mucosa interface の腹側にやや高輝度に描出される（矢頭）．
D. 輪状軟骨．輪状甲状靱帯から足側にスライドすると，厚みのある低輝度の輪状軟骨（矢頭）が描出される．
E. 輪状気管靱帯．輪状軟骨と気管軟骨の間で低輝度の軟骨が見えない部位が輪状気管靱帯（矢頭）である．
F. 気管軟骨．低輝度に描出されるが，輪状軟骨と比較して薄いのが特徴である（矢頭）．AMI の背側の低輝度域は虚像である．気管軟骨の間で軟骨が見えない部位が輪状靱帯となる．
G. 声帯．甲状軟骨を音響窓にして描出する．少しゲインを上げると観察しやすい．
AMI: air-mucosa interface

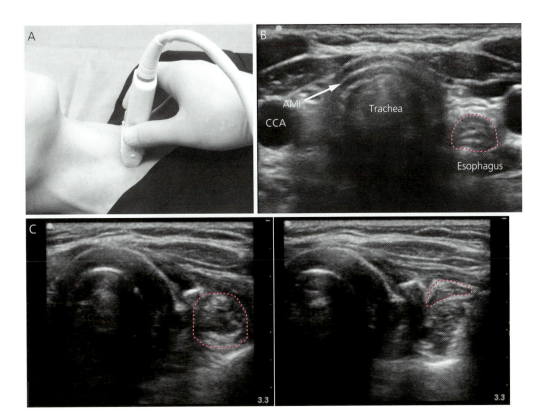

図4 頚切痕上での気道超音波画像
A. エコープローブの当て方．プローブマーカーを患者の右側に向ける．
B. 気管と食道．食道は気管の左背側に管腔構造として描出できる．
C. Paralaryngeal pressure（左：圧迫前，右：圧迫後）．胃内容の逆流を防ぐためにエコープローブで圧迫する方法．食道が圧迫されていることが確認できる．
AMI: air-mucosa interface, CCA: common carotid artery

表1 超音波を用いた気管挿管確認の所見

1. 気道超音波所見
・気管挿管中の気管の動き（リアルタイム） ・カフ注入による気管径の拡大 ・気管前壁の2重線 ・食道の非拡張
2. 肺超音波所見
・換気によるlung sliding ・換気によるcurtain sign

の空気注入による気管径の拡大 図5B が観察できる 🎞1 [8]．管腔構造の人工物は，超音波では外壁と内壁が高輝度に描出され2重線となる．気道超音波でも，観察部位の気道粘膜直下に気管チューブが存在する場合には2重線が観察できる．横断像では円弧上の2重線，矢状断像では線状の2重線が描出される 図5C ．カラードプラ法を用いて，気管挿管中の気管内のドプラ信号や，カフを脱気した状態での換気によるドプラ信号の観察をすることによる確認方法もある．

B. 食道観察による間接所見

頚切痕での横断像では，気管と食道を同時に描出できるため，前述の気管における所見のほかに，

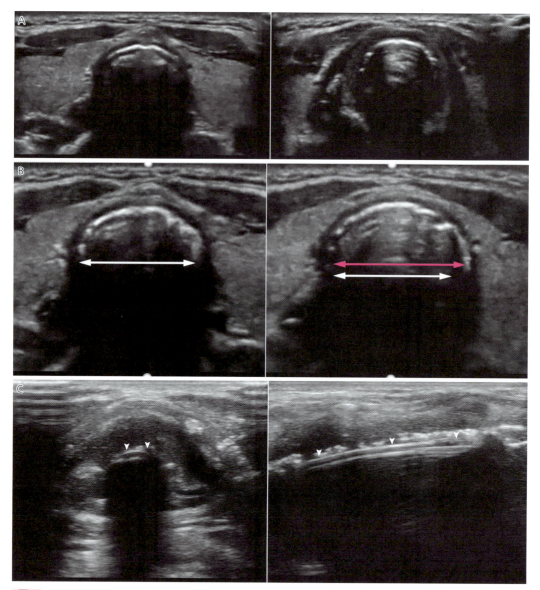

図5 気管挿管確認のための気道超音波画像
A. 気管挿管操作による変化．気管チューブが挿入される際に気管の動きが観察できる（右）． ▶1
B. 気管径の拡大．カフの注入前（左）と比較し，カフ注入により気管径の拡大が確認できる（右）． ▶1
C. 気管チューブの描出．気管前壁に気管チューブが接している場合には，高輝度で円弧上の2重線（矢頭）が観察できる．矢状断でも気管チューブを確認できる．

　気管挿管操作により食道が拡張しないことが確認できれば食道挿管を否定することができる．リアルタイムで観察している際に，食道に動きがある場合には食道挿管となる可能性がある．気管の左側にある食道がチューブの挿入に伴い拡張すれば，食道挿管と判断できる．食道挿管となった場合，拡張した食道内に円弧上の2重線が観察できる 図5D ．気管と食道の両方が管腔に見えるため，double-tract sign と呼ばれる．超音波所見による食道挿管の検出に関するメタ解析では感度93％，特異度97％と報告されている．胃管通過の確認も，頸切痕上での超音波画像から行うことができる 図5E ．

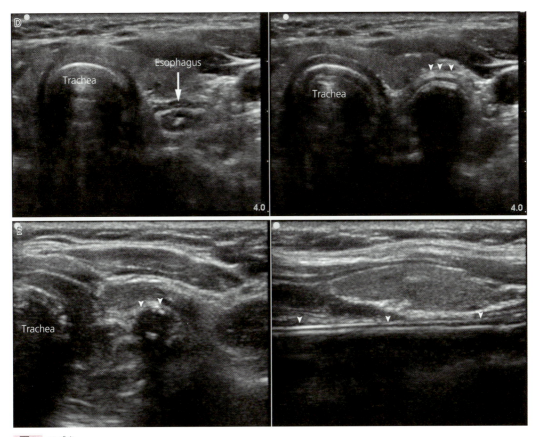

図5 つづき
D. 食道挿管．気管チューブ挿入前（左）と挿入後（右）．食道内に円弧上の2重線（矢頭）が観察できる．気管と食道の両方が管腔に見えるため，double-tract sign と呼ばれる．
E. 胃管確認．胃管も頸切痕上から短軸像として描出できる．走行にプローブを合わせると長軸像も描出可能である．

C. 肺超音波の併用

　気管挿管確認に利用される主な肺超音波所見は，lung sliding と lung pulse の2つである．lung sliding は，陽圧換気による肺の膨張・収縮に合わせてエコー画面上で胸膜ラインが左右にスライドする所見である．lung pulse は，心臓の拍動によって臓側胸膜が振動する所見である．よって，換気されている肺では lung sliding と lung pulse の両方が観察でき，換気されていない場合には，肺の膨張・収縮による lung sliding が見られなくなるため lung pulse のみが観察される．また，肝臓や脾臓が陽圧換気により胸膜ラインで覆われる所見（curtain sign）も気管挿管の確認として利用できる肺超音波所見である．

■文献

1) Raphael DT, Conard FU 3rd. Ultrasound confirmation of endotracheal tube placement. J Clin Ultrasound. 1987 15: 459-62.
2) Chou H, Tseng WP, Wang CH, et al. Tracheal rapid ultrasound exam (T.R.U.E) for confirming endotracheal tube placement during emergency intubation. Resuscitation. 2011; 82: 1279-84.
3) Adi O, Chuan TW, Rishya M. A feasibility study on bedside upper airway ultrasonography compared to waveform capnography for verifying endotracheal tube location after intubation. Crit Ultrasound

1. 気道超音波の基礎と気管挿管の確認

J. 2013; 5: 7.

4) Kristensen MS, Teoh WH, Rudolph SS. Ultrasonographic identification of the cricothyroid membrane: best evidence, techniques, and clinical impact. Br J Anaesth. 2016; 117: i39-i48.

5) Frerk C, Mitchell VS, McNarry AF, et al. Difficult Airway Society 2015 guidelines for management of unanticipated difficult intubation in adults. Br J Anaesth. 2015; 115: 827-48.

6) Madsen KR, Guldager H, Rewers M, et al. Danish Guidelines 2015 for percutaneous dilatational tracheostomy in the intensive care unit. Dan Med J. 2015; 62: B5042

7) Andruszkiewicz P, Wojtczak J, Wroblewski L, et al. Ultrasound evaluation of the impact of cricoid pressure versus novel 'paralaryngeal pressure' on anteroposterior oesophageal diameter. Anaesthesia. 2016; 71: 1024-9.

8) Ramsingh D, Frank E, Haughton R, et al. Auscultation versus point-of-care ultrasound to determine endotracheal versus bronchial intubation: a diagnostic accuracy study. Anesthesiology. 2016; 124: 1012-20.

9) Chou EH, Dickman E, Tsou PY, et al. Ultrasonography for confirmation of endotracheal tube placement: a systematic review and meta-analysis. Resuscitation. 2015; 90: 97-103.

〈丹保亜希仁　鈴木昭広〉

第 III 章 気道

2 ガイド下輪状甲状靱帯切開・気管切開

要旨

① 外科的気管切開は直視下で行われるが，近年，POC として気管切開の技術に超音波検査を用い，合併症の軽減に努めることが普及してきている．

② 経皮的気管切開術においては気管切開の前には気道エコーのプレスキャンイングを行い，外科的処置を行う位置の同定，血管の走行の把握を行う．

③ 手技中においては気管正中よりリアルタイム穿刺を行い，気管周囲の血管誤穿刺や気管チューブ・ガイドワイヤーが異所性に縦隔などに迷入していないことを POCUS にて確認する．

④ 輪状甲状膜穿刺・切開に関しては緊急時の気道エコーの応用は難しいが，困難例も存在するため，可能性のある患者においては気道評価の一環として超音波検査を行い，穿刺・切開を行う部位の位置確認および解剖学的異常の有無の確認をしておく．

　救急・集中治療領域において気管切開術は重要な気道管理戦略であるが，侵襲的手技であり安全に施行されなくてはならない．これまで外科的気管切開を中心にブラインドで行われることが多いが，近年の超音波技術の発展により，POC の一環として気管切開の技術に超音波検査を用いることが普及してきた．本セッションでは前項で記述された気道超音波の基本を元に，気管切開における POCUS について言及する．

　まずは気管切開についてまとめておきたい．気管切開は外科的気道確保の一つであり侵襲的な問題を抱える．そのため適応を考え，安全に施行しなくてはならない．適応は気管挿管不能な上気道閉塞（異物・外傷・腫瘍など），人工呼吸離脱困難時の経口挿管からの移行，上気道や口腔咽頭領域の手術時（術中・術後）の気道確保などがあげられる．集中治療領域では発声や創部の感染，嚥下困難の問題はあるが，経口挿管の人工呼吸管理と比較し，死腔低下や排痰コントロールにより人工呼吸の同調性は改善，鎮静剤の使用軽減，早期離床人工呼吸関連肺炎（VAP）が軽減するなど，患者予後の改善にもつなげることができる．気管切開の手技として，外科的気管切開（surgical tracheostomy）と経皮的穿刺を行い気管切開口拡張によりチューブを挿入する経皮的気管切開（percutaneous dilatational tracheostomy：PDT），そして主に気管挿管困難時に緊急に行うことが多い，輪状甲状靱帯切開に分類することができる．外科的気道確保の問題は侵襲的であるがため，合併症軽減のため，どの手技を行うのか，そしてどのように合併症を軽減していくのか対策を行うことが必要になる　表1 ．

表1 外科的気管切開の合併症

① 手技による合併症
出血，組織損傷，チューブの異所性迷入による皮下気腫・気胸・縦隔気腫，出血や痰の垂れ込みによる無気肺，上気道，下気道のスパズム
これらにより気管チューブトラブルが生じた場合には換気困難や低酸素血症
電気メス使用時の気道熱傷
② 術後合併症
後出血・創部感染・縦隔炎
チューブ事故抜去や再挿入時の合併症（縦隔気腫）・気管腕頭動脈瘻
肉芽形成による気管狭窄

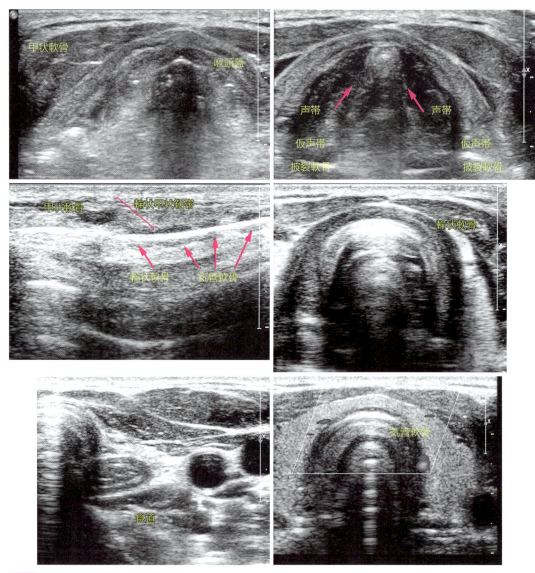

図1 気道エコーで観察できる構造物

近年，POCの一環として気道エコー 図1 を行うことの有効性が示唆されている．特に近年普及してきたPDTにおけるPOCUSの有用性は多く報告されている．前半PDTについて，後半，外科的気管切開や輪状甲状靱帯切開についてPOCUSの応用について述べる．

1 経皮的気管切開（PDT）における POCUS の活用

PDTの手技は様々なものが開発されているが，下記に示す 図2 ，2つの手技が国内では普及し，キットの入手可能となっている．

1）Ciaglia 法

Ciaglia[1]により開発された，ガイドワイヤーを通して気管拡張を行う方法が原法であり，その後角型の拡張器具を用い拡張する Ciaglia Blue Rhino 法（modified Ciaglia 法）が広く普及している．

2）Griggs 法[2]（Griggs guidewire dilating forceps technique）

ガイドワイヤー越しに鉗子を気管に挿入し拡張し，気管切開チューブを挿入する方法である．

■ PDT の合併症と POCUS の有効性について

合併症については上記に挙げたように外科的気管切開一般に認められるものすべてに注意が必要となる．PDTと外科的気管切開に関してどちらが有効かは結論を得られていないが，手技の時間が短く，術後の創感染や出血に関してPDTの方が少ないと考えられ[3]，ベッドサイドでの手技は行いやすい．modified Ciaglia 法は比較的合併症が少ないとされるが[4]，合併症には細心の注意を払う必要がある．手技中の出血や低酸素血症が死亡原因にもつながる．出血の原因は気管前面にある動静脈の損傷，気管後壁穿刺による食道穿刺がその原因となる．低酸素血症に関しては出血の垂れ込み，高いPEEPを用いた人工呼吸管理患者においては気管拡張時に陽圧が抜け低酸素血症になること，チューブ交換に時間を要すこと，そして気管切開チューブの異所性迷入による気胸・換気困

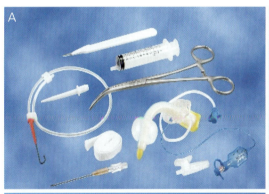
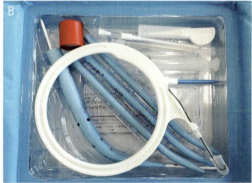
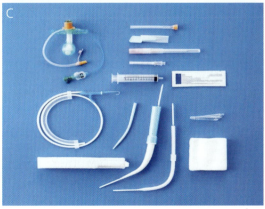

図2 現在日本にて入手可能な PDT セット
A: パーキュティニアストラキオストミーキット（スミスメディカル社製）
B: ネオパーク（コヴィディエンジャパン社製）
C: チャリアブルーライノ G2 経皮的気管切開用ダイレーターセット（クックジャパン社製）

難などがあげられる．そのためこれらを防ぐために気管支ファイバーを行い，誤穿刺や確実にチューブが挿入されていることを確認することがよく用いられてきた．しかし一方で気管支ファイバー施行中の低酸素血症や，高二酸化炭素血症，気管チューブの事故抜去の合併症も存在する[5]．また気管支ファイバーを行うためにラリンゲルマスクに入れ替えたのち，気管切開が行われる方法も，チューブ交換や低酸素血症のリスクを伴う．理想的な PDT の手技の施行は換気の中断がないこと，事故抜管がないこと，気管穿刺や拡張の様子が確認できることである[6]．そこで近年，気道エコーに POCUS を用いた超音波ガイド下のリアルタイム穿刺の有効性を示唆する論文が多くみられるようになった[7-13]．Gobatto[8] らは気管支ファイバー使用と超音波ガイド下穿刺の比較を行い，どちらも外科的手技に移行した症例はなく，施行時間は US group で短かく，合併症について差は認めなかったと報告している．気管支ファイバーを用いたものに比較して，出血量や気管チューブカフの穿刺，SpO_2 低下が少なかったとの報告[11] している．また，気管支ファイバーを用いたリアルタイム穿刺はファイバーを使用しない超音波ガイド穿刺のみに比べて低酸素血症患者が多かったとの報告[12] も見られ，必ずしも気管支ファイバーは必要でないとする意見も見られる[5]．特に肥満患者では十分な頚部伸展ができない，皮膚から気管までの距離が長いなど，手技が困難となる可能性，また機能的残気量の低下により低酸素血症になりやすいなど，気管切開困難や合併症の発生が懸念される．このような患者においては POCUS を行いながら，PDT を行う利点が生じる[13]．また肥満患者以外にも頚部手術施行歴，頚部伸展ができない患者，解剖学的な異常血管が気管切開部にあるもの，甲状腺の腫大，頚部腫瘍が一般的には PDT の適応ではないが，気道エコープレスキャンを行うことで PDT 可能と判断できる症例も出てくる可能性がある．

■PDT 施行時の実際の POCUS

A. プレスキャン 図3

十分頚部を進展した体位をとり，切開位置の同定のための気道エコーを行う．短軸像では軟骨や気道の形で部位を同定し，長軸像では舌骨より気管軟骨まで連続的に観察する．第 1 から第 4 気管の間で穿刺位置を決める．また表面に走行する浅頚静脈や甲状腺静脈の枝など穿刺場所に血管がないか確認を行う．また気管後壁を同定することは難しいが，気管前壁までの距離を測る．気管横径の測定はチューブの選択にも応用できる．プレスキャンを行うことで，穿刺部位の変更や手技の変更を行う症例もあることが報告されている[14]．

B. 穿刺時 図4 図5

循環呼吸モニター下，プロポフォール，フェンタニル，筋弛緩薬を使用する．出血予防のため 1％アドレナリン入りのリドカインの局注も行う．従来は気道確保をラリンゲルマスクへ変え，外科的に小切開を加えて気管前面を出し，穿刺に引き続きガイドワイヤーを挿入し，挿入後は気管支ファイバーにて確認して，そのあとは Griggs 法または Ciaglia 法を用いて気管切開チューブの挿入を行っていた 図4．現在は超音波ガイドリアルタイム穿刺を行うようになってきた．リアルタイム穿刺の利点は，気管前壁までの血管の誤穿刺を避けられること，気管中央からのずれを減らし，不要な穿刺回数を減らせることである．リアルタイム穿刺方法としては短軸法，長軸法いずれでも良い．気管内穿刺は空気の引きにより確認できるが，短軸像でリアルタイムに針先を追い，後壁穿刺を防ぐ．ガイドワイヤーが気管内へ挿入されていくことも短軸・長軸像で確認する．また，手技中の不必要な気管チューブの入れ替えを避けるため，当院ではさらに工夫をこらしていて，挿管チューブを気管末梢側へ挿入してから，リアルタイム超音波ガイド下で穿刺を行っている 図5 [15]．

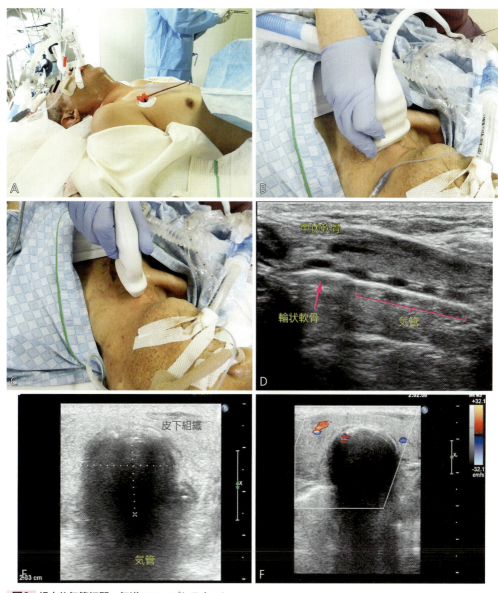

図3 経皮的気管切開 気道エコープレスキャン
プレスキャンを短軸，長軸で行い穿刺位置を確認する．皮膚から気管輪までの距離・気管径の測定・カラードプラによる穿刺部位周囲の血管走行の把握をしておく．
A：体位確保 B，C：気管切開体位を取りプレスキャン施行（短軸像および長軸像）
D：切開位置の確認（長軸） E：気管短軸像：気管径を測定 F：ドプラにて気管正中の異常血管を同定

　この方法の利点は気管チューブカフを破らないようにするだけでなく，気管チューブが後壁誤穿刺のガードとなる．また換気を続けながら，ガイドワイヤーの中枢側の挿入も可能である．その際カフの空気を抜く必要はない．ガイドワイヤー挿入後，注意深く気管チューブを切開部より手前まで戻してくる．手前に戻すときのみ気管支ファイバーを使用する．喉頭鏡を用い直視下でチューブを引き戻す方法もあるが，カフの位置が気道エコーで同定可能とする論文もある[7-9]．カフに生食やマイクロバブルを含んだ液体を使用すると超音波検査にて同定しやすい．文献的には以降の拡張や気管切開チューブの挿入はブラインドでも可能であるが，我々は現時点では，気管支ファイバー下

2. ガイド下輪状甲状靱帯切開・気管切開

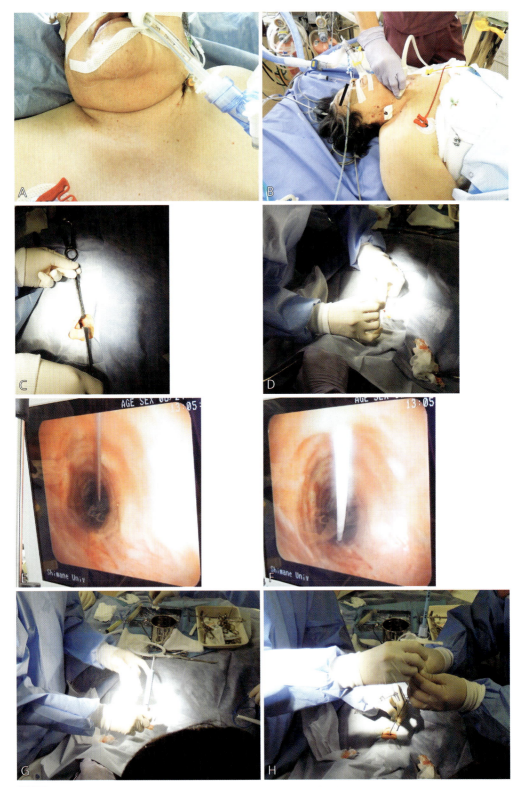

図4 従来の気管支ファイバーを用いた PDT（ハイブリッド法を併用）
A：肥満患者　B：ラリンゲルマスクへの入れ替え・プレスキャン　C：切開・剥離　D：穿刺
E, F：気管支ファイバーにて正中からのずれ，後壁穿刺，出血を確認
G, H：拡張および気管切開チューブ挿入

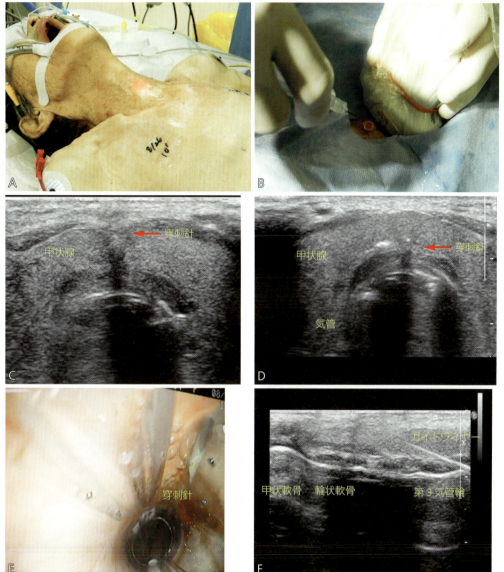
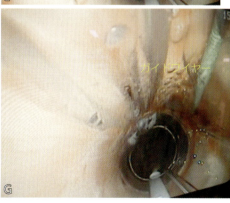

図5 超音波ガイド下リアルタイム穿刺の実際

A: プレスキャンの後，気管切開部位より気管末梢側に気管チューブ先端があることを確認
B: 超音波ガイド下穿刺
C, D: 気管短軸像：リアルタイム穿刺により針先が気管正中にあることを確認
E: 気管チューブに針があたり後壁穿刺を防いでいる様子
F: 気管長軸像：ガイドワイヤーが中枢側に挿入していることを確認
G: ガイドワイヤーが気管挿管チューブに沿って，中枢側へ挿入

で手技を完成させている.

C. 切開後の確認

切開後，気道エコーにて気道周囲の出血の有無を確認する．気管支ファイバーを用い，痰や出血の確認を経口，および経気管チューブより行い，チューブ位置の確認や縦隔気腫の有無については胸部 X 線写真にて，気胸については肺エコーで確認する．

② 外科的気管切開について

外科的気管切開については，これまで超音波検査が施行されることは少なかったが，上記に述べた経皮気管切開における POCUS の役割を応用できる．主には部位の同定，気管切開部位の血管走行についてプレスキャンにて情報を得，不必要な CT 検査を避けることが有効である．胸骨切開後の症例では腕頭動脈が上位まで上がってきている症例もあり，プレスキャンにより位置の確認を行う．PDT のプレスキャンの項で述べたように，血管の走行の確認など解剖学的異常を POCUS で見つけることは重要である．PDT だけで行うのが困難と判断した場合は外科的気管切開への切り替え，また外科的気管切開と PDT を組み合わせたハイブリッド法も検討する．ハイブリッド法は皮膚の小切開より気管前面まで外科的剝離を行い，気管が触れたのちは PDT の手法で行う．外科的に血管などの処置ができるのが利点である．

③ 輪状甲状靱帯穿刺と切開における POCUS の応用

輪状甲状靱帯穿刺と切開は気管切開以上に多くの合併症が存在するものと理解しなくてはならない．適応は CVCI（cannot ventilated, cannot intubated）時に行う緊急時と集去痰目的で挿入される場合となる．日本麻酔科学会の airway management algorithm（AMA）でレッドゾーンと言われる CVCI が起きることは大変稀ではある．手術麻酔において 0.0001～0.02％と言われている．患者は低酸素血症から心停止に移行するため，一刻も早く輪状甲状靱帯穿刺または切開のいずれかを行い酸素を送り込むことを行わなければならない．輪状軟骨と甲状軟骨の間に位置する輪状甲状靱帯は，皮膚表層に位置し，血管の走行のない領域と言われ緊急気管切開には適している．しかし緊急時の本手技の成功率は低いとの報告もある[16]．本手技の失敗症例の大半が輪状甲状靱帯の同定ができなかったことによるチューブ誤挿入が原因と言われる[17]．すなわち輪状甲状靱帯の触知困難例が存在し，特に輪状軟骨の発育不良の女性や頚部の皮下脂肪が多い肥満患者では，気道管理に熟知した麻酔科医師などでも誤認する可能性がある．そのため正確な輪状甲状膜の位置の同定に気道エコーを行う．長軸，短軸法いずれでも可能である[17]．しかし CVCI の超緊急時には短時間で手技を施行しなくてはならず，リアルタイム穿刺を POCUS 下で行うことはできない．しかし気道管理を必要とする患者において，時間に余裕がある場合に限り，POCUS を行うことで外科的気道確保困難を予想し，気道管理戦略に役立たせることも可能である．**図6** では輪状甲状靱帯前面に血管が確認できた症例を示す．また，緊急時でなければ PDT 同様，POCUS 下リアルタイムで行うことが合併症軽減につながる．方法は，穿刺の位置や前面の血管走行を確認後，後壁穿刺を避けながら超音波ガイド下に穿刺し，ガイドワイヤーの挿入を行う．挿入後はフィジカルと同様にPOCUS を行い，出血や肺エコーによる気胸の有無の確認を行う．声帯の可動も観察可能な場合もある．いずれにしろ，輪状甲状靱帯触知困難例への応用が期待される．

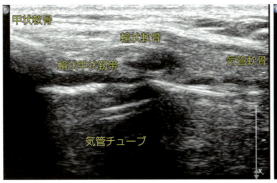 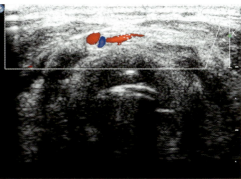

図6 輪状甲状靱帯の超音波図
左：気管長軸像
右：輪状甲状靱帯短軸像．穿刺位置に一致し血管像が確認できる

まとめ

　救急・集中治療領域にいて超音波検査はPOC testingの主要なツールになっている．気道に関しての超音波検査技術は発展途上にはあるが，リアルタイム穿刺をはじめ，気管切開時におけるPOCUSの有用性は高いと考える．ぜひ積極的に活用していただきたい．

■文献

1) Ciaglia P, Firsching R, Syniec C. Elective percutaneous dilatational tracheostomy. A new simple bedside procedure; preliminary report. Chest. 1985; 87（6）: 715-9.
2) Griggs WM, Myburgh JA, Worthley LI. A prospective comparison of a percutaneous tracheostomy technique with standard surgical tracheostomy. Intensive Care Med. 1991; 17（5）: 261-3.
3) 武居哲洋．気管切開の虚像と真実 ②気管切開のテクニック．INTENSIVIST. 2012; 4（4）: 747-63.
4) Cabrini L, Monti G, Landoni G. Percutaneous tracheostomy, a systematic review. Acta Anaesthesiol Scand. 2012; 56（3）: 270-81.
5) Dennis BM, Eckert MJ, Gunter OL. Safety of bedside percutaneous tracheostomy in the critically ill: evaluation of more than 3,000 procedures. J Am Coll Surg. 2013; 216（4）: 858-65.
6) Sangwan YS. Defining an ideal technique for percutaneous dilatational tracheostomy--is real-time ultrasound guidance the final piece of the puzzle? J Crit Care. 2015; 30（2）: 429.
7) Rajajee V, Williamson CA, West BT. Impact of real-time ultrasound guidance on complications of percutaneous dilatational tracheostomy: a propensity score analysis. Crit Care. 2015; 19: 198.
8) Gobatto AL, Besen BA, Tierno PF, et al. Comparison between ultrasound- and bronchoscopy-guided percutaneous dilational tracheostomy in critically ill patients: a retrospective cohort study. J Crit Care. 2015; 30（1）: 220. e13-7.
9) Yavuz A, Yılmaz M, Göya C, et al. Advantages of US in percutaneous dilatational tracheostomy: randomized controlled trial and review of the literature. Radiology. 2014; 273（3）: 927-36.
10) Gobatto AL, Besen BA, Tierno PF, et al. Ultrasound-guided percutaneous dilational tracheostomy versus bronchoscopy-guided percutaneous dilational tracheostomy in critically ill patients (TRACHUS): a randomized noninferiority controlled trial. Intensive Care Med. 2016; 42（3）: 342-51.
11) Ravi PR, Vijay MN. Real time ultrasound-guided percutaneous tracheostomy: Is it a better option than bronchoscopic guided percutaneous tracheostomy? Med J Armed Forces India. 2015; 71（2）: 158-64.
12) Chacko J, Gagan B, Kumar U, et al. Real-time ultrasound guided percutaneous dilatational tracheostomy with and without bronchoscopic control: an observational study. Minerva Anestesiol. 2015; 81（2）: 166-74.

13) Alansari M, Alotair H, Al Aseri Z, et al. Use of ultrasound guidance to improve the safety of percutaneous dilatational tracheostomy: a literature review. Crit Care. 2015; 19: 229.

14) Yavuz A. Ultrasound-guided percutaneous dilatational tracheostomy: stated advantages are just the tip of the iceberg. J Crit Care. 2015; 30 (2): 425-6.

15) Sangwan YS, Chasse RA. modified technique for percutaneous dilatational tracheostomy: A retrospective review of 60 cases. J Crit Care. 2016; 31 (1): 144-9.

16) Cook TM, Woodall N, Frerk C; Fourth National Audit Project. Major complications of airway management in the UK: results of the Fourth National Audit Project of the Royal College of Anaesthetists and the Difficult Airway Society. Part 1: anaesthesia. Br J Anaesth. 2011; 106 (5): 617-31.

17) Kristensen MS, Teoh WH, Rudolph SS. Ultrasonographic identification of the cricothyroid membrane: best evidence, techniques, and clinical impact. Br J Anaesth. 2016; 117 Suppl 1: i39-i48.

〈二階哲朗〉

第 IV 章　肺と胸膜

1 ▶ 肺超音波の基礎

要旨

① 従来，肺は超音波検査の対象ではなかったが，過去 20 年間にアーチファクトを含む所見が呼吸器疾患・病態と関連付けられた．

② 胸水以外に，気胸，間質病変，肺炎が検出可能である．

③ 2012 年，欧州集中治療医学会雑誌にエビデンスに基づいた推奨が公表され，POC における肺超音波検査の基準となっている．

　従来，急性期医療で肺は超音波検査の対象臓器ではないと考えられてきた．過去 20 年間の Lichtenstein らの業績 [1-4] を経て，超音波検査によって肺病変の検出が可能であることが明らかとなり，成人から新生児まで多くの知見が集積されている [5]．これらの中には，アーチファクトを呼吸器の病変・病態と関連付けた像も含まれる．

　胸水検出の感度は胸部 CT 検査に劣らず，気胸検出の感度は胸部 X 線検査より優れている [2]．間質病変 [3]，肺炎 [4] の検出も可能である．また，肺炎，肺水腫の経過観察 [6,7] に適用した報告も見られる．2008 年に，急性呼吸不全の原因鑑別目的に 3 分以内の肺超音波検査を実施することで，90％以上の正確性で鑑別が可能とする Bedside Lung Ultrasonography in Emergency protocol（BLUE プロトコル）が提唱された [8]．2012 年には欧州集中治療医学会雑誌に，エビデンスに基づいた国際推奨が掲載され，肺超音波検査の統一・一般化が図られている [9]．また，Lancet の Acute respiratory distress syndrome の総説では，画像検査の 1 つとして取り上げられている [10]．現時点の本邦では，急性期医療の中で肺超音波検査が認知されているとは言い難いが，国際的な潮流の中で，徐々に変化すると考えられる．

1 走査と画像の描出

■ プローブの選択

　マイクロコンベックスが好ましいが，リニア，セクタ，コンベックスのいずれを用いてもよいとされている [9]．

　マイクロコンベックスは，周波数の調節幅が広く，小型であるために臥位での背側の観察も比較的容易であることから理想的である．ただし，救急外来などに配置されている超音波診断装置には，付属していないことも多い．リニアは高周波で，体表から浅い部分を詳細に描出できることから，胸膜，胸膜下の小病変の観察に最適である．コンベックスは低周波であるため，深層の観察に優れ，

sonographic consolidation（後述）の範囲・深度の評価，B-line の観察に優れる．セクタでは，胸水など深部の観察は可能であるが，胸膜および胸膜直下の観察可能領域が狭いため，気胸や胸膜直下の微小な sonographic consolidation の有無の判断は難しい．胸膜直下の病変と深部の病変を評価する場合は，まず胸膜とその直下の病変についてリニアで depth を浅くして走査を行い，広範で深さのある sonographic consolidation や多量の胸水などの評価をコンベックスで depth を深くして走査してもよい．

　小児では，胸壁が薄く，胸郭が小さく，臓側胸膜の動きが小さいことから，特に新生児において，リニアを使用することが一般的である．

■肺超音波検査でのプリセット設定

　海外の一部のメーカーでは，「肺（lung）」のプリセットを事前に設定しているため，これを使用する．国内のメーカーと海外の一部メーカーでは，「肺」のプリセットを設定していないため，従来のプリセットを使用するとすれば，superficial, muscle, vascular などで代用することになる．肺超音波検査では，A-line，B-line（後述）などのアーチファクトを捉えることも重要である．現在，ほぼ全ての超音波診断装置のプリセット設定では，アーチファクトを軽減する設定となっているため，アーチファクトを捉える必要がある肺超音波検査では，これらの設定をオフにするか，軽減する必要がある．より的確な画像描出のためには，「肺」のプリセット設定がない超音波機器では，メーカーと事前に調整して，「肺」のプリセット設定の内容を検討し，作成しておく必要性がある．多量の胸水とその性状，サイズの大きい sonographic consolidation を深部まで詳細に観察する場合は，通常の abdomen などのプリセット設定で明瞭な画像となるが，アーチファクトを軽減していることも影響している．目的に応じたプリセット設定の使い分けも病変によっては有用である．

■画面表示

　腹部超音波検査と同様に，画面左が頭側または右側となる．心臓超音波検査とは逆になる．例えば，体軸横断像では，CT・MRI と同様に，尾側から頭側に見上げた像となる．

■スキャン部位の区分と走査 　図1

　スキャンする部位は，目的とする病変，患者の緊急度に応じた検査を実施できる時間，患者の体位によって異なるが，基本は左右を各々6領域に分割する考え方に基づく．前面・側面・背面の3領域は前腋窩線，後腋窩線で分割する．前面は胸骨縁と前腋窩線，側面は前腋窩線と後腋窩線，背面は後腋窩線と脊椎辺縁で区分する．前面，側面，背面は，乳頭の位置を目安に上下に2分割する[8]．これにより，両側で計12領域となる．プローブの当て方の基本は，頭尾軸に沿った体軸方向で胸壁に対して垂直である．肺野は肋間走査により最も広い視野で観察できるため，肋骨と胸膜を正しく認識した上で肋間走査を追加して良い．

　急性呼吸不全の原因を鑑別するために3分以内に超音波検査で評価を行うBLUEプロトコルでは，半座位または仰臥位で，前胸部，側胸部，そして，背部については後腋窩線よりやや背側部位の各々の頭側・尾側の片側6か所，両側12か所を走査する[8]．改訂版では，片側の前胸部上下2か所と後腋窩線尾側より背側部位の横隔膜直上の片側3か所，両側6か所となっている[11]．急性呼吸不全患者の体位が半座位または仰臥位である場合，観察が困難な背面の走査時は，観察側と同側の上肢を反対側へ挙上する，もしくは患者を軽度側臥位にして，観察部位とベッドの間にプローブを入れ

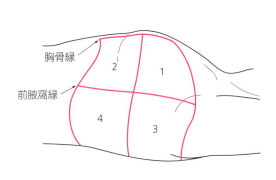
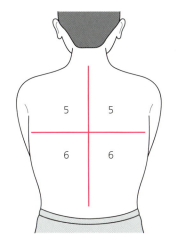

図1 スキャン部位の区分

る空間を作り，走査を行う．

　心原性肺水腫や ARDS で得られる所見である sonographic interstitial syndrome（後述）を検出する場合は，原則は前胸部と側胸部の各々を上下に分割した，片側 4 領域，両側 8 領域が基本の走査部位となる[9]．短時間で評価が必要な場合は，前胸部 2 か所での評価を行う．また，より詳細に計 28 領域での評価を行った報告も見られる．

　Extended focused assessment with sonography for trauma（EFAST）など，短時間で気胸の有無を判断する必要がある場合は，体位が仰臥位では，胸腔内の気胸の空気は腹側に存在するため，最も高い位置にある両側前胸部の 2 点，具体的には第 3~4 肋間鎖骨中線での縦走の走査となる[12]．急性循環不全の原因検索で用いられるプロトコルである rapid ultrasound in shock（RUSH）では，気胸と肺水腫の所見の有無を短時間で確認しなければならないが，ここでも上述の EFAST と同様に前胸部 2 か所の走査となる[13]．

　胸水の検出を目的とする場合，仰臥位では胸水は気胸とは逆に胸腔の背側に貯留するため，検出するための最適部位は後腋窩線横隔膜直上である．

　肺炎検出を目的とする場合は，肺炎の存在部位としては背側の頻度が高いため，背面の観察が重要となる．呼吸状態・全身状態が悪くない患者では，座位または側臥位により，前面・側面・背面の各々に，プローブを頭尾軸方向に沿った体軸方向および肋骨に水平に当てて，プローブで頭側から尾側まで胸壁を撫でるように走査する[14]．

　超音波検査では，全ての肺野を観察することはできない．背部の肩甲骨下，肋骨下は骨の反射により，画像を得ることが不可能となる．両上肢を挙上することで肩甲骨を挙上すれば，肩甲骨下の観察できない範囲は減少する．また，胸膜に届かない病変の検出は不可能である．術後で皮膚がガーゼで覆われている場合などは，一時的に除去する必要がある．

■Depth（深さ）とゲイン

　胸膜の観察は 10 cm 以下で行う．lung sliding（後述）が不明瞭な場合や小児では，より浅い depth で走査する．B-line，広範な浸潤陰影，多量の胸水を観察する場合は depth を 15 cm 程度とする．この場合も小児では浅くなり，新生児では 6~8 cm となる．ゲイン設定は，骨の音響陰影が黒くなり，胸膜ラインが高エコー輝度となるように調節する．

2 基本画像

1) Bat sign 図2

頭尾軸に沿った体軸方向で，胸壁に垂直にプローブを当て，皮膚，皮下組織，肋間筋，肋骨，胸膜を描出した時，その全体像を指す所見．画面の左側に頭側の肋骨が，右側に尾側の肋骨が，その間に胸膜が描出される．コウモリの羽の部分を肋骨，体の部分を胸膜に見立てたサインである．胸膜より遠位の肺相当部はアーチファクトである．緊急時での胸膜の誤認防止を含め，正確な胸膜位置の同定に有用であり，肺超音波検査を始める上では，まず bat sign を確認することが推奨される．はじめから肋間走査を行うと，胸膜以外の軟部組織にも線状で水平な高エコー輝度が出現するため，これらを胸膜と誤認する可能性がある．胸膜を正しく認識できたなら，胸膜・肺を最大限観察できる肋間走査へ移行してよい．

2) 胸膜ライン 図2

胸壁最深部に高輝度線状エコーとして描出される構造で，壁側胸膜，生理学的胸水を含む胸腔，臓側胸膜，胸膜下の肺により構成される．肋間走査では，軟部組織内の線状高エコーと誤らないように注意する．肋骨下の胸膜ラインは骨の反射により観察できないが，肋軟骨は超音波を透過させるため，肋軟骨下の胸膜ラインは観察が可能である．胸膜エコーコンプレックス（pleural echo complex）とも称するが，この用語は胸膜ラインが胸膜のみを反映する像ではないことを明確化している．

3) Lung sliding ▶2

胸膜ラインが呼吸性に水平方向に大きく動く正常像．臓側胸膜の呼吸性の動きを捉えたものである．緩徐呼吸や浅呼吸，呼吸サイクルの末期，呼吸運動の少ない肺尖部では胸膜の動きが小さい場合がある．呼吸困難のために胸郭軟部組織の動きが大きい場合は，それに目を引かれることなく，胸膜の動きに注視して，lung sliding の有無の判定を誤らないようにしなくてはならない．lung sliding があれば，走査部位での気胸を否定できるが，lung sliding の消失は，気胸以外に，開胸術後・肺線維症・肺炎の一部に見られる胸膜癒着，片肺挿管などによる呼吸運動の停止によっても現れるため，気胸とは確定できない．

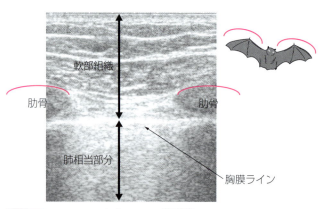

図2a Bat sign・胸膜ライン ▶2 Lung sliding
矢印先端の線状高輝度が胸膜ライン

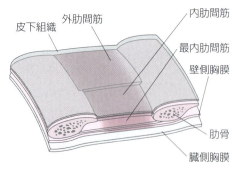

図2b 肋骨に垂直な断面での解剖

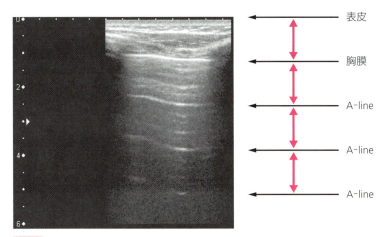

図3 A-line
プローブと胸膜ラインの距離の等数倍の位置に観察される多重反射アーチファクト

4） A-line　図3

　胸膜多重エコー（pleural line reverberations）と呼ばれるもので，プローブと胸膜ラインの距離の等数倍の位置に観察される水平方向に線状となる多重反射アーチファクト．胸膜以下の含気が良好な状態を示していると考えられており，健常者，喘息，気胸などで観察される．

5） Lung pulse　図4　▶3

　胸膜ラインが心拍動に同期して小刻みに動く正常像．心拍動が肺を介して胸膜まで伝わることを示しており，陽性所見ではその部位での気胸を否定できる．観察部位や徐脈などで描出しにくいことがあるので，陽性時のみを有意とし，陰性でも必ずしも病的とは限らない．

6） B-line（IV章「4. 心原性肺水腫と鑑別疾患」で詳述）　図5　▶4

　胸膜ラインから発し深側に至るアーチファクトで，主に心原性肺水腫やARDSなどの肺組織の密度が高まる病態で観察される．健常者でも背側に数本は認められ得る．lung slidingと共に移動し，減衰せずに最深部まで表示され，A-lineを打ち消すなどの特徴がある．

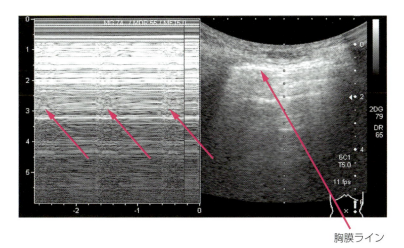

図4 Lung pulse
呼吸停止しているが，心臓の拍動が肺を介して胸膜まで伝わっている．　▶3

1. 肺超音波の基礎

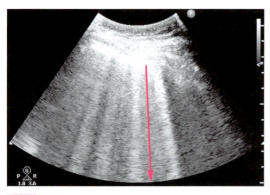

図5　B-line
胸膜から直線状に減衰せず最下部に達するアーチファクト．減衰せずに深部まで表示される． ▶4 参照

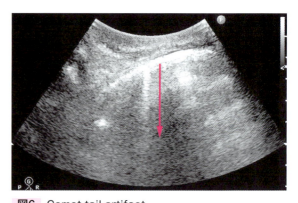

図6　Comet tail artifact
胸膜に起始するB-lineの類似所見で深部に達せず短く終わる．

- Multiple B-lines：1肋間にB-lineを3本以上を認める場合，multipleとする．局所（focal）と広範（diffuse）に分けられる．
  - Diffuse multiple B-lines：multiple B-linesが上記図1の区分1から4の4分画の中で片側2か所以上かつ両側の走査部位で観察される時，diffuseとする．ARDSや心原性肺水腫などのびまん性疾患で見られる．
  - Focal multiple B-lines：multiple B-linesが広範（diffuse）でない場合，局所（focal）とする．肺炎，無気肺，肺挫傷，肺梗塞，胸膜疾患や腫瘍などで観察し得る．

7) Comet tail artifact　図6

B-lineは減衰せずに画面の最深部まで表示されるのに対して，胸膜に起始するB-lineの類似所見で深部に達せず短く終わるもの．胸膜面が不整な部分で見られるとされる．胸膜の動きの目安として利用できる．B-lineと誤らないように注意する．

8) Curtain sign　図7

側胸部の描出において，胸腔と腹腔の境界に体軸に沿ってプローブを当てた場合，呼気時には描出可能であった腹部臓器（肝臓，脾臓）の領域が，吸気時に横隔膜が尾側に移動し，腹部臓器が含気のある肺組織で隠れるように観察される様子をカーテンに見立てた所見である．胸水貯留などで消失するほか，片肺換気など換気が適切に行われていない場合にも所見が消失・減弱する．

9) Seashore sign　図8

胸膜ラインに垂直な断面のMモードで，胸壁を構成する胸膜より近位の軟部組織は，動きがないために水平の線状を示し，胸膜より深部の肺相当部のアーチファクトが砂粒状に観察される所見を波打ち際に見たてたもの．呼吸運動に伴い，肺相当部のアーチファクトが移動するために砂粒状となる．正常肺を観察した時に認められる．気胸であってもプローブの遠近方向に体動があれば，肺相当部，軟部組織とも平行する水平線とはならないため，誤らないように注意する　図9．

10) Stratosphere sign（p.94参照）

Mモードによる気胸での所見．肺に該当する部位が動きのない水平線として観察され，正常肺でみられる上述のseashore signが消失する．

11) Lung point（p.94参照）

lung slidingやlung pulse，B-lineが，呼吸運動に伴い画面上に出現と消失を繰り返す部位とそ

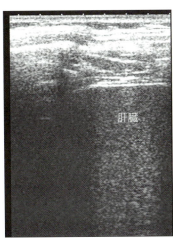
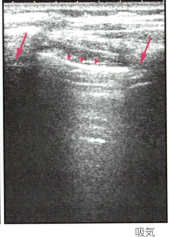

呼気　　　　　　　　　　　　吸気

図7 Curtain sign
呼気時には肝臓は描出されるが，吸気時には肝臓の頭側は肺に覆われる．
矢頭が胸膜ライン，矢印が肋骨

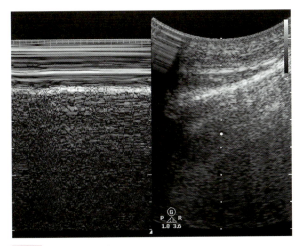

図8 Seashore sign
胸膜ラインより近位は水平線で，遠位は砂浜状となっている．

の所見．呼吸運動に伴い，正常肺と気胸の所見を交互に繰り返す．この部位でのMモードでは，seashore signとstratosphere signを交互に繰り返す．Mモードでは，緩徐呼吸での呼吸運動停止時に，疑陽性となるため，Bモードでの確認が必須である．気胸の確定診断所見である．

12) Sinusoid sign

　胸水の貯留時に，胸水内で肺が呼吸性に拡張収縮しMモードでサインカーブ様に観察されるもの．

13) Spine sign（p.99参照）

　仰臥位で側胸部からプローブをあてた際，胸水貯留時には胸水を経由して胸腔の深部に脊椎が見える病的サイン．健常者では含気肺によって脊椎は観察できない．

14) Sonographic consolidation（IV章「5. 細菌肺炎」で詳述）

　肺内含気低下を呈する異常の総称．胸膜下に存在する肺が低輝度，あるいは実質臓器（肝臓）様エコー像を呈する状態．放射線医学でのconsolidationと区別するため，sonographicを付記し，

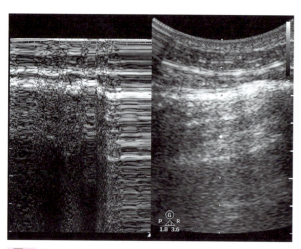

図9 体動のある患者
Mモード左側は一見 seashore sign に見えるが，胸膜より近位も水平線でない．

日本超音波医学会用語として採用されている．海外の論文では consolidation と記載されている．
【用語解説】
sonographic interstitial syndrome について
　肺内水分量増加など肺の密度が高まった時に diffuse multiple B-lines を呈する病態の総称．ARDS や心原性肺水腫などが代表的である．「interstitial」の病理組織学的定義と区別するため sonographic を付記し，日本超音波医学会用語として採用されている．海外の論文では interstitial syndrome と記載されている．

■文献

1) Lichtenstein DA, Menu Y. A bedside ultrasound sign ruling out pneumothorax in the critically ill. Lung sliding. Chest. 1995; 108: 1345-8.
2) Ding W, Shen Y, Yang J. Diagnosis of pneumothorax by radiography and ultrasonography: a meta-analysis. Chest. 2011; 140: 859-66.
3) Lichtenstein DA, Mezière GA, Biderman P, et al. The comet-tail artifact. An ultrasound sign of alveolar-interstitial syndrome. Am J Respir Crit Care Med. 1997; 156: 1640-6.
4) Lichtenstein DA, Lascols N, Mezière GA, et al. Ultrasound diagnosis of alveolar consolidation in the critically ill. Intensive Care Med. 2004; 30: 276-81.
5) Lichtenstein DA. Ultrasound examination of the lungs in the intensive care unit. Pediatr Crit Care Med. 2009; 10: 693-8.
6) Bouhemad B, Liu ZH, Arbelot C, et al. Ultrasound assessment of antibiotic-induced pulmonary reaeration in ventilator-associated pneumonia. Crit Care Med. 2010; 38: 84-9.
7) Volpicelli G, Caramello V, Cardinale L, et al. Bedside ultrasound of the lung for the monitoring of acute decompensated heart failure. Am J Emerg Med. 2008; 26: 585-91.
8) Lichtenstein DA, Mezière GA. Relevance of lung ultrasound in the diagnosis of acute respiratory failure. The BLUE Protocol. Chest. 2008; 134: 117-25.
9) Volpicelli G, Elbarbary M, Blaivas M, et al. International Liaison Committee on Lung Ultrasound (ILC-LUS) for International Consensus Conference on Lung Ultrasound (ICC-LUS). International evidence-based recommendations for point-of-care lung ultrasound. Intensive Care Med. 2012; 38: 577-91.

10) Sweeney RM, McAuley DF. Acute respiratory distress syndrome. Lancet. 2016; 388: 2416-30.

11) Lichtenstein DA, Mezière GA. The BLUE-points: three standardized points used in the BLUE-protocol for ultrasound assessment of the lung in acute respiratory failure. Crit Ultrasound J. 2011; 3: 109-10.

12) Kirkpatrick AW, Sirois M, Laupland KB. Hand-held thoracic sonography for detecting post-traumatic pneumothoraces: the Extended Focused Assessment with Sonography for Trauma (EFAST). J Trauma. 2004; 57: 288-95.

13) Perera P, Mailhot T, Riley D, et al. The RUSH exam: Rapid Ultrasound in SHock in the evaluation of the critically ill. Emerg Med Clin North Am. 2010; 28: 29-56.

14) Copetti R, Cattarossi L. Ultrasound diagnosis of pneumonia in children. Radiol Med. 2008; 113: 190-8.

〈福原信一〉

第 IV 章　肺と胸膜

2　気胸

要旨

① 救急・集中治療領域において臥位胸部 X 線と比較し超音波の気胸診断は正確性があるという研究結果が増えてきている.

② lung sliding, B-line, lung point, lung pulse の 4 つの超音波所見を用いて気胸の診断もしくは除外を行う.

③ 皮下気腫のある部分では超音波診断は困難となる.

　気胸に関する肺超音波は, ICU 患者や救急外来での外傷患者において一般的になってきた. また, 気胸診断に関して超音波と臥位胸部 X 線の比較がされており, 超音波が臥位 X 線より高い感度・特異度であるとの報告も散見されている. 超音波での気胸の検索は POCUS の国際推奨において基本的な技術になり得ると指摘されている. この稿では気胸について解説する.

■ 正常解剖

　気胸に関わる解剖として胸腔がある. 胸腔は肺表面にある臓側胸膜, 胸壁側にある壁側胸膜, 横隔膜, 縦隔で囲まれた空間であり, 胸腔内に 15~20 mL 程度の生理的な胸水が存在すると言われている [1]. そのため超音波像では, 呼吸の際の臓側胸膜の動きが lung sliding として観察される.

■ 走査と画像描出

　気胸は胸腔内に空気が貯留した状態 [1] であり, 空気は上方に貯まってくるため, 被検者が臥位の場合は前胸部を中心に検索していく.

　超音波の描出手順に関して, 2012 年に国際推奨 [2] が提唱された **図1** . 最初に基本である bat sign を描出し, 胸膜ラインを同定し, lung sliding の有無を確認する. 次に描出部位に A-line もしくは B-line の有無を確認する. 次に lung point の有無を確認する. lung point は, 胸膜ラインを観察しながら検索していく. 前胸部での lung point の検索では, プローブを矢状断方向にセットし, 垂直方向（頭側~尾側）に移動させ確認する. 側胸部の lung point の検索では, 前胸部からプローブを肋間に沿って移動させる. lung point を認めなければ, lung pulse の有無を確認する.

　lung sliding の消失の補助的な所見として, M モードで stratosphere sign やカラードプラで power sliding を確認することもあり [3], 動画が記録できない機器で lung sliding の有無を静止画で保存する場合もある **図2** .

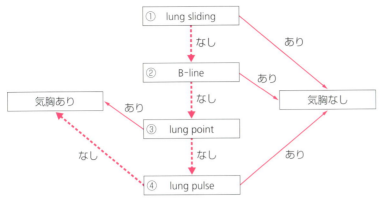

図1 気胸診断の国際推奨アルゴリズム
(Volpicelli G, et al. Intensive Care Med. 2012; 38: 577-91[2] より作成)

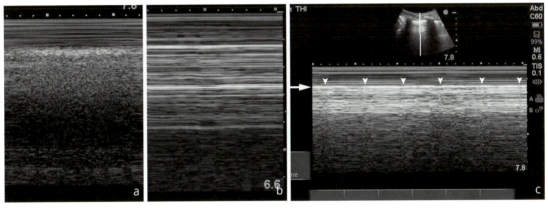

図2 Mモード像
a: 正常肺のMモード．lung sliding に合わせて seashore sign が記録される．
b: 気胸のある部位において，Bモードで lung sliding の消失を認める．その補助所見としてMモードで stratosphere sign（通称バーコードサイン）を認める．
c: 健常肺の息止め時のMモード．一見 stratosphere sign に見えるが，胸膜ライン(白矢印)から深部に向かって seashore sign 様の「ざらつき」(矢頭)が記録されている．lung pulse がMモードで記録されている．stratosphere sign と間違えないように．

■気胸の診断と超音波像

図1 で示す通り，国際推奨では① lung sliding の有無，② B-line の有無，③ lung point の有無，④ lung pulse の有無，の4つの超音波所見を組み合わせて気胸の診断もしくは気胸の除外を行う[2]．その理由は個々の肺超音波所見だけでは診断に限界があるためである．以下，各所見について説明する．

①胸腔内に空気があるため臓側胸膜は描出されず，lung sliding は消失する．それゆえ lung sliding を認める箇所では気胸は否定できる．しかし lung sliding の消失は気胸に特異的な所見ではない．気胸以外で lung sliding の消失が起こる原因として，炎症性癒着（急性呼吸促迫症候群；ARDS），無気肺（片肺換気），慢性的な胸膜癒着，肺線維症（胸膜の線維化），横隔膜麻痺，ジェット換気，心肺停止，無呼吸，食道挿管などが挙げられる．lung sliding 消失の陽性的中率は一般的な集団で87%，重症患者で56%，呼吸不全を伴う患者で27%となる[4]．

2. 気胸

　以上より lung sliding の消失だけでは気胸と言えないため，他の所見を組み合わせていく必要がある．

② B-line は胸膜ラインを起点にレーザーのように減衰することなく真っ直ぐに画像の下端まで伸びる個々の高輝度多重 artifact であり，lung sliding と同調して動く線状影である[2]．胸腔に空気があれば臓側胸膜直下から生じる B-line は描出されない．また胸腔に空気がある場合には明瞭な A-line が描出されるが，A-line 自体も正常肺・肺気腫・喘息で描出されるため，気胸に特異的な所見と言えない．

③ lung point の存在は気胸に特徴的な所見である．lung point は肺が胸壁に接している部分と接していない部分との境界部で，患者の呼吸に同調して lung sliding，B-line，comet tail artifact の出現・消失を繰り返す部分である　図3　▶5．lung point を認める場合，気胸の境界部を観察していることになるため，気胸の確定診断の根拠となる．しかし lung point を認めないことが気胸を否定する根拠にはならない．完全に虚脱して観察範囲全体で肺が胸壁に接していない場合は lung point が消失するからである　図4．

④ lung pulse は心臓の拍動に伴い，臓側胸膜上の細かい周期的な動きを示す[2]．気胸の場合は臓側胸膜が描出されないため，lung pulse は確認できない．

　上記の 4 所見を組み合わせて気胸の診断/除外を行う．

　呼吸不全患者における肺超音波に関して，Lichtenstein らが提唱する BLUE プロトコルが提唱されている．気胸診断に関しては国際推奨と①，②までは概ね同様だが，lung point が確認できない場合は "Need for other diagnostic modalities" とされている[5]．lung pulse を用いた気胸診断に関しては検者の力量に左右されるのかもしれない．

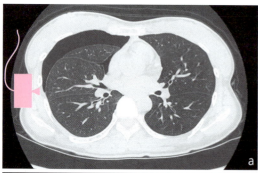

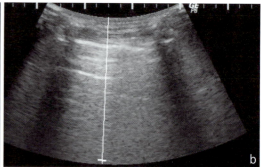

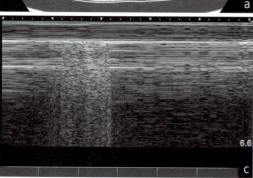

図3 Lung point
a: lung point. 胸壁に肺が接している部分と接していない部分の境目
b: a の位置の B モード像．lung sliding の消失した部分と，lung sliding のある部分が出たり消えたりを繰り返す（▶5 参照）．画像では A-line を明瞭に認める部分と認めない部分があり，気胸のある部位とそうでない部位の境界点である（白線部分）．
c: a の位置の M モード像．stratosphere sign と seashore sign が交互に出現する．

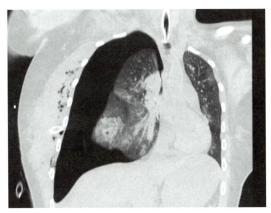

図4 高度肺虚脱で肺が胸壁に接していない場合，lung point は見つけられない．

■ 診断精度

　lung sliding と comet tail artifact による気胸診断をまとめたメタ解析では超音波での気胸診断の感度は 90.9%，特異度 98.2% と報告されている[6]．上記 2 所見に加えて lung point も含めた研究を加えたメタ解析では感度 78.6%，特異度 98.4% と報告された[7]．いずれのレビューも臥位胸部 X 線と比較して高い感度が報告されている．

　X 線より超音波が気胸診断に有用と考えられる一因に，occult pneumothorax の存在が挙げられる．occult pneumothorax は臥位の前後方向の X 線で検知されず CT で判明する気胸であり，鈍的外傷患者の 2〜8%，外傷性気胸の 52〜72% に起こると報告されている[8]．occult pneumothorax に関する超音波診断に関して後方視的に検討した報告では，lung sliding の消失＋A-line＋lung point の 3 所見で感度 79%，特異度 100% であった[9]．

■ 超音波とドレナージ

　超音波診断と気胸治療に関して，後方視的に検討した報告では側胸部で lung point を認めた患者は前胸部で lung point を認めた患者より胸腔ドレナージを施行された割合が高いとの結果であった[9]．lung point の位置と気胸の程度は相関するとの報告もあり[10,11]，側胸部で lung point を認めた場合はドレナージを考慮してもいいのかもしれない．

■ 緊張性気胸

　緊張性気胸に関する超音波検査の有効性は未だ明らかではない．緊張性気胸は，肺もしくは胸壁の損傷が一方弁となって空気が胸腔内に閉じ込められて発生し，胸腔内圧が上昇し，静脈還流が障害され循環不全に陥るとともに，患側肺が虚脱する一方で，対側肺も縦隔の偏位によって圧排されるために呼吸不全を生じる状態である[12]．高度虚脱が起きていることが多く，lung point は描出されない．lung sliding の消失や stratosphere sign は，呼吸促迫状態になり胸壁の動きが強くなった場合は確認が難しくなる印象である．超音波を行える状況であれば，健側と比較すること，適切にプローブを固定すること，胸膜ラインに注目して観察することがポイントである．

■ 皮下気腫

　気胸患者に皮下気腫を合併する場合がある．皮下気腫のある部位では胸膜の観察は困難になり，

胸膜より体表側から，呼吸に同調しない comet tail artifact 様の陰影が出現する[9]．図5．皮下気腫の超音波所見に関しては現状統一された用語はない．広範囲の皮下気腫を認める患者に対して超音波での評価は困難であり，全身状態が許せば X 線や CT などを行う必要がある．

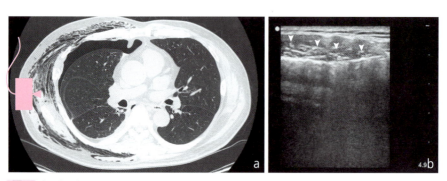

図5 皮下気腫
気胸患者で皮下気腫を認める場合，超音波では皮下に，呼吸に同調しない comet tail artifact 様の陰影が散在し（図 b 矢頭），胸膜観察は困難になる（▶6 も参照）．

■文献

1) Yarmus L, Feller-Kopman D. Pneumothorax in the critically ill patient. Chest. 2012; 141: 1098-105.
2) Volpicelli G, Elbarbary M, Blaivas M, et al. International evidence-based recommendations for point-of-care lung ultrasound. Intensive Care Med. 2012; 38: 577-91.
3) 田中博士．気胸 診断のフローチャート．In: 鈴木昭広，編．こんなに役立つ肺エコー 救急 ICU から一般外来・在宅まで．東京: メジカルビュー社; 2015. p.64-7.
4) Lichtenstein DA. Lung ultrasound in the critically ill. Ann Intensive Care. 2014; 4: 1.
5) Lichtenstein DA, Meziere G. Relevance of lung ultrasound in the diagnosis of acute respiratory failure. The BLUE-protocol. Chest. 2008; 134: 117-25.
6) Alrajhi K, Woo MY, Vaillancourt C. Test characteristics of ultrasonography for the detection of pneumothorax: a systematic review and meta-analysis. Chest. 2012; 141: 703-8.
7) Saadah A, Asser MY, Nuri IA. et al. Pleural ultrasonography versus chest radiography for the diagnosis of pneumothorax: review of the literature and meta-analysis. Critical Care. 2013; 17: R208.
8) Matsumoto S, Sekine K, Funabiki T, et al. Diagnostic accuracy of oblique chest radiograph for occult pneumothorax: comparison with ultrasonography. World J Emerg Surg. 2016: 11: 5.
9) Lichtenstein DA, Meziere G, Lascols N, et al. Ultrasound diagnosis of occult pneumothorax. Crit Care Med. 2005: 33: 1231-8.
10) Soldati G, Testa A, Sher S, et al. Occult traumatic pneumothorax: diagnostic accuracy of lung ultrasonography in the emergency department. Chest. 2008: 133: 204-11.
11) Oveland NP, Lossius HM, Wemmelund K, et al. Using thoracic ultrasonography to accurately assess pneumothorax progression during positive pressure ventilation. A comparison with CT scanning. Chest. 2013: 143: 415-22.
12) 胸部外傷．In: 横田順一朗，他編．外傷初期診療ガイドライン JATEC. 5 版．東京: へるす出版; 2016.

〈濱野雄二朗〉

第 **IV** 章　肺と胸膜

3 ── 胸水・血胸

> **要 旨**
>
> POCUS による胸水・血胸の検出は，
> ① 他の診断方法に比べて，量的・質的診断に優れる．
> ② 穿刺手技に併用可能である．
> ③ 低侵襲かつ時間，場所を選ばない．

　胸水は例えば，細菌性肺炎患者の 44～57％，集中治療室の患者の 62％ に認めると言われる程，日常の臨床においてよく遭遇する合併症の一つである[1]．

　診断方法に診察（聴診，打診），X 線，CT，POCUS があるが，POCUS は他の方法に比べて低侵襲かつ，正確である[1]．また，画像上で液体の性状がある程度わかり，穿刺手技に併用可能である．呼吸器内科医による検査，高エネルギー事故の患者における EFAST（extended focused assessment with sonography for trauma）など，一部の専門家により数年来使われているが，超音波診断初心者にとっても比較的容易な検査であり，領域によっては数回の経験ですぐに習得できる．本稿の前半は POCUS による胸水診断，後半は超音波ガイド下胸腔穿刺・ドレナージについて解説する．

　まず，胸水診断における診察，各画像検査の正確さについて比べると，POCUS は感度 92％，特異度 93％ であるのに対し，聴診，X 線の感度はそれぞれ 42％，39％ である．また，POCUS では液体貯留が 5 mL 以上から検出可能だが，診察，X 線写真ではそれぞれ 300 mL，150 mL 以上必要である[2]．

　感度，特異度以外について，X 線，CT は放射線被曝があり，重症患者の CT 室への搬送は危険をともなう．それに対して，POCUS は放射線被曝，造影剤アレルギーがなく，診断装置の小型化，携帯化によりベッドサイドで時間を選ばず手軽に胸水の評価が可能である．

　以上より，POCUS による胸水診断は身体所見，他の画像診断と比べて，正確さ，侵襲性，手間において総合的に優れる（超音波診断全般に言えるが，正しい画像描出に練習が必要なことに注意されたい）．

1　病態別の解説

- 最適な観察体位はセミファーラー位，坐位
- 胸水の確認には spine sign（IV章 1，p.91 参照）を見つける．

- 漏出性胸水は無エコー域として描出される．滲出性胸水は様々な画像所見を認める．
- 下大静脈，横隔膜も合わせてチェックする．

前稿で述べた画像描出の基本操作について，本稿で補足する．胸水は主に肺底部で観察する．画像描出はコンベックス型，またはセクター型のプローブを用いて中腋下線より背側，PLAPS point（posterolateral alveolar syndrome point） 図1 付近で行う[3]．リニア型プローブは高周波（5～18 MHz）を発するため深部の観察はできないが，胸膜周辺を最も詳細に観察できる．胸腔穿刺・ドレナージ，微量胸水検出の際に有用である．観察時の体位について，実際のPOCUSでは仰臥位が多いと考えられるが，可能であればセミファーラー位（15～30°の半坐位），坐位が望ましい．特に坐位では5～10 mLの微量胸水検出が可能である[4]．画像描出時の注意として，肋骨陰影（acoustic shadow）が映り込まないよう肋骨と平行に当てる．

機器の操作では，深度（depth），輝度（gain）のみ調整する．Depthについて筆者流の設定方法を紹介する．胸膜-肺実質-肺底部を見る時に最初にdepth設定をそれぞれ4-8-16 cmとしておき，適宜調整する「4の倍数法」が簡単であり，お薦めである．B-lineの判別が難しくなるのでgainについて胸膜，肺実質の観察では高くすることは勧められないが，肺底部の観察において初期設定では画面が暗く，胸水と肝臓の区別がつきにくい場合は，ある程度高くしても良い．

肺底部での特徴的な画像所見と固有名について説明する．通常，胸水の観察時は横隔膜と実質臓器を描出し，curtain sign，spine signの有無を確認する 図2 ．前述の通り，肺下葉に十分含気がある場合，あたかもカーテンを閉めるかのように肺で肝臓や脾臓が隠されるcurtain sign（IV章1，p.90参照）を認める．しかし，胸水中に受動性無気肺（気胸または胸水で肺容積が減少する無気肺，弛緩性無気肺とも呼ばれる）を認める場合，画像上で肺は実質臓器のように見える（tissue-like sign）ようになり，curtain signが陰性となる 図3 ▶7 図4 ．

胸水が貯留した肺底部画像では，本来描出されるはずのない胸腔内に胸椎が描出される（spine sign） 図3 図4 ．これは胸水の存在を診断する上で重要な所見である．胸水のない場合，胸腔は肺実質内の空気の影響でその奥の部分が描出されない（肝臓の鏡面像が映る）．胸水が存在する場合，液体成分が音響窓として介在し，胸腔を経由して胸椎が映る．

胸水診断における横隔膜の観察にも少し触れる．横隔膜は頭側に凸の高エコー曲線として映る．

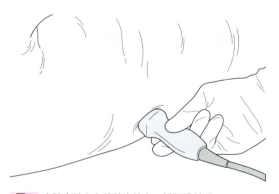

図1 中腋窩線から後腋窩線上，横隔膜付近
本稿ではPLAPS pointと呼ぶ．
プローブは肋骨と平行に当ててacoustic shadowの影響を少なくすると見やすい．

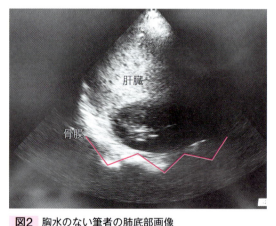

図2 胸水のない筆者の肺底部画像
胸腔内の空気があると超音波ビームが胸膜部で跳ね返るため，spine sign陰性である．

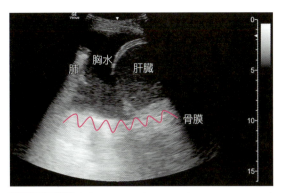

図3 ▶7 胸水のない場合と異なり，curtain sign 陰性，spine sign 陽性である．

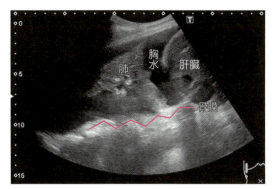

図4 肺底部に胸水と受動性無気肺を認める．胸水が音響窓となり，正常では見えない胸腔内の spine sign が陽性となる．

横隔膜の頭側にあるのは胸水，尾側は腹水である．大量胸水時は横隔膜が反転し，腹側へ反転し伸びきった横隔膜が自発呼吸時に陰圧で頭側かつ外側へ引っ張られる奇異性呼吸運動（横隔膜が吸気時に挙上，呼気時に低下）からの呼吸不全となるため，早急に治療が必要である 図5 ．

また，肺底部で下大静脈 図6 を観察可能であり，内径の虚脱，充満の所見は胸水の原因鑑別の補助となる．

胸水の原因は心不全，肺炎，悪性腫瘍が 80％を占めると言われるが，超音波診断による鑑別はある程度可能である．心不全による静水圧亢進，低アルブミンなどの膠質浸透圧低下で起こる漏出性胸水は細胞成分，線維素が少ないため，無エコー域として描出される．感染，腫瘍などによる滲出性胸水は細胞成分，線維素が多く，混濁する 図7 ．血胸，膿胸は hematocrit sign，plankton sign 図7 図8 などの特徴的な所見を示す[2]．他の滲出性胸水においても，索状のフィブリンネット，被包化成分，胸膜肥厚などを認め，時間経過でそれらの所見は変化する．感染，悪性腫瘍の場合，胸膜，横隔膜の肥厚化（胸膜 10 mm，横隔膜 7 mm を超える場合，悪性疾患を疑う）[2]，結節などが観察される．

POCUS で胸水を見つけた場合，multiple B-lines，consolidation などの肺実質の所見，心臓

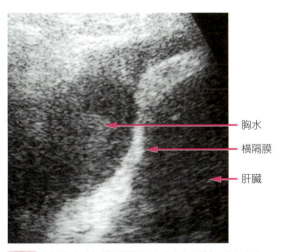

図5 大量胸水時に横隔膜は図のように尾側へ凸となる．呼吸不全をきたすため，胸水ドレナージが必要である．

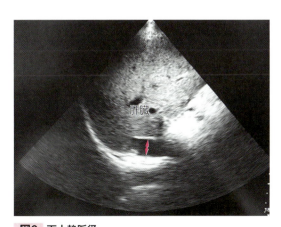

図6 下大静脈径
PLAPS point の観察であり，心窩部で確認される内径と異なるが，虚脱，充満の有無は同様に確認できる．

3. 胸水・血胸

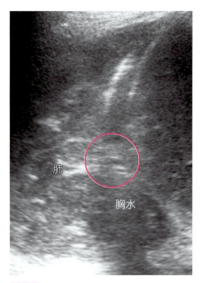

図7 Hematocrit sign
器質化した肺と横隔膜の間，胸水中に層状に
混濁したような所見．
胸水，膿胸中に確認される．

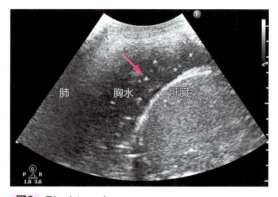

図8 Plankton sign
血胸，膿胸など滲出性胸水で認める高輝度点状のサイン．
胸水中で渦巻いて動くように混濁している．

超音波，下大静脈径，病歴聴取，他の検査も合わせて鑑別診断を行うべきである．

❷ 超音波ガイド下胸腔穿刺

- Balik の計算式で胸水量を推定できる．
- 超音波ガイド下手技で安全，確実に穿刺する．
- リニアプローブを穿刺ガイドに用いる．
- 手技後のチェックも POCUS で行う．

　過去に盲目的手技で施行されていた中心静脈穿刺などの穿刺手技は，今や安全かつ確実な手技のため，超音波ガイド下に行われるようになった．胸腔穿刺・ドレナージも致命的な合併症をきたす手技であり，超音波ガイド下手技（ultrasound guided thoracentesis and drainage：USGT）が推奨されている[5]．胸水の診断治療において盲目的手技と USGT を比べた過去の研究で，USGT は穿刺成功率は高く（90% vs 66%）[2]，有意に合併症の頻度が少なかった（4% vs 9%）[5]．一方で，合併症の多くは POCUS による診断が可能であり，安全な手技のために POCUS の正しい習得は意義が大きいと言える（一方，気胸において USGT は壁側胸膜下の状態を把握するのが困難なので，盲目的手技と比べて USGT の優位性を示せるかわからない）．ここからは胸水量の計測と USGT 手技について紹介する．

　胸水量の計測方法は Balik らにより報告　**図9**　されている[6]．超音波による胸水量の計測の正確さについて感度 94〜100%，特異度 67〜76% と報告される．また X 線，CT と比較して，超音波で計算した胸水量は実際に穿刺吸引した量に近いとの報告もある[7]（POCUS，X 線，CT の各々の相関係数 r は 0.83，0.55，0.49）．実臨床で使用される場面に会う機会は多くないが，簡便で使いやすい方法である．計測時の体位は 15°のセミファーラー位とし，後腋窩線上にてコンベックス型，

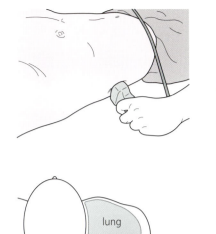
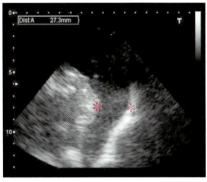

Balik の胸水計算式
$V(mL) = 20 \times PLD(mm)$
PLD は 10mm 以上ないと計算できない.

図9 Balik 法による胸水の計算
V: pleural effusion volume（胸水量），PLD: post chest wall lung distance（壁側胸膜〜臓側胸膜の距離）
PLD は最も遠い部位で計測する．

またはセクター型プローブを用いて水平断 **図10** ▶8 で画像描出する．穿刺のためには胸水の厚さが 10 mm 以上の部位を探すと良い．

次に USGT の説明だが，穿刺手技における超音波ガイドの目的は目的臓器と穿刺針の描出である．つまり，安全で確実な手技には目的臓器と穿刺針先端のリアルタイムでのモニターが肝要である．

リアルタイムでの超音波ガイド下穿刺の方法に交差法（out of plane technic）と平行法（in plane technic） **図11** がある．交差法はプローブと交差させる穿刺方法で中心静脈穿刺の方法として広く普及している．針は点状に描出されるが，手技に慣れていないと，画像上，針先と思っていた点がシャフトで，気づいた時には針先が肺に刺さっている場合がある．そのため，交差法で行う場合は穿刺針の先端は常にプローブを追い越さないよう注意して施行する[8]（**図12** 左）．

平行法はプローブと平行に穿刺するため，超音波ビーム上に針の全長を描出させることが可能で

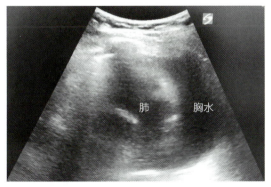

図10 ▶8 左の PLAPS point での水平断画像．吸気時に肺が出現している．

3. 胸水・血胸

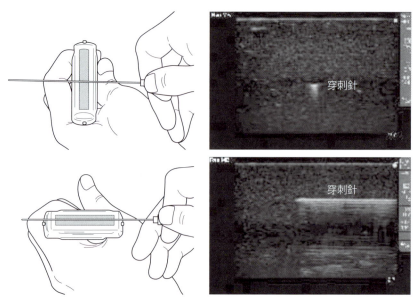

図11 超音波ガイド下穿刺における穿刺針とプローブの位置関係
交差法（上段）：針は点として描出されるのみである
平行法（下段）：針の全長が描出される

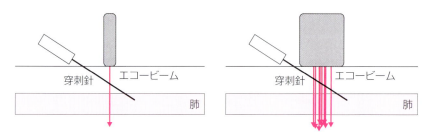

図12 左：交差法では必ずしも針の先端が映っていると限らない．シャフトが描出されている場合，穿刺針を進めると先端が肺に刺さる可能性がある．
右：平行法では超音波ビームに少し厚みがあり，穿刺針の全長を描出可能である．針がビームの横にずれて先端が映らない場合はjabbing motion，先端を横に振る，刺し直しなどして，常に先端が見えるようにする．

ある．穿刺針の視認性が良く，交差法より手技を安全に行える．この方法で針先が描出されない場合は穿刺点による微調整を行うが，途中から先端が見えない場合は針先を左右に振ることで描出される．また細かく針を震わす操作（jabbing motion）で周辺構造の揺れにより大まかな位置を把握できる（**図12** 右）．

どちらの穿刺方法でもリニアプローブを選ぶと，小型で使い回しが良い．画像の解像度が高く，胸膜周辺と穿刺針の位置関係を詳しく観察可能である．

実際のUSGT手技の流れについて説明する．適応は**表1**の通りである．穿刺はマキシマムプレコーションで行う．リアルタイムでのUSGTでは，術者の目線とプローブ，針の向きが一直線（in plane）になるよう超音波診断装置を配置する．

体位は可能なら前傾坐位とするが，仰臥位，セミファーラー位，側臥位でも可能である**図13**．救急外来などの重症例では必ずしも，穿刺に理想的な体位を取れない場合があるため，注意された

表1 胸腔穿刺の適応

胸腔穿刺の適応
自然気胸
肺の虚脱が中等度の続発性気胸（検査画像上，肺門部の高さで胸膜間の距離が2cm未満）*
悪性疾患の胸水
敗血症の胸水

胸腔ドレーンチューブ挿入の適応
緊張性血気胸
外傷性血気胸
胸水
膿胸
乳び胸

*：2cm以上の場合は持続ドレナージを考慮する
（野村岳志，他編．特集：ICUエコー．Intensivist. 2017；9（1）より）

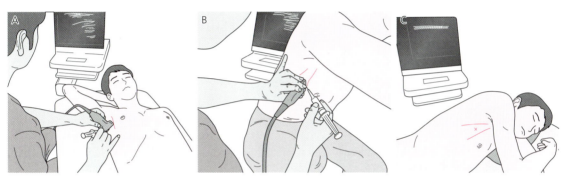

図13 穿刺体位，仰臥位（A），前傾坐位（B），側臥位（C）

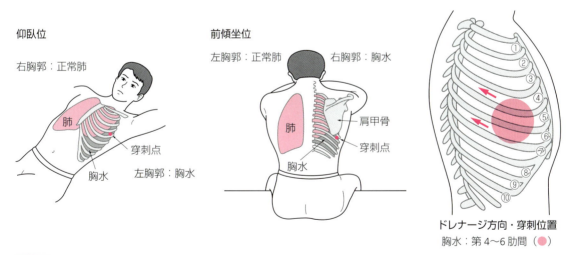

図14 穿刺部位は第4〜6肋骨間の中〜後腋窩線で行う．肺底部の胸水について，前傾坐位で第7〜9肋骨間の中〜後腋窩線から穿刺吸引する場合もある．
POCUSで穿刺部位の胸水と肺をチェックする．

い．

穿刺部位 図14 について，第4〜6肋骨間の中〜後腋窩線で行う．肺，横隔膜の損傷を避けるために超音波画像上，呼気，吸気ともに穿刺スペースがあるか（画像上胸水の深さが10mm以上），

3. 胸水・血胸

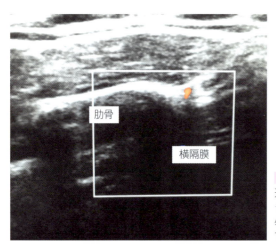

図15 肋骨下縁の肋間動脈をチェックする.
近年,超音波診断装置の画像解析が進み,画像上で確認できるようになった.
必ずしも,肋骨下縁に見つからない場合があり,注意を要する.

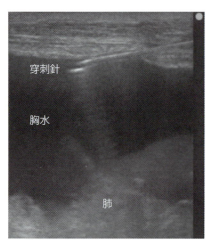

図16 平行法で描出した穿刺針であり,針全長が確認される.
平行法,交差法ともに針先端は画像上,点でなく,「二」の字のように見える.

息止めができるか手技前にチェックする[9].また,穿刺時の肋間動静脈損傷を避けるためにカラードプラ画像 図15 を活用する.

穿刺に最適な画像を見つけたら,プローブ位置と穿刺部位にマジックなどで印をつけて消毒後,清潔なドレープをかける.

再び,超音波画像を確認しながら,局所麻酔薬注入を行う.皮下に注入後,陰圧をかけながら胸腔内へ針を平行法で進める.このとき,30°以上の穿刺角度で穿刺針の視認性は悪くなるので[7],なるべく浅い角度での穿刺を心がけたい.肋骨下縁の肋間動静脈を避けながら進むが,肋骨上縁に針が当たったら,骨膜には局所麻酔薬を注入する.壁側胸膜を貫通すると痛みが出現するため,シリンジ内に胸水を確認後,穿刺針を少し戻して,胸膜上にも局所麻酔薬を多めに注入する(2 mL以上).その後,超音波画像で穿刺針と肺の位置関係を確認しながら,胸水を抜く 図16 .

次にドレーンチューブ留置だが,海外の諸家より小径の pigtail カテーテルを使用したリアルタイム超音波ガイド下手技の報告がされており[10,11],その概要を紹介する.

小径(16 Fr 以下)のドレーンチューブ留置では上記の USGT 手技後,介助者にプローブを保持させながら,手技者は穿刺針よりガイドワイヤーを進める.その後,ダイレーターを胸壁 1 cm 以上挿入後,ドレーンチューブを留置する.ドレーンチューブ挿入の深さは手元側のドレナージ孔か

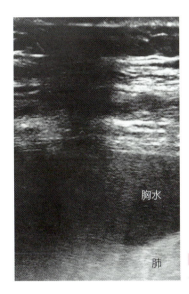

表2	胸腔穿刺の合併症

肋間動静脈損傷
気胸，血胸
内臓損傷（心臓，肺，肝臓，脾臓，横隔膜）
ドレーンチューブ異所性挿入
感染（膿胸，胸膜炎）
皮下気腫

(野村岳志，他編．特集: ICU エコー．Intensivist. 2017; 9 (1) より)

図17 リニア型プローブで撮影した胸水（quad sign）
この画像は皮下気腫によるアーチファクトにより，一部見えにくくなっている．

ら10 cm以内とする．一連の手技は超音波画像を観察しながら行う．

24 Fr以上の大径チューブについてリアルタイムでの超音波ガイド下手技の報告は見当たらなかったため，今後の報告が待たれる．筆者としては小径のものと違い，皮膚切開，トンネリング，ペアン鉗子で把持しつつの手技は，超音波プローブを保持しながらでは困難な印象である．

手技後のチューブ位置確認と合併症チェックにもPOCUSで行う．穿刺手技の合併症に気胸，肋間動静脈損傷，膿胸，再膨張性肺水腫，横隔膜損傷，心臓損傷，肝脾損傷，皮下気腫などがある 表2 ．正しく行うUSGTは盲目的手技より合併症頻度を少なくできる．過去の報告では穿刺・ドレナージ後の気胸について，盲目的手技に比べてUSGTは7割少なかった[5]．気胸の予防は，針先端を描出し臓側胸膜との位置関係を確かめながら行うことが肝要である．

肋間動静脈損傷について，動静脈の蛇行があるため，盲目的手技よりUSGTは安全である[5]．心臓，横隔膜，肝脾の損傷予防についても，気胸同様，針先端を描出しながらの手技が肝要である．

再膨張性肺水腫は呼吸症状，肺超音波上のmultiple B-Linesなどの所見で見つけることが可能である．肺水腫の予防を考えると胸水の吸引は1000 mL/日以下が望ましい．

皮下気腫 図17 ができた場合は，肺超音波診断は困難となるため，エコースキャンの位置を変えて検査する必要がある．

以上，本稿でPOCUSによる胸水・血胸の診断およびUSGTについて説明した．POCUSは他の画像診断に比べて，手間がかからず，低侵襲な上に正確である．またUSGTは盲目的な手技よりも，安全に穿刺可能である（注意；慣れない間はUSGTにおいても，上級医の監督下に行うべきである）．明日からの診断・治療に応用して頂ければ幸いである．

■文献

1) 瀬良　誠．肺・胸膜ポイントオブケア超音波．麻酔．2017; 66: 493-502.
2) Nilam J, Ricardo F, Maria I, et al. Ultrasound in the diagnosis & management of pleural effusions. J Hosp Med. 2015; 10 (12): 811-6.
3) Daniel L. Novel approaches to ultrasonography of the lung and pleural space: where are we now? Breath. 2017; 13: 100-11.
4) Elena P, Antoni T, Carlos R, et al. Lung ultrasound in the evaluation of pleural effusion. J Bras Pneu-

mol. 2014; 40（1）: 1-5

5) Tom H, Richard T, Diane L, et al. Pleural procedures and thoracic ultrasound: British thoracic society pleural disease guideline 2010. Thorax. 2010; 65: 61-76.

6) Kamila S, Phillips P, Thomas M, et al. Ultrasound for the detection of pleural effusions and guidance of the thoracentesis procedure. ISRN Emergency Medicine. 2012.

7) Brockelsby C, Ahmed M, Gautam M. Pleural effusion size estimation: US, CXR or CT? Thorax. 2016; 71: A83.

8) 北山眞任. 超音波ガイド下神経ブロック　⑨超音波ガイド下神経ブロックの教育に必要な知識・技術. 日本臨床麻酔学会誌. 2013; 33: 645-51.

9) Gino S, Andrea S, Riccardo I, et al. Ultrasound-guided pleural puncture in supine or recumbent lateral position - feasibility study. Multidiscip Respir Med. 2013; 8: 18.

10) Miraglia R, Maruzzelli L, Piazza M, et al. Real-time ultrasound-guided placement of a pigtail catheter in supine position for draining pleural effusion in pediatric patients who have undergone liver transplantation. J Clin Ultrasound. 2016; 44（5）: 284-9.

11) Balik M, Plasil P, Waldauf P, et al. Ultrasound estimation of volume of pleural fluid in mechanically ventilated patients. Intensive Care Med. 2006; 32（2）: 318.

〈山田直人〉

第 Ⅳ 章　肺と胸膜

4　心原性肺水腫と鑑別疾患

要旨

① B-lines とは「胸膜からレーザーのように減衰することなく直線的に画面の下端にまで伸びる高輝度なアーチファクトで，呼吸運動に同調して動くもの」である．

② B-lines を用いた急性呼吸不全の病態の鑑別では，3 本以上の B-lines が描出される multiple B-lines の分布を評価することが重要である．

③ 心原性肺水腫，非心原性肺水腫，間質性肺疾患（間質性肺炎/肺線維症）では，diffuse multiple B-lines が描出される．

④ 心原性肺水腫と非心原性肺水腫の鑑別には，肺エコーで描出される胸膜・胸膜下異常が有用な可能性がある．

⑤ B-lines のみで急性呼吸不全の病態を鑑別することは困難であり，身体診察・病歴聴取・さらには追加の心エコーなどの POCUS 所見を用いて多面的に評価することが重要である．

　急性呼吸不全の対応では，緊急度に応じた迅速な臨床判断が求められる．緊急度が高い場合には，時間的制約があるため，十分な病歴聴取や身体所見を得ることは難しく，POC の考えに沿って行う超音波検査（POCUS）を用いる．その結果，ベットサイドで迅速に患者の病態を評価し，適切な臨床判断を下すことができる．本稿では，B-lines を中心とする肺エコーで心原性肺水腫をはじめとする急性呼吸不全をきたす疾患の鑑別について概説する．

1　B-lines

1）定義と意味

　国際コンセンサスにて，B-lines は「胸膜からレーザーのように減衰することなく直線的に画面の下端にまで伸びる高輝度なアーチファクトで，呼吸運動に同調して動くもの」と定義されている[1]．

　1 画面で 3 本以上の B-lines が描出される場合を multiple B-lines と呼ぶ．multiple B-lines は間質や肺胞への水分貯留と肺実質の病的変化を意味する[1]．一方，2 本以下の B-lines に病的意義はなく，若年者では 10％程度に認められ，高齢者では 37％に認められると報告されている[2]　**図1**．

2）成因（p.58, 89 参照）

　B-lines の成因については諸説ある．肺胞・間質に水分が貯留し，肺胞隔壁の厚みが増した結果，

4. 心原性肺水腫と鑑別疾患

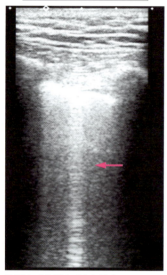
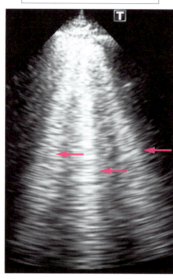

胸膜から深部へ減衰せずに A-lines を打ち消すレーザー様の直線的なアーチファクト ▶9

画面に B-lines が 3 本以上描出されれば病的意義がある. ▶10

図1

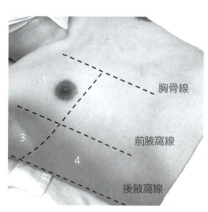

図2 観察部位
仰臥位・半座位の状態で，胸骨より前腋窩線まで，前腋窩線から後腋窩線までに分け，第 3・4 肋間で上部と下部に分ける．
（1：前胸上部　2：前胸下部　3：側胸上部　4：側胸基部）

その部分での隔壁と胸膜の間で多重反射を起こしたアーチファクトの一種[3]，あるいは水分が超音波で共振して音波を発する ring-down artifact [4] など諸説あるが，まだ確定されてはいない．

3) **観察部位**

B-lines の基本観察部位は，片側 4 か所，両側 8 か所である[1] 図2 ．緊急度が高い場合，片側前胸部 2 か所，両側前胸部 4 か所のみの簡略化した評価でも，心原性肺水腫の有無を判断できる[5]．

4) **プローブの選択**

B-lines は胸膜から派生するアーチファクトである．そのため，B-lines の描出には，まず胸膜を描出することが必要である．体表から数 cm の深さにある胸膜の描出に周波数の高いリニアプローブが適している．また，セクタープローブやコンベックスプローブでも B-lines を描出可能である．どのプローブを用いても最終診断に大きな差異はないが，コンベックスプローブとリニアプローブ

を比較した場合，コンベックスプローブで B-lines の数が多くなるとの報告がある[6]．

5）描出方法

描出の手順を①〜④に示す．

①前胸部鎖骨中線上で肋骨に直交するようにプローブを当てる．

②頭側あるいは尾側にスライドさせながら，上位の肋骨と下位の肋骨の間にある胸膜（bat sign）を同定する．

③フォーカス（焦点）を，胸膜の深さ（約 3〜5 cm）に設定し，ゲイン（輝度）は，胸膜が白く表示される程度に設定する．

④ B-lines を観察する．

超音波装置に内蔵される tissue harmonic などの補正機能は，コントラストが過剰に補正され，アーチファクトの解釈を誤る可能性があるので注意する．B-lines の描出に影響する因子を表に示す[7]．**表1**．

6）検者内/検者間信頼性

Pivetta らは，トレーニングを受けた者と初学者で 1200 件の肺エコーを行い，得られた検者間信頼性は κ＝0.94，検者内信頼性はエキスパートでは κ＝0.97，初学者で κ＝0.92 であると報告している[8]．また B-lines は，初学者でも短時間のトレーニングで再現性をもって描出できると報告している[8]．さらに最近では，B-lines を自動検出する超音波装置も開発されている．

表1 B-lines の描出に影響を与える因子

①デバイス	機種 イメージング技術（tissue harmonicなど） ・プローブタイプ（リニア，セクター，コンベックス，マイクロコンベックス）
②調整方法	描出深度 焦点深度 ゲイン ダイナミックレンジ フレームレート プロセッシング（増幅，補正，圧縮，復調，排除） プレ・ポストプロセスコントロール
③術者因子	術者の経験 検査所要時間
④患者因子	患者体位 観察部位 胸膜性状 胸水の有無 肺疾患

(Dietrich CF, et al. J Thorac Dis. 2016; 8: 1356-65[7] から一部改変)

❷ 呼吸不全患者における肺エコー

呼吸不全とは，原因を問わず動脈血中の酸素分圧が 60 mmHg 未満になる病態と定義される．血液中の二酸化炭素分圧が正常あるいは低下する I 型呼吸不全と，二酸化炭素分圧が増加する II 型呼吸不全とに分類される．

I 型呼吸不全の原因は，換気血流比不均衡（肺水腫，肺炎，肺挫傷），拡散障害（間質性肺炎，肺線維症），シャント（肺動静脈瘻）であり，II 型呼吸不全の原因は，肺胞低換気（神経筋疾患，呼吸

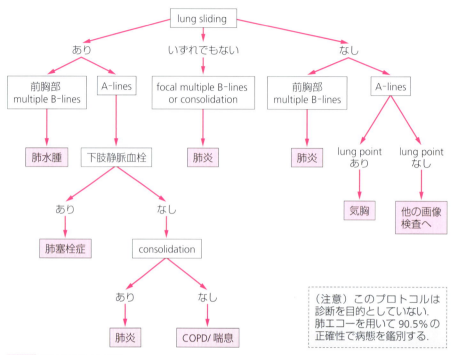

図3 BLUE プロトコル

中枢異常，肺・胸郭の障害）である．

　肺エコーは，主にⅠ型呼吸不全をきたす病態を評価できる．肺エコーを用いた急性呼吸不全の評価および鑑別手順として，Lichtenstein らの BLUE プロトコルが代表的である[5] 図3．BLUE プロトコルは，原因となる疾患の診断目的ではなく，病態の鑑別を目的としたものであり，その精度は 90.5% とされる．このプロトコルで用いられる B-lines で鑑別される病態は，肺水腫と肺炎の 2 つだけであり，B-lines を用いたさらなる呼吸不全患者の鑑別について検討していく．

❸ B-lines を用いた鑑別

　B-lines を用いた鑑別では，病的意義を持つ multiple B-lines の分布を評価することが重要である 図4．分布様式は，diffuse か focal に分類され，それぞれに対応する疾患が定められている[1]．

diffuse（片側 2 か所以上かつ両側に multiple B-lines が存在）
　　　　→肺水腫（心原性，ARDS），間質性肺疾患（間質性肺炎/肺線維症）
focal　→肺炎，無気肺，肺挫傷，肺梗塞，胸膜疾患，悪性腫瘍

　diffuse multiple B-lines を呈する病態は，肺全体に障害を受けていることを示し，緊急度が高いと認識すべきである．

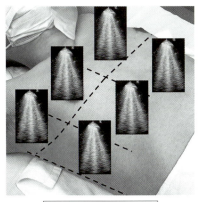
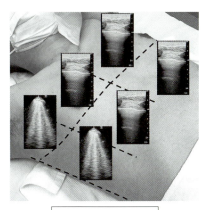

diffuse multiple B-lines
片側2か所以上かつ両側で観察される
鑑別診断：心原性肺水腫，ARDS
　　　　　間質性肺疾患

focal multiple B-lines
鑑別診断：肺炎，肺挫傷，無気肺
　　　　　肺塞栓，胸膜疾患，悪性腫瘍

図4 Multiple B-lines の分布様式

4 Diffuse multiple B-lines を呈する病態の各論

■ 心原性肺水腫

　心原性肺水腫では，diffuse multiple B-lines の所見が病態と相関する．

　7つの前向き臨床研究を用いたシステマティックレビュー/メタアナリシスでは，急性心原性肺水腫の診断において，diffuse multiple B-lines は，感度94.1%（95%信頼区間 81.3-98.3%），特異度92.4%（95%信頼区間 84.2-96.4%）と報告されている[9]．

　57のコホート研究のシステマティックレビュー/メタアナリシスでは，diffuse multiple B-lines の陽性尤度比は7.4（95%信頼区間 4.2-12.8），心エコーでの ejection fraction（EF）低下の陽性尤度比は4.1（95%信頼区間 2.4-7.2）であり，急性心原性肺水腫の診断において両者を用いることが有用と報告されている[10]．

　また EF の保たれた心不全（拡張不全）（heart failure with preserved ejection fraction: HF-pEF）の診断には，心エコーにて左室拡張能を示す E/e' が用いられる．B-lines は，E/e'≧15，NT-proBNP>1000 pg/mL など心不全を示唆する心エコー所見や検査数値と強い相関があると報告されている[11]．

■ 非心原性肺水腫 / acute respiratory distress syndrome（ARDS）

　ARDS という概念は，1967年に Ashbaugh により提唱された．種々の原因や基礎傷病に続発して急性に発症する非心原性肺水腫のことであり，以下の①〜④で定義されている（Berlin 定義）．
　①急性発症（発症1週間以内）
　②胸部画像上の両側性陰影
　③左心不全のみで病態を説明できないこと
　④低酸素血症（P/F 300 mmHg 以下）

　ARDS の原因は，直接損傷（誤嚥性・化学性肺炎，肺挫傷など）と間接損傷（敗血症，輸血など）

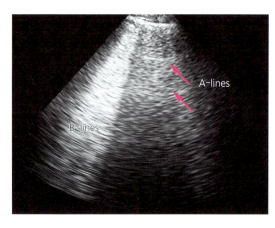

図5 Spared region
diffuse multiple B-lines が描出される範囲で，正常な肺エコー所見（A-lines）が描出される．

がある．侵襲ストレスのために肺血管の透過性が亢進し，肺水腫を引き起こす．しかし，肺全体に均一な肺水腫を起こす心原性肺水腫と異なり，ARDS では，炎症，重力の影響などを受け，局在する不均一な肺水腫を引き起こすとされる[12]．そのため ARDS では，diffuse multiple B-lines の所見は認められるが，心原性肺水腫とは異なる以下の所見が認められる[12]．

1) Spared region　図5
→前胸上部で，diffuse multiple B-lines が描出される範囲に，一部正常な肺エコー所見（A-lines）が描出される．

2) Pleural-line abnormalities：胸膜異常　図6
→炎症による胸膜の不整や肥厚（3 mm 以上）が見られる．

3) Absence or reduction of lung sliding
→炎症による胸膜の不整や肥厚のために胸膜のスライディングが減少する．

4) Subpleural abnormalities：胸膜下異常　図6
→胸膜下に結節像やコンソリデーションなどが描出される．

　ARDS では，肺血管抵抗の上昇が見られ 22～27％に右心不全が合併する．右心不全は人工呼吸管理期間や予後に影響を与えるため[13]，ARDS の治療では，右心不全を意識した肺保護管理が必要になる．肺エコーで肺のリクルートメント効果と過膨張のバランスを評価する方法が報告されており[14]，肺エコーで ARDS の評価を行いながら，心エコーで右心不全合併に留意することは，ARDS の管理において有用と考えられる．

■間質性肺疾患（interstitial lung disease：ILD）

　diffuse multiple B-lines は，間質性肺疾患（interstitial lung disease：ILD）でも認められる．ILD とは，肺胞間質の炎症・瘢痕化，コラーゲン蓄積などが原因で拡散が障害される病態であり，間質性肺炎，肺線維症などがある．特発性肺線維症は，平均生存期間は診断確定から 28～52 か月とされるが，治療により改善する例もあるため，早期診断は患者予後に影響する[15]．間質性肺疾患の診断におけるゴールドスタンダードは CT であるが，放射線被曝，造影剤のリスクなどがあり，短時間のトレーニング習得できる B-lines を用いた診断・評価による有用性は高い[16]．
　Moazedi-Fuerst らは，リウマチ，強皮症，systemic lupus erytematosus（SLE）の患者 45 人のうち CT で ILD と診断された症例で「diffuse multiple B-lines」や，ARDS と同じく「pleu-

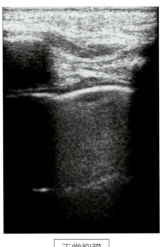
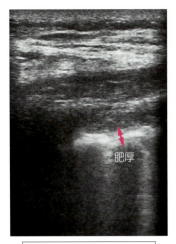
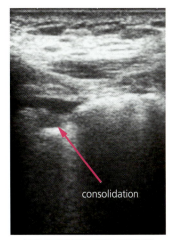

正常胸膜 | 胸膜異常（pleural line abnormalities） | 胸膜下異常（subpleural abnormalities）

胸膜肥厚（3 mm 以上），胸膜不整などが描出される．

胸膜下に consolidation などが描出される． ▶11

図6 胸膜/胸膜下異常（pleural/subpleural abnormalities）

ral-line abnormalities」，「subpleural abnormalities」が認められると報告している[17]．また Song らは，B-lines の数と CT での肺線維症の重症度はよく相関していると報告している[18]．

5 Diffuse multiple B-lines を呈する疾患の鑑別フローチャート

各論をまとめ，diffuse multiple B-lines を呈する疾患の鑑別フローチャートを提案する **図7** ．
フローチャートのポイントは，①心原性肺水腫と非心原性肺水腫の鑑別，そして，② ARDS と間質性肺疾患の鑑別である．

①心原性肺水腫と非心原性肺水腫の鑑別

Singh らは，心原性肺水腫と非心原性肺水腫の鑑別に M-mode が有用であると報告している[19]．43 人（心原性肺水腫 12 人，非心原性肺水腫 17 人，コントロール 16 人）を対象に，3 人の評価者が，bat sign を描出した後に M-mode を用いて，水平方向の胸膜のパターンと垂直方向の胸膜下のパターンを評価した **図8** ．連続的な胸膜パターンかつ垂直方向のアーチファクトが，心原性肺水腫において，感度 87.6％，特異度 98.3％，陽性尤度比 53，陰性尤度比 0.13 であり，検者間信頼性も κ＝0.97 と優れていたと報告している．

② ARDS と間質性肺疾患の鑑別

ARDS と間質性肺疾患の肺エコー所見を比較した報告は見当たらない．現時点では肺エコーだけを用いての鑑別は困難であり，病歴・身体所見・その他の画像検査を用いて鑑別すべきだと考えられる．

おわりに

POCUS を診察と同等に位置づけた場合，B-lines のみで急性呼吸不全の病態を鑑別することは困難であり，身体診察・病歴聴取・さらには追加の POCUS 所見（心エコーなど）を用いて多面的

4. 心原性肺水腫と鑑別疾患

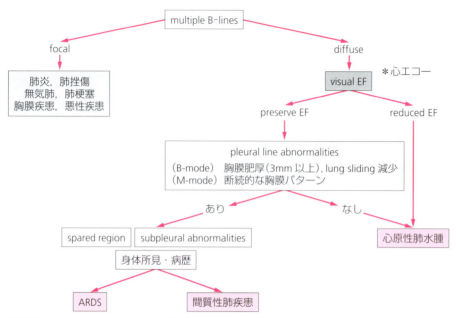

図7 Multiple B-lines を用いた鑑別フローチャート（Volpicelli G, et al. Intensive Care Med. 2012; 38: 577-91[1]）を参考にして作成）

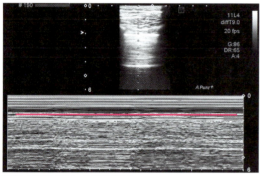

正常：胸膜パターンは連続で，
　　　胸膜下パターンは水平である．

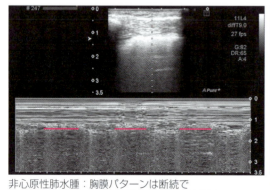

非心原性肺水腫：胸膜パターンは断続で
　　　　　　　　胸膜下パターンは垂直である．

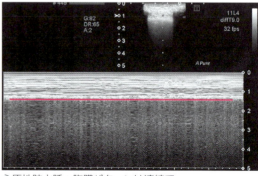

心原性肺水腫：胸膜パターンは連続で，
　　　　　　　胸膜下パターンは垂直である．

図8 M-mode を用いた心原性肺水腫と非心原性肺水腫の鑑別

に評価することが重要である.

■文献

1) Volpicelli G, Elbarbary M, Blaivas M, et al. International evidence-based recommendations for point-of-care lung ultrasound. Intensive Care Medicine. 2012; 38 (4): 577-91.

2) Chiesa AM, Ciccarese F, Gardelli G, et al. Sonography of the normal lung: comparison between young and elderly subjects. J Clin Ultrasound. 2015; 43: 230-4. Epub 2014 sep15.

3) Picano E, Frassi F, Agricola E, et al.Ultrasound lung comets: a clinically useful sign of extravascular lung water. J Am Soc Echocadiogr. 2006; 19: 356-63.

4) Feldman MK, Katyal S, Blackwood MS. US artifacts. Radiographics. 2009; 29: 1179-89.

5) Lichtenstein DA, Meziere GA. Relevance of lung ultrasound in the diagnosis of acute respiratory failure: the BLUE protocol. Chest. 2008; 134: 117-25.

6) Sperandeo M, Varriale A, Sperandeo G, et al. Assessment of ultrasound acoustic artifacts in patients with acute dyspnea: a multicenter study. Acta Radiologica. 2012; 53: 885-92.

7) Dietrich CF, Mathis G, Blaivas M, et al. Lung artefacts and their use. J Thorac Dis. 2016; 8(6): 1356-65.

8) Pivetta E, Goffi A, Lupia E, et al. Lung ultrasound-implemented diagnosis of acute decompensated heart failure in the ED: a SIMEU multicenter study. Chest. 2015; 148 (1): 202-10.

9) Al Deeb M, Barbic S, Featherstone R, et al. Point-of-care ultrasonography for the diagnosis of acute cardio- genic pulmonary edema in patients presenting with acute dyspnea: a systematic review and meta-analysis. Acad Emerg Med. 2014; 21: 843-52.

10) Martindale JL, Wakai A, Collins SP, et al. Diagnosing acute heart failure in the emergency department: a systematic review and meta-analysis. Acad Emerg Med. 2016; 23 (3): 223-42.

11) Miglioranza MH, Gargani L, Sant'Anna RT, et al. Lung ultrasound for the evaluation of pulmonary congestion in outpatients: A comparison with clinical assessment, natriuretic peptides, and echocardiography. JACC: Cardiovascular Imaging. 2013; 6 (11): 1141-51.

12) Copetti R, Soldati G, Copetti P. Chest sonography: a useful tool to differentiate acute cardiogenic pulmonary edema from acute respiratory distress syndrome. Cardiovascular Ultrasound. 2008; 6 (1): 16.

13) Mekontso Dessap A, Boissier F, Leon R, et al. Prevalence and prognosis of shunting across patent foramen ovale during acute respiratory distress syndrome. Crit Care Med. 2010; 9: 1786-92.

14) Bouhemad B, Brisson H, Le-Guen M, et al. Bedside ultrasound assessment of positive end-expiratory pressure-induced lung recruitment. Am J Respir Crit Care Med. 2011; 3: 341-7.

15) 貫和敏博, 杉山幸比古. VIII. 間質性肺疾患. In: 門田淳一, 編. 呼吸器疾患最新の治療. 東京: 南江堂; 2013. p.315-25.

16) Aghdashi M, Broofeh B, Mohammadi A. Diagnostic performances of high resolution trans-thoracic lung ultrasonography in pulmonary alveoli-interstitial involvement of rheumatoid lung disease. Int J Clin Exp Med. 2013; 6 (7): 562-6.

17) Moazedi-Fuerst FC, Zechner PM, Tripolt NJ, et al. Pulmonary echography in systemic sclerosis. Clinical Rheumatology. 2012: 31 (11): 1621-5.

18) Song G, Bae SC, Lee YH. Diagnostic accuracy of lung ultrasound for interstitial lung disease in patients with connective tissue diseases: a meta- analysis. Clin Exp Rheumatol. 2016; 34: 11-6.

19) Singh AK, Mayo PH, Koenig S, et al. The use of M-mode ultrasonography to differentiate the causes of B lines. Chest. 2018; 153: 689-96.

〈谷口隼人〉

第 IV 章 肺と胸膜

5 細菌性肺炎

要旨

① 細菌性肺炎に特異的な超音波検査所見はなく，超音波検査による細菌性肺炎の診断基準は定まっていない．症状，身体所見，血液検査所見から細菌性肺炎が疑われる患者に超音波検査を実施して，これらと組み合わせて診断に結び付ける必要がある．

② 細菌性肺炎で得られる超音波検査所見としては sonographic consolidation が挙げられる．

③ 細菌性肺炎の sonographic consolidation の病変はウイルス性肺炎より大きい．sonographic consolidation は，無気肺などでも得られる所見であるが，dynamic air bronchogram があれば，ほぼ肺炎と診断できる．

④ 急性呼吸不全の鑑別診断の１つに細菌性肺炎があり，その所見を理解しておくことは，急性呼吸不全の診療においても有用である．

　超音波検査による細菌性肺炎の診断基準は定まっていない．他章の肺超音波検査と比べると曖昧である．胸部画像検査のゴールドスタンダードである胸部 CT 検査を以てしても，画像所見のみから細菌性肺炎と断定することは困難であり，超音波検査のみから細菌性肺炎の確定診断は困難であると言える．超音波検査によって，細菌性肺炎と診断するためには，適切な現病歴，身体所見，他の検査所見と合わせ，診断にアプローチする．本稿では sonographic consolidation（海外では"consolidation"）（後述）を細菌性肺炎の主要所見として捉え，考察する．

　超音波検査は，現時点では肺炎診断の標準検査と位置付けられていない．汎用される肺炎診断の画像検査は，胸部 X 線検査であるが，その読影は，放射線科専門医であっても難しいこと，検査の依頼から現像後の画像の確認までに時間を要すること，被曝がデメリットである．

　POC 領域における肺超音波検査の習熟は，他臓器の超音波検査よりも短期間で可能である[1]．超音波検査の初心者４人に，５時間の理論学習と，指導下に 10 人の検査を行った後に超音波検査を実施したところ，肺炎の診断に関して感度 88％，特異度 90％であった[2]．超音波検査のメリットとして，point-of-care 領域での肺超音波検査の技術修得は，比較的簡便で，短期間で可能とされること，機器があれば速やかに実施できることがあげられる．ただし，技術修得は他の臓器検査より短期間とはされるものの，最低限のトレーニングは必要であること，肺炎の病変検索のため胸郭全体を走査すると，7〜10 分程度の時間を要すること，現状では他の医療従事者の理解が得られにくいことが肺炎診断における超音波検査の汎用性を阻む因子となっている．

疾患・病態別の解説

❶ 細菌性肺炎における超音波検査の適応・走査

　肺炎全般としての超音波検査の適応は胸部 X 線検査の適応と同様に，発熱，呼吸困難，胸痛などの症状，頻呼吸，胸部聴診所見などの身体所見，血液検査所見などから，肺炎が疑われる場合である．

　肺炎が疑われる患者に肺超音波検査を行う上で，後述する sonographic consolidation（"consolidation"）の所見を理解しておく必要がある[3]．超音波検査では sonographic consolidation そのものの評価だけでなく，ドレナージ可能な胸水の検出など，合併する他病変の検出も，簡便に施行できる 図1 図2 ．また，急性呼吸不全の原因鑑別を超音波検査で短時間に行う BLUE プロトコルでは，後腋窩線背側にプローブを当てるが，これは，肺炎は背側に病変を形成する頻度が高いこととも関連している．胸部全体の肺炎病変検出を目的とする走査では，プローブを頭尾軸に沿って胸壁に垂直に当て，頭側から尾側へ，胸壁の前面，側面，背面を撫でるように走査する．次にプローブを肋間に平行に回転させ，頭側から尾側へ，胸壁の前面，側面，背面を撫でるように走査する．臥位患者の背側の観察では，体位変換などの姿勢の調整によって，走査は可能となる．骨に覆われた部位の病変，胸膜に接しない病変は検出できないが，重症患者で胸膜に接しない肺炎病変の頻度は 2％と報告されている[3]．

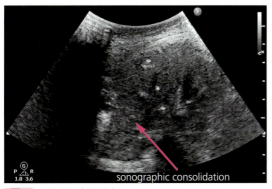

図1 入院時超音波検査
急性呼吸不全のため入院．sonographic consolidation を認める．

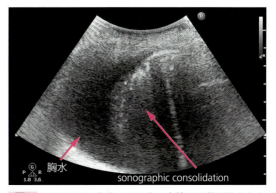

図2 図1と同一患者．5日後．病状の改善が得られないため，再度超音波検査を実施
sonographic consolidation に加え，多量の胸水貯留．胸腔穿刺を行い，呼吸状態は改善．

❷ 細菌性肺炎における超音波検査所見

　細菌性肺炎に言及した超音波検査の知見は乏しく，超音波検査による細菌性肺炎の診断基準は定まっていない．Mathis は，細菌性肺炎はウイルス性肺炎と比較して，"consolidation"（sonographic consolidation） 図3 図4 ▶12 の病変が大きく，air bronchogram 図5 図6 が多く見られる，としている[4]．人工呼吸器関連肺炎は市中肺炎よりも非定型肺炎やウイルス性肺炎

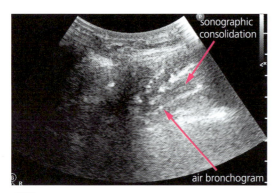

図3 細菌性肺炎患者の sonographic consolidation

sonographic consolidation は肝臓様エコー像を呈している．線状高エコー輝度の air bronchogram とそれに並行する線状低エコー輝度が見られる．
(▶12 図3と同一患者の動画)

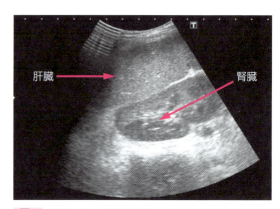

図4 図3と同一患者の肝臓

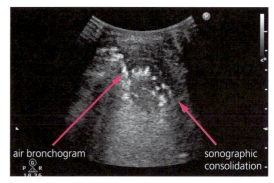

図5 sonographic consolidation 内部に線状の高エコー輝度の air bronchogram が見られる．

図6 sonographic consolidation 内部に点状高エコー輝度の air bronchogram が見られる．

が少なく，細菌性肺炎の頻度が高い．ただし，人工呼吸器関連肺炎の研究では，無気肺をきたしやすい患者群が対象となる．人工呼吸器関連肺炎の研究の中では，その超音波検査所見を"consolidation"と定義している論文が多い[5-7]．また，小児肺炎患者で肝臓様に見える"consolidation"の所見が WBC 高値，CRP 高値と有意に相関していたとの報告[8]，小児肺炎患者において，超音波検査で air bronchogram を伴う"consolidation"の所見を有した症例全例が，胸部 X 線検査で細菌性肺炎の所見に合致していたとの報告がある[9]．後述のとおり，sonographic consolidation は細菌性肺炎以外でも得られる所見であるが，実臨床では，臨床所見から細菌性肺炎が疑われる症例に，サイズの大きな sonographic consolidation を認めた場合，細菌性肺炎を裏付ける画像所見と判断してよいと考えられる．細菌性肺炎が疑われる症例の胸部 X 線検査で consolidation を認める場合と同様である．本稿では，細菌性肺炎の超音波検査所見として sonographic consolidation を挙げ，主として，これとこれに関連した所見について論ずることにする．

人工呼吸器関連肺炎に関する一部の論文，いくつかの市中肺炎に関する論文の中で，肺炎の所見として sonographic consolidation 以外に，"interstitial syndrome（multiple B-lines）"，胸膜病変，胸水が取り上げられている．これらの肺炎における位置付けについては，意見の分かれるところである[10]．これらについては，最後に述べる．

■所見 1: sonographic consolidation

図3　図4　▶12 ···

用語解説: 肺内含気低下を呈する異常の総称. 胸膜下に存在する肺が低輝度, あるいは実質臓器様エコー像を呈する状態. 放射線医学での「consolidation」と区別するため, sonographic を付記し, 日本超音波医学会用語として採用されている. 海外の論文では, "consolidation" と記載される.

以下に細菌性肺炎を含む sonographic consolidation と関連する所見について述べる. sonographic consolidation の部位では, 肺胞内が液体, 炎症性滲出物質, 細胞浸潤によって置換されて, 肺が低輝度, あるいは実質臓器様エコー像を呈する. 小病変は胸膜下に小さく描出される. 肺炎内部の壊死性組織内の微小膿瘍は, sonographic consolidation 内部の, 境界不明瞭な円形の低エコー領域もしくは無エコー領域として描出される[11]. Hew らはシステマティックレビューの中で, 肺画像検査のゴールドスタンダードである CT 検査を基準とした超音波検査, 胸部 X 線検査所見の感度・特異度に関して, 感度はそれぞれ 91〜100%, 38〜68%, 特異度はそれぞれ 78〜100%, 89〜95% と, 特に感度において超音波検査は胸部 X 線検査より優れると報告している[12]. また, sonographic consolidation は細菌性肺炎だけでなく, ウイルス性肺炎, 無気肺, 肺挫傷, 肺塞栓, 肺癌, 転移性腫瘍でも見られる所見である[1].

他疾患を鑑別する上で, 以下の所見が有用である可能性が指摘されている[1].

1: sonographic consolidation の深遠境界部の性状

2: 最深部から始まる comet tail artifact の存在

3: air bronchogram の存在

4: fluid bronchogram の存在

5: sonographic consolidation 内部の血流パターン

肺炎では, 辺縁は多くは多角形 (43〜51%) または卵円形 (40〜46%) で, 境界は不明瞭である[10]. 含気された肺胞との境界が鋸歯状であれば,「シュレッドサイン (shred sign)」と呼ばれる. この境界部から深部に向けて comet tail artifact が描出される. sonographic consolidation 内部の空気が残存する気管支は, 高エコー輝度の「air bronchogram」図5　図6 として検出される. 気管支の長軸断面では線状または樹枝状高エコー輝度病変として, 短軸断面では点状高エコー輝度病変として描出される. Reissig は, 陽性率を 70〜97% と報告している[10]. 肺炎での sonographic consolidation 内部の気管支内腔の気流が維持されている場合は, 呼吸に伴って線状または点状高エコー輝度領域の「air bronchogram」が移動する. これを「dynamic air bronchogram」(▶13 点状高エコー輝度の air bronchogram が呼吸運動に伴い移動している) と呼ぶ. 2009 年, Lichtenstein らは, ICU の患者を対象とした研究の中で, air bronchogram を有する無気肺患者 16 例中, dynamic air bronchogram を認めたのは 1 例のみであり, dynamic air bronchogram の特異度は 94% と報告した. 移動のない「static air bronchogram」は, 肺炎 52 例中 20 例に認められた[13]. 気管支内腔が液体で満たされた場合は, 低エコーまたは無エコーの「fluid bronchogram」として観察される. fluid bronchogram は血管と誤認する可能性があるが, カラードプラで血流がないことにより血管と区別できる (図3 ▶12 図7 ▶14: fluid bronchogram の否定症例). fluid bronchogram は肺炎患者の 8〜31% に見られる. fluid bronchogram は後述の「閉塞性無気肺」でも見られる. sonographic consolidation 内部のカラードプラでは, 血流は増

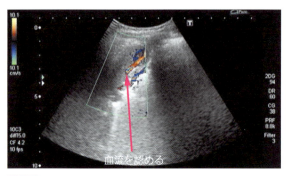

図7 図3と同一患者のカラードプラ
air bronchogramに並走する線状低エコー輝度部位に血流を認める．肺血管であり，fluid bronchogramを否定．
（▶14 図7と同一患者の動画）

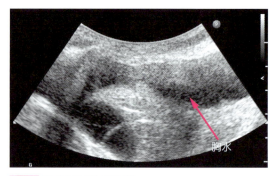

図8 胸水内の無気肺病変
（▶15 図8と同一患者の動画）

加し，正常分岐の樹枝状になる[4,14]．一方で，Sperandeoらの指摘するように，体動や呼吸運動のために，血流を短時間で正確にとらえることは困難である[15]ことから，多くの臨床研究では，肺炎の定義から除外している．

鑑別1：無気肺

　無気肺病変におけるsonographic consolidationを理解する上で，無気肺を「圧迫による無気肺（compressive atelectasis）」と「閉塞による無気肺（resorptive atelectasis）」に分類する．圧迫性無気肺 図8 ▶15 は通常は多量の胸水によって出現する．境界は明瞭，平滑で，形態は楔状となる．胸水内で浮遊している圧迫性無気肺病変は，呼吸，心拍動に伴って動く様子を観察でき，胸腔穿刺により縮小または消失する．閉塞性無気肺は，気道閉塞によって出現する．肺癌，異物誤嚥などが原因の場合もある[10]．sonographic consolidation内部にfluid bronchogram・air bronchogramが見られる場合はあるが，dynamic air bronchogramは通常見られない．

鑑別2：ウイルス性肺炎 図9

　ウイルス感染症に関連した研究は，インフルエンザ感染に関する症例報告を含め少数の報告が見られるのみである．Testaらは，ウイルス性肺炎10例中9例にmultiple B-linesを，2例に"consolidation"を認めたと報告している[16]．Caiuloらは，現病歴，身体所見から臨床的にウイルス性細気管支炎と診断された小児52例に超音波検査を行い，病変の大きさの記載はないが，44例に"consolidation"を，34例にmultiple B-linesを認めている[17]．ウイルス性細気管支炎患者の85％に出現するsonographic consolidation全てが細菌性の合併病変とは考えにくく，ウイルス性肺炎でsonographic consolidationを呈する症例があることが示唆される．また，Tsungらは，小児肺炎において，0.5 cm未満の"consolidation"と融合を含むmultiple B-linesをウイルス性肺炎の所見として提案している[9]．これらの報告はウイルス性肺炎でもsonographic consolidationは検出され，その病変は相対的に小病変である，とするMathisの意見[4]とも整合している．

鑑別3：肺塞栓

　肺塞栓は，肺梗塞，無気肺，局所の浮腫を生じることにより生じ，形態は多くは血流依存性に楔状で，一部は円形である．日数を経て境界は明瞭となる．air bronchogramは見られない．2/3は背側か肺底部に出現する．カラードプラで血流は検出されない[10]．

鑑別4：肺挫傷

　吸気時に含気が変化しにくいために呼吸性にサイズの変化がなく，境界が不規則で，不明瞭な低

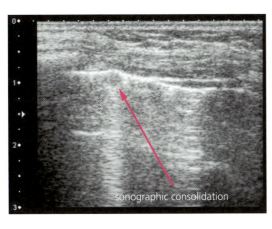

図9 RSウイルス感染症における sonographic consolidation

胸膜に接して，径2mm程度のsonographic consolidationを認める．

エコー輝度を呈する[18]．

鑑別5：肺癌

肺炎と比し，多くは均質な低エコー輝度で，全体の形態は円形，境界は鮮明ではなく，air bronchogramは見られない．胸壁など周辺組織に浸潤する場合もある[10]．辺縁で血管増生が見られる[4]．

①小児肺炎

超音波検査での肺炎の所見は成人も小児も同じである．被曝がないことは小児にとって，よりメリットが大きい．成人と比較して体格が小さく，皮下組織の少ない小児では，走査を短時間で済ませることが可能で，鮮明な画像所見を得やすい．ただし，小児の安静を得ることには，しばしば労力を要する．

小児肺炎では，より多くの症例で，fluid bronchogramが見られる[14]．Boursianiらは，救急外来で，胸部X線検査でのconsolidationは全例超音波検査で検出できたが，超音波検査で"consolidation"を認めた37例中，14例は胸部X線検査で検出できなかったと報告した[19]．同様にClaesらは，胸部X線検査でのconsolidation 59例はすべて超音波検査で検出できたが，12例は超音波検査でのみ検出可能であったと報告している[20]．これらの知見から，超音波検査は胸部X線検査よりも高い感度で肺炎を検出可能であることが理解できる．別の研究では，"consolidation"を認めた症例の28%は聴診で異常を認めないか，不明瞭な所見であり，かつこれらの患者の受診までの有熱期間や呼吸器症候は他の患者と同様であった[8]．このことは，肺炎を上気道炎，気管支炎と区別する上で，現病歴，身体所見より超音波検査が勝る場合があることを示唆している．また，胸部X線検査での肺炎に胸水を合併した症例において，被包化された胸水の評価について，超音波検査で得られた所見に，胸部CT検査は有用な情報を加えなかったとの報告[21]がある．これは成人にも該当するであろう．

②人工呼吸器関連肺炎

ポータブル撮影での臥位胸部X線検査ではサイズの評価が難しい背側浸潤陰影でも，超音波検査では背側部にプローブを当てることで，容易にsonographic consolidationを検出でき，大病変の有無を判断できる 図5 図10 図11 ．また，超音波検査により，ICU入室中に発熱した患者での，肺炎の有無を迅速に判断できる．

人工呼吸器関連肺炎の診断における超音波検査の有用性について，Berletらは，air

5. 細菌性肺炎

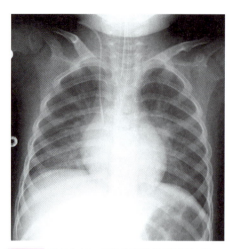

図10 図5と同一患者の胸部X線検査画像
P/F比143. 一見高度の低酸素血症をきたす程の浸潤陰影には見えない.

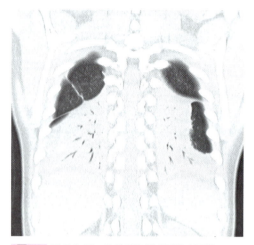

図11 図5と同一患者の胸部CT検査画像
超音波検査と同様に両側下肺野に広範な浸潤陰影を認める. 腹臥位療法を実施し, 翌日呼吸状態は改善.

bronchogramの感度は100%, 特異度は60%であり, この所見がなければ, 人工呼吸器関連肺炎は否定的であると報告している[5]. Mongodiらは, "consolidation"または線状のdynamic air bronchogramの所見の感度は90%と報告している. 両所見とも陽性であれば, 陽性的中率86%であった[6]. Zagliらは, 人工呼吸器関連肺炎の診断に, 胸部X線検査と白血球数を含むスコアリングシステム(感度39.8% 特異度83.3%)よりも, 超音波検査とプロカルシトニンを含むスコアリングシステム(感度80.5% 特異度85.2%)が有用であることを報告している[7].

③超音波検査による肺炎のフォロー

Reissigらは, 成人市中肺炎患者にday 0, day 5-8, day 13-16に経時的に超音波検査を実施し, 経過とともに, 白血球・CRPの低下, "consolidation"の面積・胸水が減少したと報告している[22].

Urbankowskaらは, 小児市中肺炎患者にday 0, day 5-7, day 10-14に超音波検査を実施し, 胸部X線検査の所見と同様に"consolidation"の病変が変化したことを報告している[23].

これらの知見は, 肺炎の経過観察の画像検査に, 超音波検査が胸部X線検査の代用となる可能性を示唆している.

■所見2: "(肺炎における) interstitial syndrome"

alveolarを冠して"alveolar interstitial syndrome"と記載した論文も見られる. multiple B-linesと同義で記載している論文もある. multiple B-linesは, 胸膜ラインから発し深側に至るアーチファクトであり, 心原性肺水腫やARDSなどの肺組織の密度が高まる病態でも出現する. 前出のsonographic interstitial syndrome(肺超音波の基礎)はdiffuse multiple B-linesを呈し, 肺炎の原著論文で使用される"interstitial syndrome"はfocal multiple B-linesを含むため, 必ずしも同義でないことに注意が必要である.

Bouhemadらは, 人工呼吸器関連肺炎が治療により改善する場合は, "consolidation"が複数のB-line病変を含む"alveolar interstitial syndrome"に変化し, 悪化する場合は, "alveolar interstitial syndrome"が"consolidation"に変化すると報告している[24]．sonographic consolidationの所見を呈する病態より軽度の病態の病変として，"interstitial syndrome"が出現する可能性がある．また，"interstitial syndrome"はウイルス性肺炎で検出され得る病変でもある[17,18]．小児市中肺炎患者を対象にした研究で，ウイルス性肺炎の胸部Ｘ線検査で一般的に得られるとされる間質パターンと超音波検査での"interstitial pattern"は良好な一致を示した[19]．肺炎ではないが，CT検査で間質陰影を呈した症例に対する"interstitial syndrome"の感度は94％，特異度は93％であった[25]．超音波検査でのsonographic consolidationと胸部CT検査でのconsolidationの関連性と同様に超音波検査での"interstitial syndrome"と胸部CT検査での間質病変はある程度は関連していると考えられる．以上から"interstitial syndrome"は細菌性肺炎で検出し得ると考えられるが，ウイルス性肺炎，肺水腫など他の病態でも得られる所見である．

■所見3：胸膜病変・胸水　図12　▶16

胸膜まで肺炎の影響が及ぶことによって，これらの所見が出現すると考えられている．市中肺炎での所見として，正常では線状である胸膜ラインの断片化（pleural fragmentation）・不整像（pleural irregularity），胸水貯留（pleural effusion）がある．胸水は，病変局所の胸水，背部や底部の重力依存性部位の胸水として捉えられる．Berletらは，人工呼吸器関連肺炎患者の64％に，人工呼吸器関連肺炎を有しない患者の23％に胸水を認めたと報告している[5]．Parlamentoらは，市中肺炎患者が疑われる患者に超音波検査を行い，肺炎患者の34.4％，非肺炎患者の17.6％に胸水を認めたと報告している[26]．

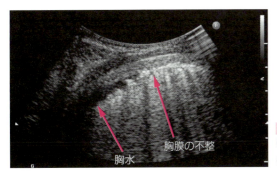

図12 細菌性肺炎症例での胸膜病変（胸膜の不整と胸水）
（▶16 図12と同一患者の動画）

■文献

1) Volpicelli G, Elbarbary M, Blaivas M, et al. International Liaison Committee on Lung Ultrasound (ILC-LUS) for International Consensus Conference on Lung Ultrasound (ICC-LUS). International evidence-based recommendations for point-of-care lung ultrasound. Intensive Care Med. 2012; 38: 577-91.

2) Dexheimer Neto FL, Andrade JM, Raupp AC, et al. Diagnostic accuracy of the bedside lung ultrasound in emergency protocol for the diagnosis of acute respiratory failure in spontaneously breathing patients. J Bras Pneumol. 2015; 41: 58-64.

3) Lichtenstein DA, Mezière GA. Relevance of lung ultrasound in the diagnosis of acute respiratory failure: the BLUE protocol. Chest. 2008; 134: 117-25.

4) Mathis W, Beckh S, Gorg C. Lung Consolidation. In: Mathis, editors. Chest sonography 4th edition. Cham: Springer International Publishing Switzerland; 2017. p. 51-97.

5) Berlet T, Etter R, Fehr T, et al. Sonographic patterns of lung consolidation in mechanically ventilated patients with and without ventilator-associated pneumonia: a prospective cohort study. J Crit Care.

2015; 30: 327-33.

6) Mongodi S, Via G, Girard M, et al. Lung ultrasound for early diagnosis of ventilator-associated pneumonia. Chest. 2016; 149: 969-80.

7) Zagli G, Cozzolino M, Terreni A, et al. Diagnosis of ventilator-associated pneumonia: a pilot, exploratory analysis of a new score based on procalcitonin and chest echography. Chest. 2014; 146: 1578-85.

8) Guerra M, Crichiutti G, Pecile P, et al. Ultrasound detection of pneumonia in febrile children with respiratory distress: a prospective study. Eur J Pediatr. 2016; 175: 163-70.

9) Tsung JW, Kessler DO, Shah VP, et al. Prospective application of clinician-performed lung ultrasonography during the 2009 H1N1 influenza A pandemic: distinguishing viral from bacterial pneumonia. Crit Ultrasound J. 2012; 4: 16.

10) Reissig A, Gramegna A, Aliberti S. The role of lung ultrasound in the diagnosis and follow-up of community-acquired pneumonia. Eur J Intern Med. 2012; 23: 391-7.

11) Yang PC, Luh KT, Chang DB, et al. Ultrasonographic evaluation of pulmonary consolidation. Am Rev Respir Dis. 1992; 146 757-62.

12) Hew M, Corcoran JP, Harriss EK, et al. The diagnostic accuracy of chest ultrasound for CT-detected radiographic consolidation in hospitalised adults with acute respiratory failure: a systematic review. BMJ Open. 2015; 5: e007838.

13) Lichtenstein DA, Mezière G, Seitz J. The dynamic air bronchogram. A lung ultrasound sign of alveolar consolidation ruling out atelectasis. Chest. 2009; 135: 1421-5.

14) Reissig A, Copetti R. Lung ultrasound in community-acquired pneumonia and in interstitial lung diseases. Respiration. 2014; 87: 179-89.

15) Sperandeo M, Carnevale V, Muscarella S, et al. Clinical application of transthoracic ultrasonography in inpatients with pneumonia. Eur J Clin Invest. 2011; 41: 1-7.

16) Testa A, Soldati G, Copetti R, et al. Early recognition of the 2009 pandemic influenza A (H1N1) pneumonia by chest ultrasound. Crit Care. 2012; 16: R30.

17) Caiulo VA, Gargani L, Caiulo S, et al. Lung ultrasound in bronchiolitis: comparison with chest X-ray. Eur J Pediatr. 2011; 170: 1427-33.

18) Rocco M, Carbone I, Morelli A, et al. Diagnostic accuracy of bedside ultrasonography in the ICU: feasibility of detecting pulmonary effusion and lung contusion in patients on respiratory support after severe blunt thoracic trauma. Acta Anaesthesiol Scand. 2008; 52: 776-84.

19) Boursiani C, Tsolia M, Koumanidou C, et al. Lung ultrasound as first-line examination for the diagnosis of community-acquired pneumonia in children. Pediatr Emerg Care. 2017; 33: 62-6.

20) Claes AS, Clapuyt P, Menten R, et al. Performance of chest ultrasound in pediatric pneumonia. Eur J Radiol. 2017; 88: 82-7.

21) Kurian J, Levin TL, Han BK, et al. Comparison of ultrasound and CT in the evaluation of pneumonia complicated by parapneumonic effusion in children. Am J Roentgenol. 2009; 193: 1648-54.

22) Reissig A, Copetti R, Mathis G, et al. Lung ultrasound in the diagnosis and follow-up of community-acquired pneumonia: a prospective, multicenter, diagnostic accuracy study. Chest. 2012; 142: 965-72.

23) Urbankowska E, Krenke K, Drobczyński Ł, et al. Lung ultrasound in the diagnosis and monitoring of community acquired pneumonia in children. Respir Med. 2015; 109: 1207-12.

24) Bouhemad B, Liu ZH, Arbelot C, et al. Ultrasound assessment of antibiotic-induced pulmonary reaeration in ventilator-associated pneumonia. Crit Care Med. 2010; 38: 84-92.

25) Xirouchaki N, Magkanas E, Vaporidi K, et al. Lung ultrasound in critically ill patients: comparison with bedside chest radiography. Intensive Care Med. 2011; 37: 1488-93.

26) Parlamento S, Copetti R, Di Bartolomeo S. Evaluation of lung ultrasound for the diagnosis of pneumonia in the ED. Am J Emerg Med. 2009; 27: 379-84.

〈福原信一〉

第 V 章 心臓

1 FOCUS の概要

要旨

① 心エコー図を専門としない医療従事者が，救急や病棟などのベッドサイドにおいて，簡単なプロトコルに沿って問題解決型アプローチ（goal-directed）で短時間に行う心エコー図検査を focused cardiac ultrasound examination（FOCUS）という．

② FOCUS は，包括的心エコー図検査や limited echocardiography とは異なり，診断ターゲットが絞られており，限られた断面を用いて，限られた評価項目について，主に目測で定性的な評価を行う．

　心臓分野の POCUS は，救急や病棟などのベッドサイドにおいて，医師またはソノグラファーが，問題解決型アプローチ（goal-directed）で短時間に行う心エコー図検査である．これは，包括的心エコー図検査の高度な知識と技術を要する医療従事者が行う "limited echocardiography" と，心エコー図を専門としない医療従事者が一定のトレーニングを積んで簡単なプロトコルに沿って行う "focused cardiac ultrasound examination（FOCUS）" に大別される．本稿では，後者の FOCUS にフォーカスして解説する．

1 現代の心エコー図検査と FOCUS の誕生

　心エコー図検査（echocardiography）は，現代の診療において，循環器疾患の診断や血行動態を把握するために必要不可欠な検査となっている．包括的心エコー図検査（full study）は，心エコー図学の進歩とともに観察断面，計測項目数が著増し，画像の取得や計測，解釈において専門的な知識と技術を要するようになった．したがって，このような心エコー図検査は，循環器内科医の中でも心エコー図検査を得意とする医師あるいは，技術習得をした超音波検査士が施行することとなり，循環器病学や超音波検査を専門にしない医療従事者にとっては，ハードルが高い手技となってしまった．

　これまでにも，心エコー図検査ができる医師であれば，救急外来や病棟，あるいは外来のベッドサイドで，目的を絞った心エコー図検査，いわゆる "ちょいあて" を行っていた．必要とあれば，検査室の大きな装置をベッドサイドまで持って行って検査をすることもあった．これは POC 超音波検査の 1 つであり，limited echocardiography と呼ばれることもある．一方で，超音波診断装置の性能が向上して広く普及し，迅速な血行動態の評価やモニタリングを目的として，プライマリケア医，救急医や麻酔科医などの非循環器内科医が心エコー図検査を行うようになった．小型で高性

1. FOCUS の概要

能のポータブル超音波診断装置が市販されたことが，その流れを後押しした．そして，近年，このような迅速な血行動態の評価を目的とした POCUS を，focused cardiac ultrasound examination (FOCUS) と呼ぶようになった．2013 年にアメリカ心エコー図学会[1] から，2014 年にはヨーロッパ心臓病学会[2] からそれぞれ FOCUS への提言がなされた．これらを契機に世界各国でエビデンスの蓄積が進められ，2014 年には国際的なエビデンスをまとめた推奨[3] が発表された．

❷ FOCUS と包括的心エコー図検査の差異

FOCUS は，専門的な心エコー図の知識や経験の乏しい医療従事者でも，一定のトレーニングを行えば施行することができる．しかしながら，その技能の維持には，経験やトレーニングを要する．超音波診断装置については，包括的心エコー図検査を行う場合には，カラードプラ法を含め，すべてのオプションが装備されたハイエンドの装置が望ましいが，FOCUS は断層法しか備えていないポータブル装置でも施行できる．もちろん，それゆえに得られる情報量は少なく，FOCUS で異常を認めた例については包括的心エコー図検査を行うことが推奨されている．包括的心エコー図検査は，検査室で比較的安定した病態の患者に対して行うことが多いが，FOCUS は救急や集中治療室，人工呼吸管理下など，時に過酷な病態で施行しなければならない．また，定義のごとく FOCUS は，的を絞った目標指向的で治療方針を即決するための検査で定性的な結果を得るが，包括的心エコー図検査は，最新技術も用いた詳細な評価を目的としており，FOCUS では評価が困難な所見を確認することも可能で，定量的な評価を含んでいる．

❸ FOCUS のターゲット

検者の技術や経験によらずに一致した正しい結果を得るため，FOCUS では評価する項目を限定している．米国および欧州の各学会で提言された FOCUS のターゲットを 表1 に示す．米国の推奨では，心筋症，弁膜症，心臓腫瘍の大雑把な評価を含めているが，共通する観察項目は，①左室サイズと収縮能，②右室サイズと収縮能，③心膜液貯留，④血管内容量，である．これらはすべて断層法で観察ができる項目であり，ある/なしの評価か，見た目の定性的判断を行う．

表1 FOCUS のターゲット

米国心エコー図学会[3]	欧州心血管イメージング学会[2]
左室のサイズと収縮能	左室サイズと収縮能
右室の収縮能	右室サイズと収縮能
血管内容量の状態	心膜液貯留
心膜液貯留,心タンポナーデ	血管内容量
慢性心疾患の大雑把な状態	
弁の大雑把な異常	
大きな心腔内腫瘍	

4 FOCUSが活用されるシナリオ

FOCUSは，①循環虚脱，ショック，②心停止，③胸痛，④胸部/心臓外傷，⑤呼吸不全，など緊急かつ致死的になり得る病態を把握するために用いられることが多い．このような病態で考えられる疾患としては，①虚血性心疾患，②心筋症（拡張型心筋症，肥大型心筋症，たこつぼ型心筋症），③心筋炎，④心タンポナーデ，⑤肺塞栓，⑥脱水，などがある．このような重要な疾患の診断に有用であるだけでなく，これらの疾患を除外できることも有用性が大きい．また，治療効果の判定や，血行動態の経過観察にも有効である．

5 FOCUSの実際

■探触子の選択 図1

検査の際，可能であれば体位は左側臥位とし背部に枕やクッションを入れ，左上腕は挙上する．側臥位にすることが困難な状態のとき，あるいは緊急の際に他の処置をしながら検査を行う場合などには，仰臥位のまま施行する．通常，探触子はセクタ型，あるいはマイクロコンベックス型探触子を用いる 図1 ．探触子は，親指と人差し指，中指で鉛筆を持つように保持し，探触子先端の音響レンズだけでなく，掌あるいは小指が患者と接するようにすると，探触子が固定されて安定した検査を行うことができる．

■FOCUSの基本断面

FOCUSでは，心窩部アプローチ，傍胸骨左縁アプローチ，心尖部アプローチの3つのアプローチ法が用いられ，主に5つの基本断面で観察を行う[3] 図2 ．

A．心窩部下大静脈縦断面 図3

1）特徴

下大静脈の径と呼吸性変動が観察しやすい．下大静脈径が20 mm以下で呼吸性変動が保たれていれば，中心静脈圧（≒右房圧）の上昇は否定的であり，例えば下腿浮腫があっても心不全が原因とは考えにくい．逆に，下大静脈径が20 mmを超え，呼吸性変動が消失し，横断面で正円形にな

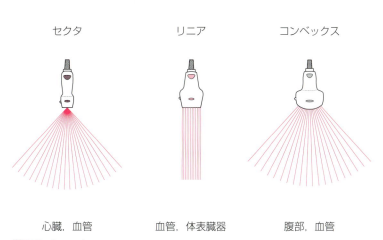

図1 プローブの種類

1. FOCUSの概要

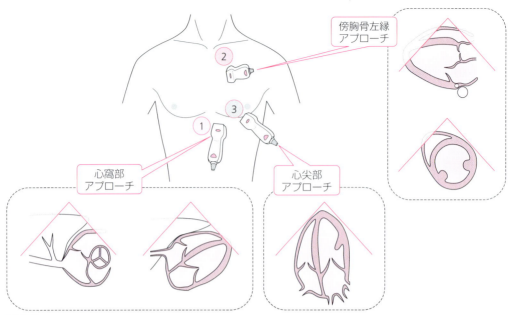

図2 基本断面

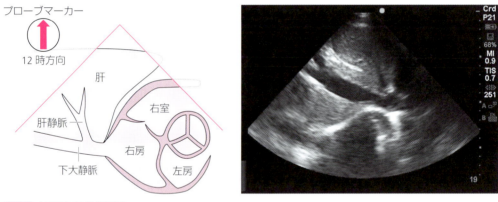

図3 心窩部下大静脈断面

っていれば，右房圧の著明な上昇が示唆され，容量負荷を伴った心不全の可能性が高まる．また，下大静脈の虚脱は，血管内脱水の状態を示唆する．

2）描出法

マーカーを12時方向に向け，剣状突起の真下に置く．直軸で腹部大動脈が描出された際，描出断面の左側に下大静脈を認める．初心者は，下大静脈と腹部大動脈を間違えることがあるので，大動脈を同定しておくことはその間違いを予防する上でも役立つ．下大静脈は，①右房に開口する，②肝静脈が流入する，③拍動がなく，通常は呼吸で径が変動する，の3つが大動脈と区別するポイントである．

3）評価項目

　①下大静脈の径と呼吸性変動の有無
　②心膜液貯留・心タンポナーデの有無

4）ピットフォール

消化管ガスが多い場合や，高度の脂肪肝の場合には下大静脈の描出が困難となる．体位を変換したり，場合によっては，右側肋間からアプローチすると下大静脈が観察できることがある．呼吸性変動の存在は，通常呼吸で径が20％以上小さくなるか，sniffing（鼻をすする動作）をさせたときに50％以上小さくなることで判断する．

5）アドバンス（中級向け）

下大静脈が長楕円形のときに，縦断面だけの観察では径を過大評価することがある．病態と合わない場合には，短軸でも観察を行い，短径で評価する．

B. 心窩部四腔断面 図4

1）特徴

急性期診療では患者の状態が不安定で左側臥位が困難な場合が多く，仰臥位では胸骨左縁，心尖部からの描出が制限される．慢性閉塞性肺疾患や人工呼吸中などでも，傍胸骨，心尖部アプローチが困難なことがある．このような場合に，心窩部からの観察が有用である．また，心肺蘇生中や外傷の初期診療では心窩部からの描出が推奨されている．

2）描出法

マーカーを3時の方向に向けて探触子を心窩部に置き，ビームを被検者の左肩を向けるように傾ける．探触子を肋骨下に潜り込ませるように操作する．

3）評価項目

①左室，右室のサイズと収縮能，左室局所壁運動異常
②心膜液貯留，心タンポナーデの有無

4）アドバンス（中級向け）

この断面は，心房中隔欠損の観察に適している．カラードプラ法で心室中隔の欠損口を通じて，左房→右房へ流れる血流を検出する．

C. 傍胸骨左室長軸断面 図5

1）特徴

心エコー図検査の基本断面．左室，左房，僧帽弁，大動脈弁，右室の観察および心膜液貯留の評価が可能である．

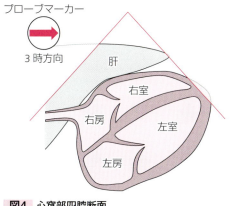

図4 心窩部四腔断面

1. FOCUS の概要

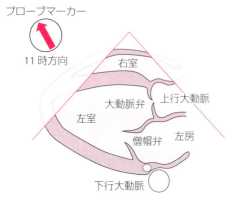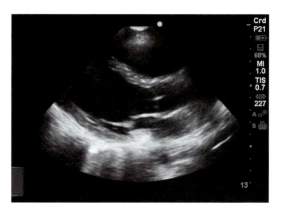

図5 傍胸骨左室長軸断面

2）描出法
　第3～4肋間胸骨左縁に探触子を置き，探触子のマーカーを11時方向に向けて断面を描出し，次の点に注意しながら探触子を調整する．①僧帽弁が画面のほぼ中央．②僧帽弁と大動脈弁の開放，閉鎖が観察される（断面が大動脈弁と僧帽弁の弁輪の中心を通る）．③左室収縮末期径が最大となる．④左室が長軸方向に最も長く観察されるように回転操作（ローテーション）．⑤心室中隔右室側と大動脈前面がほぼ同じ高さ．⑥断面が左室の中心を通れば，腱索や乳頭筋が最も描出されない．

3）評価項目
　①左室，右室のサイズと収縮能
　②心膜液，左胸水
　③僧帽弁と大動脈弁の開放，疣腫，腫瘍の有無など

4）ピットフォール
　視野深度が浅いと心膜液貯留や胸水貯留を見落とすことがある．まずは，視野深度を20cm程度に設定して心臓の背側を観察し，その後で視野深度を15～16cmにして，左室，僧帽弁などを観察するとよい．

5）アドバンス（中級向け）
　カラードプラ法を併用すれば，僧帽弁逆流や大動脈弁逆流の有無が確認できる．

D. 傍胸骨左室短軸断面　図6
1）特徴
　左室，右室サイズ，両者のバランス，左室壁運動が評価できる．
　左室収縮能は目測（visual EF, eyeball EF）で行う．

2）描出法
　左室長軸断面で左室乳頭筋部を画面の中央に移動させ，探触子を90度時計回転する．左室が正円形となり，前後乳頭筋が均等に観察できるような断面を描出する．いずれかの部位の短軸断面が描出できれば，扇状操作（チルティング）により，乳頭筋が描出できる断面を探す．

3）評価項目
　①左室，右室のサイズと収縮能，局所壁運動異常
　②心膜液貯留，心タンポナーデの有無

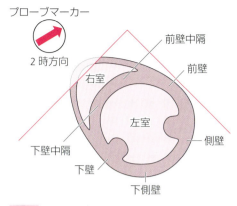
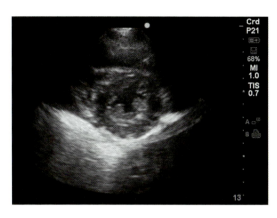

図6 傍胸骨左室短軸断面

4) ピットフォール

左室を斜め切りにしてしまうと，壁運動異常があるように見えることがある．

5) アドバンス（中級向け）

短軸断面で左室局所壁運動異常が観察されたときは，心尖部アプローチの断面の同部位の運動を確認する．中級者であれば，乳頭筋レベルの短軸断面だけなく，心尖部レベル，腱索レベル，僧帽弁口レベル，大動脈弁口レベルなど，扇状操作（チルティング）を行って他の短軸断面の観察も行いたい．

E. 心尖部四腔断面　図7

1) 特徴

左室，右室のサイズ，両者のバランスの評価，左室の壁運動の評価に用いる．

左房，右房サイズの評価もできる．

肉眼的左室駆出率（visual EF, eyeball EF）を評価する．

2) 描出法

心尖拍動の最強点，あるいはそのやや外側下方に探触子を置く（心電図電極のV5誘導付近）．回転操作（ローテーション）を用いて，左室と右室が最も大きく描出できる断面を探す．左室心尖部が画面で上下に動いている像は，真の心尖部を描出できていないことに注意．

3) 評価項目

①左室と右室のサイズ，収縮能，局所壁運動異常

②左室と左房のバランス

4) ピットフォール

心窩部アプローチ，傍胸骨アプローチと比べると，最も描出が難しい．特にポータブル装置など性能の劣る探触子では，描出が困難なことが多い．そのような場合には，いたずらに時間をかけず，他のアプローチからの観察で判断をする．

5) アドバンス（中級向け）

カラードプラ法で，弁逆流の有無が判断できる．

右室の拡大があるときは，右室焦点の四腔断面で観察することが望ましい．

1. FOCUS の概要

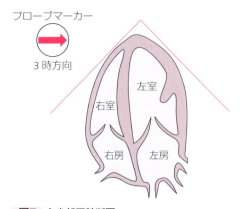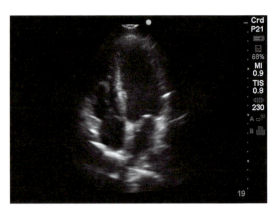

図7 心尖部四腔断面

■文献

1) Spencer KT, Kimura BJ, Korcarz CE, et al. Focused cardiac ultrasound: recommendations from the American Society of Echocardiography. J Am Soc Echocardiogr. 2013; 26: 567-81.
2) Neskovic AN, Edvardsen T, Galderisi M, et al. Focus cardiac ultrasound: the European Association of Cardiovascular Imaging viewpoint. Eur Heart J Cardiovasc Imaging. 2014; 15: 956-60.
3) Via G, Hussain A, Wells M, et al. International evidence-based recommendations for focused cardiac ultrasound. J Am Soc Echocardiogr. 2014; 27: 683 e1-83. e33.

〈坂東美佳　山田博胤〉

第 Ⅴ 章 心臓

2 収縮不全

要旨

① 一定のトレーニングを積めば非循環器専門医でもエコーによって心機能を適切に評価することが可能であることは文献的にも証明されている.

② 本稿では FOCUS の国際的エビデンスについて示す.

③ 適切に FOCUS を行うことでショック患者の原因と治療方針を迅速に決定できる.

④ 一方でFOCUSにピットフォールも存在している. 適応と限界についてもあらかじめ理解しておかねばならない. 特に心臓弁膜症など構造物の詳細な評価を行うには従来型の包括的な心エコー検査を行う.

❶ FOCUS の国際的エビデンス

臨床医が訓練によって心収縮の全体的評価をできるようになることは明白である. また, 心機能の視覚的推定は, 訓練された検者の正式な定量的方法に近似することも十分に確立されている. 実際, 経胸壁心エコー検査は肺動脈カテーテル検査法に近似した情報を提供できる. FOCUS がショックを診断したり除外したりすることができ, 臨床医をより指向性のある蘇生に導くことができれば, FOCUS を訓練する努力は効果的であるということになる. 例えば, 非外傷性の分類不能な症候性低血圧を有する救急患者のうち, FOCUS によって左心室過収縮が認められれば, ショックの原因が敗血症である可能性が非常に高く, 敗血症を予測する尤度比は 5.3 である. 年齢調整された主要心臓発作の有病率は, 左心機能が低下している患者で 8 倍以上であったため, 心疾患関連症状を有した救急患者の心機能評価は患者の予後予測にとって価値がある[1].

ショックまたは低血圧を有する患者において, 左室収縮機能の迅速な評価は, 患者のショック状態を分類するのに役立つ. 完全な左室収縮能低下は, 非代償性慢性心不全, 急性心筋傷害, 例えば

表1 FOCUS 検査の推奨目標

1. 左室サイズ, 左室収縮機能
2. 右室収縮機能
3. 循環血液量の状態
4. 心嚢液, 心タンポナーデの状態
5. 慢性心疾患の重大な徴候
6. 重大な弁異常
7. 大きな心臓内集塊

(Via G, et al. J Am Soc Echocardiogr. 2014; 27: 683. e1–683. e33)[1]

2. 収縮不全

表2 FOCUS の適応

1. 基本的な適応
心嚢液の評価
左心室収縮機能の評価
肺塞栓症の評価
心停止の管理

2. 高度な適応
心タンポナーデの評価
弁異常の評価
大動脈解離の評価
心筋虚血の評価

(Andrus P, et al. Glob Heart. 2013; 8: 299-303)[2]

表3 FOCUS のピットフォール

1. 携帯型超音波でのFOCUSの精度を過大評価
FOCUSは特異的で感度が低く，正式な心エコー検査を必要とする.

2. ポータブル超音波の限界を知らない
検者はFOCUSで使用される特定のデバイスの利点と限界を認識しておく必要がある.

3. PSAXとA4Cのビューが歪んで，心腔サイズの比較が悪い
十分に整えられたPLAXビューで検査を開始し，検査後のビューも整っていることを確認する.

4. 全ての右室負荷を急性肺塞栓症に帰する
慢性肺疾患，左心室機能不全，先天性心疾患などの右心機能不全の別の病因も考える.

(Labovitz AJ, et al. J Am Soc Echocardiogr. 2010; 23: 1225-30)[3]

心筋梗塞や敗血症関連心筋不全を示唆する．左室の過収縮は，血液分布異常性ショックまたは循環血液量減少性ショックにおいてみられる．心タンポナーデ，肺塞栓，または気胸のような心外閉塞・拘束性が原因の場合は，過収縮性であるが虚脱した左室がみられる．下大静脈（IVC），胸部，および腹部を撮像する POCUS によって追加の情報が得られると，ショックの病因をさらに特定することができる．心エコー検査医は，生理検査室で左室機能の定量評価を行う．2 次元心エコー検査による左室機能の視覚的定性的評価は，精神科医，救急医，内科医などが行った場合でも正確であることが証明されている．左室機能を評価するには，最低 4 つのビュー（PLAX：傍胸骨長軸像，PSAX：傍胸骨短軸像，A4C：心尖部四腔像，SX：心窩部）を取得する必要がある．PLAX では，正常または過収縮性の心臓において，僧帽弁前尖が広く開き中隔に当たることがわかる．すべてのビューで，左室壁は中心点に向かって内方に収縮し，各収縮において壁は肥厚するはずである．心拍出量が低い場合は，左室収縮はほとんどなく僧帽弁が広く開かれない．高心拍出の場合は，左室壁は強く収縮し僧帽弁は広く開く[2]．

② 救急における FOCUS の役割　左室全体の収縮機能の評価について

FOCUS は，左室全体の収縮機能の評価に使用することができる．傍胸骨，心窩部および心尖部アプローチを含む複数の視野を用いて，心内膜の動きおよび心筋の壁肥厚の全体的な評価を行う．FOCUS は，全体的な心機能を評価するために行われ，患者を「正常」または障害が最小限な心機能と，落ち込んだ心機能あるいは著しく低下した心機能とを区別する点において重要である．経験の豊富でない心エコー検査者によって施行された場合の記述は，経験豊富な心エコー検査者の解釈

表4 症候性患者における緊急時の FOCUS の目標

心嚢液の存在の評価
全体的心収縮機能の評価
著しい右心室および左心室の拡大の評価
血管内容量評価
心膜穿刺のガイダンス
静脈ペーシングワイヤの配置の確認

(Labovitz AJ, et al. J Am Soc Echocardiogr. 2010; 23: 1225-30)[3]

と良好な相関関係を有している．FOCUS 検査の目標は，急性の呼吸苦または胸痛の患者が収縮不全を有しているかどうかを判断する臨床的意思決定を促し，薬理学的療法やその他の介入（機械的補助など）の恩恵を受けることである．局所的壁運動異常や他の息切れの原因（例：心臓弁膜症）の評価は困難な場合があり，包括的な心エコー検査を行うことで評価する必要がある[3]．

3 ショックの場合の評価法

　心エコー検査は左室全体の機能的評価を正確に行え，その後の治療（例えば，陽性変力治療や輸液療法）を導入することができる．左室内径短縮率（%FS）や左室駆出率（LVEF）など超音波により左室収縮機能を評価する方法はいくつかある．M モードでは，左心室の FS は傍胸骨長軸像で僧帽弁弁尖の先端付近にカーソルを置くことによって評価することができる．M モード計測法は，心周期における左室内径の変化を示し，FS は以下の式によって計算することができる．

　FS＝（左室拡張末期径－左室収縮末期径)/左室拡張末期径×100%

　成人の場合，正常値は 25～45% でなければならない．値が 15% を下回ると，重症の収縮不全が存在する．この測定は非常に簡単で簡便である．しかし，測定は左心室の長軸に対して垂直方向で行われなければならず，斜入では誤差が生じる．左心室の他の部分に重度の機能不全がないということが前提である．B モードでは二面シンプソン法によって LVEF を測定することができる．最新の超音波装置には計算パッケージがあらかじめインストールされている．左室の心内膜縁を 2 つの異なるビュー（互いに垂直な別々の 2 つの平面）における収縮期および拡張期にトレースすることによって，収縮期拡張期間の容積変化を計算する．正常な LVEF は >55% でなければならない，<30% は重度の左心室収縮不全を示唆する．これは FS と比較して簡単な方法ではなく，心内膜縁を正確にトレースしなければ LVEF の過小ないし過大評価につながる可能性がある．緊急時には左室の描出不良および不適切な視野により，この方法はあまり実用的ではない．

　目測による LVEF の評価は，左室収縮機能を評価する最も実際的で信頼できる方法である．これは，左室心筋の動きおよび壁肥厚，左室腔の大きさおよび形状の変化，ならびに心周期における僧帽弁前尖の動きを評価することによって行うことができる．目測の正確さは，二面シンプソン駆出率，左室短縮率（FS），壁運動スコア指数（WMSI）[*1]，および AV（房室）面変位[*2] を含む他の定

*1: 壁運動スコア指数（WMSI）は左室を 16 頭分割して各々の壁運動を 4 段階でスコア化し，その合計をスコア化できた部位数で除した値です．

*2: AV（房室）面変位は僧帽弁輪の移動距離を M モード法で計測したものです．

2. 収縮不全

表5 ショック患者のFOCUSにおける単純なアプローチ（SIMPLE）

S	心腔のサイズと形状，特に左室と右室サイズ
I	IVC径と虚脱，心室中隔壁運動，大動脈解離の大動脈内膜フラップ
M	Mass心腔内（一般に壁内の凝血塊および心房粘液腫）心筋（運動および肥厚）
P	心嚢水，胸水
L	左心室収縮機能
E	心窩部における腹部大動脈

(Mok KL. J Intensive Care. 2016; 4: 51)[4]

表6 2Dエコーから得られたLVEFの評価基準（%）

	正常範囲	軽度異常	中等度異常	高度異常
男性	52〜72	41〜51	30〜40	<30
女性	54〜74	41〜53	30〜40	<30

(Mok KL. J Intensive Care. 2016; 4: 51)[4]

量的方法と良好に相関することがわかっている．この利点は経験豊富な循環器専門医に限定されない．集中的訓練をすることによって救急医による左室駆出率の推定は，循環器医と高率に一致する．Webベースの学習と実習の後では経験の浅い救急研修医でさえも，左室駆出率の視覚的評価において循環器医と高い一致率を得ることができる．したがって左室駆出率の視覚的評価は，特に一部の心臓エコー輝度が低く限られた視野しか得られず定量的測定が不可能な患者においてさえも，FOCUSにおける左心収縮機能評価において重要である[4]．

❹ 視覚的評価の妥当性に関するエビデンス

■その1

シンプソン法の左室駆出率（LVEF），壁運動スコア指数（WMSI），AV面変位および左室内径短縮率（FS）はすべて，左心室収縮機能の評価のための正式な心エコー検査法である．視覚的に推定された目測の左室駆出率（目視EF）は主観的であると考えられる．心筋梗塞後または冠動脈造影前に89人の連続した患者を評価した研究では，目視EFおよび壁運動スコア指数を長軸，短軸および心尖部四腔および2腔の視野で評価し，シンプソン法の左室駆出率とAV面変位を心尖部視野で評価した．FSは旁胸骨で測定し，それぞれの収縮能測定値は，以前の結果を知らされていない一人の研究者によって評価された．結果，すべての正式な方法は，目視EFと有意に相関した（p<0.001）：AV面変位，R=0.647，FS，R=0.684，1面シンプソン法，R=0.857，2面シンプソン法，R=0.898，WMSI，R=0.919　**図1**．よって目視EFは，すべての正式な方法と密接に相関し，相関係数は正式な方法の信頼性向上とともに改善された．容易かつ迅速に実施できるので，正式な方法の代用として日常的な心エコー検査に使用することができる[5]．

本研究では目視EFはすべての正式な定量的方法と有意に相関していた．WMSIと2面シンプソン法は，核医学検査の左室駆出率と密接に関連していることが示されている．Gudmundssonらの研究では[5]，目視EFと各正式な定量的方法との間の相関は，正式な方法における信頼度および視野数の増加とともに改善された．このことは目視EFが最も正確な心エコー検査法である可能性を示しており，その精度は，検査者の技量に依存することが示唆される．しかし，この結果は他の研究に示された結果と一致しており，目視EFは一般に高い精度で使用できることが示唆されており，

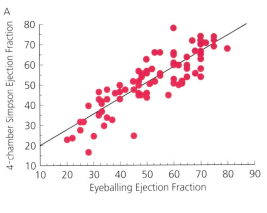
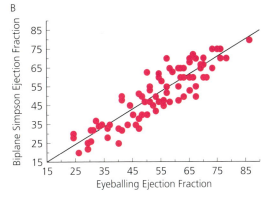
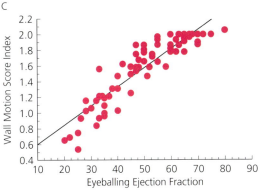

図1 見た目のEFの正確性

(Gudmundsson P, et al. Int J Cardiol. 2005; 101: 209-12)[5]

　学習が容易な方法である．以前に心エコー検査の経験がない人は，各検査後に核医学検査法との比較をした後，経験豊富な心エコー検査医と同じ精度を達成するためには約60回の検査が必要である．このため，正式な練習を受け心エコー検査を定期的にしている人なら誰でも再現できる．さらに，近年系統的レビューにより，シンプソン駆出率，壁運動スコア指数，目視EFの一致の限界が近似していることが示された．この研究はまた，これらの方法のどれも左室駆出率を過小または過大評価することはなかったことを示した．本研究での測定のばらつきは，系統的レビューに報告されたものと比較して低かった．これはおそらくセカンドハーモニックの使用によるものであり，すべての測定が一人の研究者によって行われたためであろう．

　これまでの研究結果は，ばらつきが小さいという条件で，心エコー検査室における目視EFは，科学的に許容されることを示唆している．実際，心筋梗塞後の患者または狭心症の患者において，FS，AV面変位および単一平面シンプソン駆出率よりも左心室駆出率の評価においてより正確である．

　目視EFとWMSIは，ともに動画像の左心室収縮性を評価する主観的方法である．上記研究では，どちらの方法も同じ人によって評価されたが（これはバイアスがはいった可能性がある），それぞれの評価は，各患者の異なる時点で行われ，調査者は常に以前の測定結果を知らされていなかった．さらに，静止画像で測定した2面シンプソン駆出率は，目視EFとほぼ同様に相関していた．このバイアスが目視EFと正式な測定値法との間の良好な相関関係を説明するとは考えにくい．しかし，左心室駆出率の視覚的印象に基づくバイアスは，完全に回避することは不可能である．心内膜境界のトレースに基づく左心室駆出率でさえ，視覚的印象の影響を受け，これは日常臨床および科学研

究の場合に視覚的影響を受けやすい．にもかかわらず，正式な心エコー検査による左室駆出率よりも目視 EF を繰り返し施行する方が，核医学の左室駆出率とよりよく相関していることが示されている[8]．

　短期的な薬理学的介入に際して，左室機能の小さな変化に気付くことは非常に重要であり，使用される方法の信頼性が非常に高くなければならない．このような状況では，非常に低い変動性を示す AV 面変位の使用が推奨される．目視 EF は容易かつ迅速に実施されるので，より時間がかかる正式な定量的方法の代わりに日常臨床において使用することができる．心エコー検査室が目視 EF の測定値の変動が小さいことが証明されている場合，科学的目的のために使用することができる．これは正式な「客観的」心エコー検査法と同じくらい正確である[5]．

■その2

　心エコー検査は，非侵襲的であり，全体局所の左室機能を即時に評価できる．LVEF は，左室収縮機能の最も一般的に使用される指標である．左室機能の評価は重要な臨床的ツールであり，冠動脈疾患，高血圧，糖尿病，弁膜疾患およびうっ血性心不全患者の評価および予後において大きな臨床的重要性を有する．左室収縮機能の信頼できる評価は，心不全治療法の意思決定において重要である．LVEF は，左室造影，磁気共鳴イメージング（MRI），心エコー検査などの様々な方法を用いて評価することができる．心エコー法は最も安価で最も広く利用可能な技術であり，非侵襲的であり，ベッドサイドで行うことができ，迅速かつ非常に安全である．LVEF は，多くの研究[10-12]で死亡を予測することが示されている左室収縮能の指標である．しかし 2D エコーにはいくつかの限界があり，最も重要なことは左室のゆがみと同じ心周期中に異なる画像を得ることが不可能なことである．後者は心房細動を有する患者において特に重要である．これらの限界はともに，三面（TP）モードで心尖部からの 4 腔像と 3 腔像を同時に取得できる 3D アレイトランスデューサを利用して克服できる．リアルタイム 3D エコー（RT3DE）は，左室重量と LVEF の両方の測定において MRI とよく一致しており，LVEF に関して定量的 2D エコーより優れていることも証明されている[13]．これは，リアルタイム 3D エコーが LVEF の測定において MRI と互角であることを示している．定量的 2D-EF は，多少時間がかかることがあり，特に画質の悪い患者では静止フレームで実行されるため，心内膜の境界トレースが困難な場合がある．臨床では目測 EF はより迅速に行うことができ，画質不良の患者でも実施が容易である．これまでの研究で[5,8,14-16]，目測 EF の価値が実証されており，定量的 2DE 測定との良好な相関が示されている．しかし，核医学と比較した研究は，セカンドハーモニックの導入前に行われ，目測 EF は慎重に実施された場合には信頼度が高いことが証明されているが，非常に主観的であるため，臨床および研究における使用は疑問視されている[6]．

　心エコー法により LVEF を決定するための最適な方法は，迅速かつ信頼性が高く，臨床検査室で日常臨床で広く利用可能な方法である．ソフトウェアや技師による境界トレースを使用したオフライン心エコー解析法は，これらの基準を満たしておらず，広く利用されていない．LVEF の視覚的推定の主な利点は，読影者が壁運動，AV 面変位などに関するすべての情報を統合できることである．その主な制約は，読影者の技術と検者間および検者内の変動性に依存する．Shaghgaldi らの研究では[6]，2D モードと TP モードの両方を用いた目視 EF は，RT3DE と相関した（それぞれ r＝0.91 と r＝0.95） 図2 ．検者内の変動性は，2D 目視では 3.8%，TP 目視では 3.2%，3D-EF では 2.3% であった．検者間変動は，2D 目視では 7.5%，TP 目視では 8.4% であった．Lavine らは核医学の左室造影（RVG）と比較して，2D 目視と優れた相関（r＝0.90）を示した[7]．彼らの研

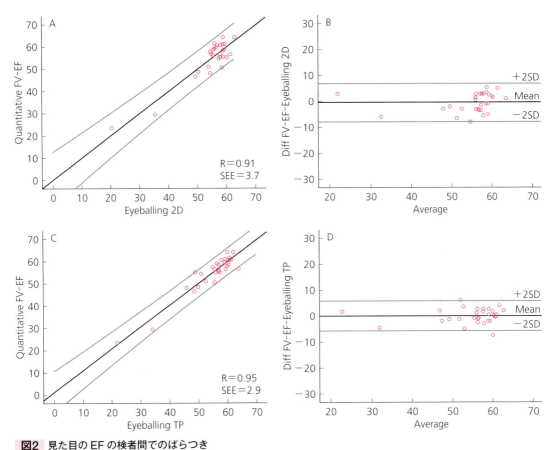

図2 見た目のEFの検者間でのばらつき
(Shaghgaldi K, et al. Cardiovasc Ultrasound. 2009; 7: 41)[6]

究では，目視EFと壁運動スコアリング（WMS）を比較し，WMSがRVGとより良い相関（r=0.97）をすることを示した．このr値はTP目視においてほぼ同じであり，目視判定はWMSよりも時間がかからないという利点がある．TPエコーの利点は，EF決定を同一の心周期で行うことができることと左室のゆがみを克服できることである．もうひとつの利点は，複数の視野からデータを得るときにトランスデューサーを移動しないので，取得時間が短縮されることである．しかし，この利点は2DとTPのEF決定の間に有意な差とはならなかった[6]．2Dと比較しTPでは変動が小さい傾向が見られる．Shaghgaldiらの研究の変動性は非常に小さく，臨床的なルーチン検査では変動がより大きい可能性が高い[6]．よって日常ルーチン検査におけるEF評価のために，2DよりTPを使用することは有意義かもしれない．

　目視EFの精度は読影者の技能に依存し，EFの視覚的評価は経験豊富な技師でのみ正確であることが示唆される．この結果は他のグループによって示された結果[5,8,14-16]と一致しており，目視EFは一般に高精度で使用できることを示している．Jensen-Urstadらによると，急性心筋梗塞の際核医学検査と比較して，いくつかの方法（目視測定，WMSおよびAV面）でEFを比較した場合，シンプソン法の相関が最悪（r=0.45-0.51）であることが示された[8]．さらに，Akinboboyeらの研究では，目視EFは学習が容易な方法であることが示されている[9]．LVEFの定量的な測定が一般的に推奨されているにもかかわらず，EFの視覚的評価は，画質不良と時間不足の際，日常臨床において一般的に使用されている．これまでの研究の結果は，心エコー検査室における目視EFの変動

性が低いという条件で，目視 EF を臨床に利用できることが示唆されている．よって LVEF の視覚的評価の変動性の確認は，心エコー検査室で定期的にチェックされるべきである．

■文献

1) Via G, Hussain A, Wells M, et al. International evidence-based recommendations for focused cardiac ultrasound. J Am Soc Echocardiogr. 2014; 27: 683. e1-683. e33.

2) Andrus P, Dean A. Focused cardiac ultrasound. Glob Heart. 2013; 8 (4): 299-303.

3) Labovitz AJ, Noble VE, Boeri M, et al. Focused cardiac ultrasound in the emergent setting: a consensus statement of the American Society of Echocardiography and American College of Emergency Physicians. J Am Soc Echocardiogr. 2010; 23 (12): 1225-30.

4) Mok KL. Make it SIMPLE: enhanced shock management by focused cardiac ultrasound. J Intensive Care. 2016; 4: 51.

5) Gudmundsson P, Rydberg E, Winter R, et al. Visually estimated left ventricular ejection fraction by echocardiography is closely correlated with formal quantitative methods. Int J Cardiol. 2005; 101: 209-12.

6) Shaghgaldi K, Gudmundsson P, Manouras A, et al. Visually estimated ejection fraction by two dimensional and triplane echocardiography is closely correlated with quantitative ejection fraction by real-time three dimensional echocardiography. Cardiovasc Ultrasound. 2009; 7: 41.

7) Lavine SJ, Salacata A. Visual quantitative estimation: Semiquantitative wall motion scoring and determination of ejection fraction. Echocardiography. 2003; 20: 401-10.

8) Jensenn-Urstad K, Bouvier F, Hojer J, et al. Comparison of different echocardiographic methods with radionuclide imaging for measuring left ventricular ejection fraction during acute myocardial infarction-treated by thrombolytic theraphy. Am J Cardiol. 1998; 81: 538-44.

9) Akinboboye O, Sumner J, Gopal A, et al. Visual estimation of ejection fraction by two dimensional echocardiography: the learning curve. Clin Cardiol. 1995; 18: 726-9.

10) Ahnve S, Gilpin E, Henning H. Limitations and advantages of the ejection fraction for defining high risk after acute myocardial infarction. Am J Cardiol. 1986; 58: 872-8.

11) Madsen BK, Hansen JF, Stokholm KH. Chronic cengestive heart failure: description and survival of 190 censecutive patients with a diagnosis of chronic congestive heart failure based on clinical signs and symptoms. Eur Heart J. 1994; 15: 303-10.

12) Parameshwar J, Keegan J, Sparrow J. Predictors of prognosis in severe chronic heart failure. Am Heart J. 1992; 70: 359-63.

13) Jenkins C, Bricknell K, Hanekom L, et al. Reproducibility and accuracy of echocardiographic measurements of left ventricular parameters using real-time three-dimensional echocardiography. J Am Coll Cardiol. 2004; 44: 878-86.

14) Mueller X, Stauffer JC, Jaussi A, et al. Subjective visual echocardiographic estimate of left ventricular ejection fraction as an alternative to conventional echocardiographic methods: comparison with contrast angiography. Clin Cardiol. 1991; 14: 898-902.

15) Amico AF, Lichtenberg GS, Reisner SA, et al. Superiority of visual versus computerized echocardiographic estimation of radionuclide left ventricular ejection fraction. Am Heart J. 1989; 1181: 259-65.

16) van't Hof AW, Schipper CW, Gerritsen JG, et al. comparison of radionuclide angiography with three echocardiographic parameters of left ventricular function in patients after myocardial infarction. Int J Card Imaging. 1998; 14: 413-8.

〈常松尚志　竹内一郎〉

第 Ⅴ 章 心臓

3 肺塞栓症

> **要旨**
> ① 右心描出の際は，胸壁に近い深さに右心があることを意識する．
> ② 重症肺塞栓症の有無は，定性所見のみでも判断可能である．
> ③ 重症肺塞栓の定性所見は，心室中隔圧排，右室拡大，左室過収縮である．
> ④ 軽症肺塞栓の有無はエコー単独では難しい．

　肺塞栓症の確定診断のゴールドスタンダードは造影 CT で間違いないだろう．しかし，何も躊躇せず造影 CT を施行する医療従事者は少ない．多かれ少なかれ，造影剤アレルギーや腎障害の懸念が頭をよぎるのが通常の感覚である．加えて，肺塞栓症の多くは，呼吸苦，胸痛，失神，咳嗽，めまい，など非特異的な症状を訴えながら救急受診する．ゆえに，時にその診断は難しく，循環器専門医だけなく循環器を専門としない医師もその診断に関して精通している必要がある．さらに，肺塞栓症は血栓のサイズ次第で，ショックや心停止に至る可能性があり，その診断には迅速さも必要である．

　エコーは，エコーの機械と描出する腕さえあれば，即座に，かつ，ほぼ無侵襲で施行できる．緊急時，重症肺塞栓の有無を確認するだけなら難しい計測も必要ない．ガイドラインなどでその見方が解説され始め[1]，POCUS で肺塞栓の診断が可能であるという報告[2] も出始めている．この章では肺塞栓症の POCUS に必要な解剖の理解から描出のポイントまでを網羅的に解説する．

❶ 正常解剖

　肺塞栓のエコー診断において，まず理解すべき解剖は右心系である．

　一番大事な点は，右心系は左心系の右側にある訳ではなく，右心系は左心系の腹側に位置している，という点である．つまり胸壁のすぐ裏にある構造物が右心系で，その奥に左心系がある **図1**．

　心尖部から見た位置関係も大切である．

　理想的な描出像では心尖部は左心室の先端である．画像の中央上部に左心室の先端が描出されるはずで **図2** その左心室の心尖部から見れば，左側（つまり側胸部側）に左心系があり，右側（つまり胸骨側）に右心系がある **図3**．

　また異常病態が存在しなければ左心の大きさ＞右心の大きさである．

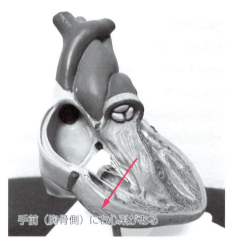

図1 正面（腹側）から見た心臓

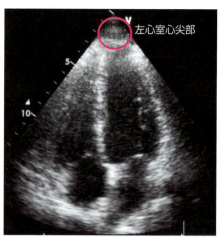

図2 心尖部四腔像

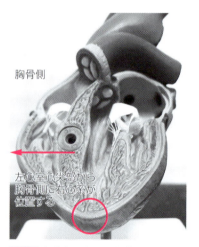

図3 心尖部から見た心臓

❷ 走査と画像の描出

　肺塞栓症のエコー診断は右心系の圧上昇をエコー所見で見抜くことである．右心系の圧上昇を反映した所見は以下のごとく，定性所見，定量所見に大別できる．

1）定性所見：左室圧排，右室拡大，McConnell 徴候，左室過収縮

　※左室圧排所見である心室中隔の扁平化や McConnell 徴候は，感度は低いが特異度は 100% 近いと報告している文献[3]もある．

2）定量所見：三尖弁逆流圧較差（TRPG：tricuspid regurgitation pressure gradient），下大静脈（IVC 径：inferior vena cava），三尖弁輪収縮期移動距離（TAPSE：tricuspid annular plane systolic excursion）

　※IVC 径と IVC 呼吸性変動の所見を組み合わせれば，右房圧を以下のように推定することができる，とされている．ただし，誤差も指摘[4]されており，正確な測定は右心カテーテル検査が必要である．

- IVC 径 1.5〜2.5 cm：呼吸性変動 50％以上→ 5〜10 mmHg，呼吸性変動 50％未満→ 10〜15 mmHg
- IVC 径 2.5 cm 以上：呼吸性変動 50％未満→ 15〜20 mmHg，呼吸性変動なし→ 20 mmHg

※以下のごとく，TRPG から収縮期肺動脈圧が推定可能である．

- TRPG＋右房圧＝右室収縮期圧＝収縮期肺動脈圧
  収縮期肺動脈圧が 60〜70 mmHg で重症肺高血圧と考える．右房圧は上記のごとく IVC から推定する．

※ TAPSE 三尖弁弁輪の移動距離を測定したもので，1.6 cm 未満を異常と考える[5]．

以下，各ビューごとに描出のコツ，見方を解説していく．

A. 傍胸骨左縁長軸像

まず通常通りの描出を行った上で，胸壁側の右室に注目する．ぱっと見て，大きそうかどうかで判断するが，断面によって大きく見えがちな断面でもあるので，このビューだけで判断はしない．また，肺塞栓は左室まで血液が届かない疾患であり，左室内容量の低下により左室過収縮が見られることが多い 図4．

B. 傍胸骨左縁長軸像から胸壁寄りにした断面

通常の傍胸骨左縁長軸像を描出して，プローブのテールを頭側に傾けるようにする（つまりエコーの断面を胸壁寄りにする）と，三尖弁が描出される．このビューで TRPG 測定が可能である．左心系はその全貌が描出されないので，このビューでは左右の大きさを比べるというような定性的な評価は難しい 図5．

C. 傍胸骨左縁短軸像

定性的な評価において最も重要なビューである．まずは，ざっくりと左心と右心のサイズを比べ右心拡大がないか検討する．右心が左心と同等以上であれば拡大していると考える．

次に心室中隔に注目し，左室圧排所見がないか検討する．通常，左室は同心円状に拡張する．しかし，右心圧が上昇すると，右室と接している心室中隔は外側に拡張することができず拡張期に右室に押しやられたような形状を呈する．心室中隔以外は特に拡張を邪魔する構造物はないので，同心円上に拡張する．一方で，収縮期に関しては壁運動が影響を受ける様子は見られず全周性に均一に収縮する．よって拡張期の心室中隔に着目し，それ以外の部分と比べてみれば良い 図6．

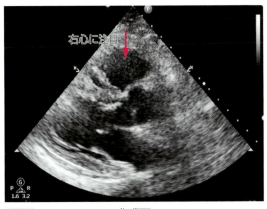

図4 傍胸骨左縁長軸像 ▶17

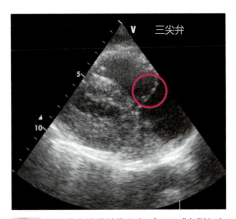

図5 傍胸骨左縁長軸像からプローブを倒したビュー

3. 肺塞栓症

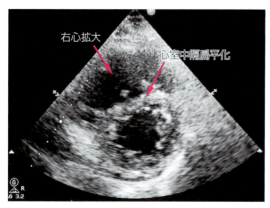

図6 傍胸骨左縁短軸像 ▶18

※通常の傍胸骨左縁短軸像から，1肋間もしくは2肋間上部において心基部の短軸像を描出すると，主肺動脈から左右の肺動脈を描出することができ，血栓が見えることがある．

D. 心尖部四腔像

ここで確認すべき定性所見は，右心拡大である．右心拡大の判断に関しては，理想的なビューの描出が重要であり，断面が右室の一番大きい部位を描出できていなければ右室を過小評価してしまう危険性がある．プローブを回転させ，右室が一番大きく切れる断面で左室と比較することが大事である 図7 ．

急性の右心負荷所見かどうかを判断する所見として McConnell 徴候もよく知られている．これは右室全体の動きが低下している一方での右室心尖部のみ壁運動が亢進する現象である 図8 ．

定量評価としては TRPG，TAPSE の測定も可能である．いずれも理想的なビューが描出されていなければ，その数値の信憑性は乏しくなることに注意する 図9 図10 ．

E. 通常の心尖部四腔像から前胸部側にプローブをスライドした断面

前項で解説した通り，心尖部は左室の心尖部であり，心尖部から見ると前胸部側に右心が位置している．よって，心尖部から描出した後にプローブを前胸部側にスライドしていくと右心系中心のビューが得られる．このビューでは三尖弁がよく観察でき，RVSP 測定が行いやすい 図11 ．

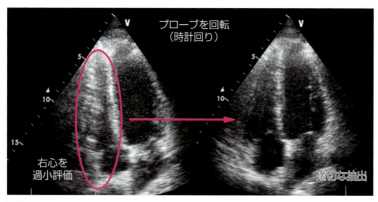

図7 心尖部四腔像ローテーションの調整

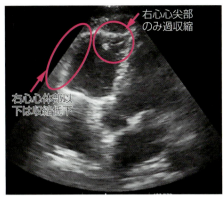

図8 McConnell 徴候

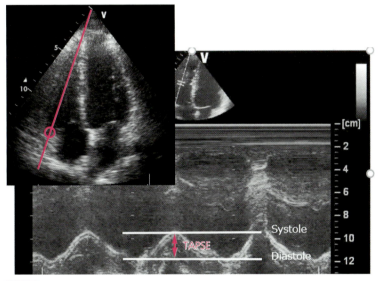

図9 TAPSE 測定

F. 心窩部四腔像から IVC の断面へ

　IVC の描出は心窩部四腔像にて右房を同定し，プローブを立てていながら足側の断面に移行していくと描出できる．IVC は径と呼吸性変動を観察する．基本的には右心系の圧上昇により，径は拡張し，呼吸性変動は消失する．いずれも陽圧管理を受けると径は拡張し，呼吸性変動は減弱する点には注意する **図12** ．

3 疾患・病態別の解説

　上記に掲げた定性所見は，いずれも右心の内圧上昇を反映した所見である．よって，それらの所見の見えやすさは内圧次第であり，すなわち肺塞栓の重症度次第とも言える．つまり圧の上昇が明確でない程度の軽症肺塞栓に関しては，基本的にはエコーでの診断は難しい．よって，定性的なエコー評価で判定できるのは中等度以上の肺塞栓のみ，と考えておいて間違いはない．以下，ショック患者に対しての診療を想定して概説する．

3. 肺塞栓症

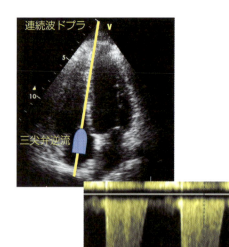

図10 TRPG測定

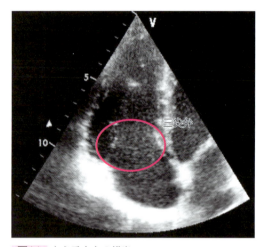

図11 右心系中心の描出

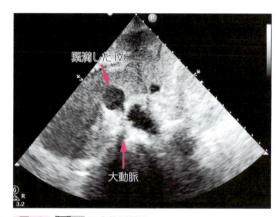

図12 ▶19 下大静脈緊満

- 筆者はまずはIVCから観察する．IVCが虚脱していれば肺塞栓を含む閉塞性ショックの可能性をほぼ除外して，他のショックの可能性を検討する．虚脱以外の所見であった場合は，肺塞栓の可能性は残る，と考え次のビューに進む．
- 次に，傍胸骨長軸像で，右心拡大がないか検討する．ただし，ここでも最終判断は下さない．（もし時間があれば，TRPGを測定する．前項で解説した通り，プローブを少し倒せば右心系が描出される）
- 次に，傍胸骨短軸像で心室中隔の拡張期の扁平化の有無，右心の拡大の有無に着目する．通常であれば，この短軸像で肺塞栓の可能性はほぼ見通しが立っている．
（もし時間があれば，TRPGも測定する．プローブを傾け心基部のレベルで右室流出路を描出できればTRPGが測定可能となる）
- 最後に心尖部四腔像で右室拡大の有無を再確認する．描出がきれいに行えていないと，妥当な右

心と左心のサイズの比較が難しくなることに注意する.

（時間があれば TRPG，TAPSE を測定する）

■文献

1) Mayo PH, Beaulieu Y, Doelken P, et al. American College of Chest Physicians/La Société de Réanimation de Langue Française statement on competence in critical care ultrasonography. Chest. 2009; 135: 1050-60.

2) Filopei J, Acquah SO, Bondarsky EE, et al. Diagnostic accuracy of point-of-care ultrasound performed by pulmonary critical care physicians for right ventricle assessment in patients with acute pulmonary embolism. Crit Care Med. 2017; 45: 2040-5.

3) Dresden S, Mitchell P, Rahimi L, et al. Right ventricular dilatation on bedside echocardiography performed by emergency physicians aids in the diagnosis of pulmonary embolism. Ann Emerg Med. 2014; 63: 16-24.

4) Farber HW, Foreman AJ, Miller DP, et al. REVEAL Registry: correlation of right heart catheterization and echocardiography in patients with pulmonary arterial hypertension. Congest Heart Fail. 2011; 17: 56-64.

5) Rudski LG, Lai WW, Afilalo J, et al. Guidelines for the echocardiographic assessment of the right heart in adults: a report from the American Society of Echocardiography endorsed by the European Association of Echocardiography, a registered branch of the European Society of Cardiology, and the Canadian Society of Echocardiography. J Am Soc Echocardiogr. 2010; 23: 685-713.

〈吉田拓生〉

第 V 章 心臓

4 心嚢液貯留と心タンポナーデ

要旨

① 超音波の使用により心嚢液貯留を迅速に発見し，その血行動態への影響を評価することができる．
② 超音波の使用により心タンポナーデの状態をベッドサイドにて迅速に診断でき，迅速な対応をすることができる．
③ 胸水，腹水，脂肪などは，心嚢液貯留と混同する場合がある．
④ 心嚢ドレナージは原則画像ガイド下にて施行する．

　心嚢液は正常でも5～10 mL 程度存在するが，その量が様々な要因により増加し，心嚢内の圧が上昇することで心臓を圧迫し，血行動態に影響を及ぼすようになった状態を心タンポナーデという．心タンポナーデは緊急を要する病態であり，対応を誤ると命に関わる．心嚢液貯留のみでは無症状のことも多く，少量の貯留であれば臨床症状や胸部 X 線による診断は難しい．血行動態に影響するような心タンポナーデの診断においてベックの3徴（心音減弱，頚静脈圧の上昇，低血圧）が有名であるが，これらを認めないような患者であっても超音波を利用することで診断することができる．超音波は，少量の心嚢液貯留であっても診断でき，心タンポナーデの診断でも非常に有用である．超音波により，ベッドサイドで，簡便に，迅速に，非侵襲的に心嚢液貯留の診断をすることができる．心嚢液貯留を認めた場合は，その貯留速度，量，分布，性状，血行動態への影響を観察する．心嚢液貯留については，超音波を利用することで循環器専門医以外であっても高い感度と特異度で診断ができるとされている[1]．心タンポナーデと診断された場合，緊急で心嚢液ドレナージ術を施行する必要があるが，現在では経皮的心嚢液ドレナージ術は超音波や透視といった画像によるガイド下で施行することがスタンダードとなっている．

1 疾患・病態別の解説

■心嚢の解剖 ………………………………………………………………………………………………

　心臓は臓側心膜と壁側心膜からなる心膜腔により包まれていて，臨床領域ではこれを心嚢という．その内腔側は漿膜性であり，心膜腔に含まれる少量の心嚢液とともに心臓の潤滑剤として作用している．心臓表面を覆う臓側心膜を心外膜ともいう．心膜は心臓と大血管の基部を覆い，その後反転して壁側心膜となる．壁側心膜の外側は線維性となっている **図1** ．

　心嚢には正常でも5～10 mL 程度の液体が存在している．心臓が拍動するための潤滑剤として作

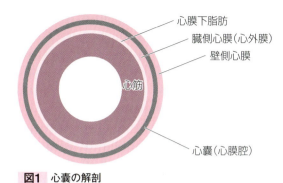

図1 心嚢の解剖

表1 心嚢液貯留の分類

貯留速度	急性（1週間以内） 亜急性（1週間から3か月） 慢性（3か月以上）
量	少量（10 mm以下） 中等量（10〜20 mm） 大量（20 mm以上）
分布	全周性 限局性
性状	漏出性 滲出性
血行動態への影響	心タンポナーデの有無

用し，摩擦を減らす働きがある．心嚢液貯留とは心嚢内に正常以上の液体貯留をきたした状態のことをいい，その貯留速度，量，分布，性状，血行動態への影響により分類される**表1**[2]．

■心嚢液の原因

心嚢液貯留の原因は地理的要因が大きく影響する．発展途上国では結核が原因として多いが，先進国では術後合併症やウイルス性が多い．原因を考える時，一般的には炎症性と非炎症性に分けて考える．免疫抑制状態では細菌性や真菌性の感染が原因となることが多く，診断には培養が必要となる．重篤な経過をたどることが多く，心タンポナーデになる可能性が高い．心嚢液により悪性疾患が診断される場合もあるが，心嚢液からは悪性の細胞が観察されないことが多い．炎症性以外では，代謝性の原因（甲状腺機能低下，蛋白欠乏症），尿毒症や，静脈圧が上昇するような心不全，肝不全，腎不全が原因と考えられる．急に血性の心嚢液が貯留した場合には，外傷，上行大動脈解離，心破裂，外科手技の合併症を考慮する**表2**[3]．

■心嚢液の臨床

心嚢液貯留は病歴，身体所見，心電図，胸部X線では，診断の感度と特異度は低く，超音波が救急現場では非常に重要である．少量の心嚢液貯留では，多くの患者は心嚢液に関連した症状を訴えない．血行動態に影響する心嚢液貯留を認めるような患者では，胸痛，胸苦，心不全症状，疲労感，呼吸困難，低血圧，奇脈，頚静脈圧の上昇，浮腫を認める．稀に，胸腔内の他の器官の圧迫により，嗄声，吃逆，嘔気といった症状を訴える．心嚢液貯留をきたすような全身性の疾患で，頚静脈圧の上昇を認めた場合，心膜炎で胸痛が持続する場合，大動脈解離，説明できない心肥大，感染の原因

表2 心嚢液貯留の原因

炎症性	非炎症性
ウイルス 細菌，結核 真菌 原虫 心筋損傷 自己免疫疾患 尿毒症 薬剤	悪性疾患 代謝性疾患（甲状腺機能低下，低蛋白） 外傷 医原性 心不全 肝不全 腎不全

が特定できない持続する発熱，単独の左胸水貯留，手技後の発熱や血行動態に影響するような状況では超音波にて心嚢液を評価すべきである[4]．

　臨床症状は心嚢液の貯留速度に影響する．外傷や侵襲度の高い手技による合併症が原因で急速に心嚢液が貯留した場合，少量の心嚢液であっても心内膜圧が上昇し心タンポナーデになる可能性がある．一方，数日から数週といったゆっくりとした経過で心嚢液が貯留した場合，心膜が伸展することで圧を代償するため，心膜が進展できる限界を超える心嚢液が貯留した後に心内膜圧が上がり，臨床症状がでてくる．患者が変曲点の状態では，50～100 mL の増加でも血行動態が悪化する可能性がある．そのよう状態では 50～100 mL の心嚢液の除去で，劇的に血行動態が改善する 図2 [5]．

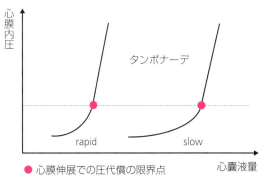

図2 心嚢液量と心嚢内圧の関係

■心嚢液貯留の評価

　心嚢液貯留を診断した場合，その貯留速度，量，分布，性状，血行動態への影響を評価する．超音波が心嚢液の診断に有用で，半定量的に心嚢液の量を診断することができ，また血行動態をリアルタイムに観察することができる．CT や MRI も超音波での観察が困難な場合や，その性状や分布の評価に有用とされている．炎症反応の上昇を認めた場合には心膜炎を考慮し，ESC2015 ガイドラインを参考に心嚢液を評価・管理する 図3 [2]．

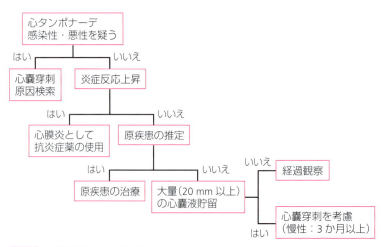

図3 心嚢液貯留の評価と管理

■ 心タンポナーデの病態生理

　心嚢内に液体が貯留していくと，心膜は 5 mmHg 以下の圧を維持し伸展していく．液体がある程度貯留すると，心臓内腔の圧と心膜内圧を維持するために中心静脈圧が上昇する．さらに液体が貯留し，心膜がそれ以上伸展できなくなると，心膜内圧が右心系の圧と等しくなり，さらに上昇すると左心系の圧と等しくなる．心膜内圧の上昇により，心腔の虚脱が起こり，結果として心拍出量が減少し，血行動態が破綻する．

　自発呼吸下の吸気時には，静脈還流は増加し，右室の充満圧は左室の充満圧よりも上昇する．左室の拡張期の充満圧が心室中隔の圧よりも等しいもしくは低い場合，左室の容積が制限され，心拍出量が減少する．奇脈とは吸気時に収縮期圧が 10 mmHg 以上減少することで，心嚢液貯留予測の感度は 80％，特異度は 40％である．心膜内圧が上昇し続けると，三尖弁と僧帽弁の血流速度の呼吸性変動が増強される．正常時，吸気時に僧帽弁での流速が 10％減少する．吸気により胸腔内が陰圧になり，右心系への静脈還流が増加し，心室中隔の変位により左心系への血流が減少することによる　図4　[6]．これを flow velocity paradox と呼び，反対のことが三尖弁で認める．心タンポナーデでは心膜内圧が上昇し，僧帽弁にて吸気時に 25％以上の流速の減少を認める．

　心タンポナーデは急性（大動脈解離，外傷，心臓への侵襲的な手技後）と亜急性（特発性心膜炎や悪性疾患）に分類される．急性の心タンポナーデは，胸痛や呼吸困難を伴い，適切に処置がされなければ命に関わる．頸静脈圧の上昇，低血圧，心音減弱がベックの 3 徴として有名である．少量の心嚢液貯留でも，心膜がその伸展が追いつかないために心タンポナーデの状態になる．心膜腔の圧が 10 mmHg 以下の場合は症状がないが，中等度から 15 mmHg 以上の重症になると頻脈や明らかな呼吸困難が出現する．

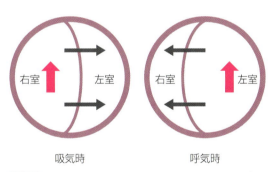

図4　呼吸による心室中隔の変位

■ 心嚢液の管理

　ESC2015 ガイドラインでは，全身性炎症性疾患が原因の場合，ASA/NSAID/colchicine を使用し，経皮的穿刺や外科的な介入は，内科的治療に反応しない中等量から大量の心嚢液貯留の場合や，感染性や悪性の心膜炎を疑う場合に適応になる．経皮的か外科的かの選択はその状況と経験による．経皮的に施行する場合には超音波や透視などの画像ガイド下に施行する．超音波下で行う場合，最も穿刺しやすい部位から施行する．無症状だが大量の心嚢液貯留を認める場合には，血行動態を注意深く観察し，繰り返し超音波によりチェックし，利尿薬や血管拡張薬の使用を慎重にして管理し，現病に対する治療を行う．進行性に心嚢液が増加し，症状が悪化して心タンポナーデの兆候を認め，内科的治療に反応しないようであれば，ドレナージを検討する[6]．

❷ 走行と画像の描出

■走行と画像の描出

　心嚢は2層構造となっていて、心臓と上行大動脈基部と肺動脈を覆っている。壁側心膜は高エコーに観察される。心嚢は臓側と壁側の心膜間に観察されるが、正常時にはほとんど観察されない。正常時、心嚢には5〜10 mL程度の液体が貯留しているが、超音波では観察されないことが多い。15〜35 mLの貯留で心嚢液として観察されるようになり、収縮期に観察される。25〜50 mLの貯留で心臓の拡張期にも観察され、サイズを測ることでその量を推定する。少量（50〜100 mL）では後方にのみ観察され、10 mm以下の厚さで観察される。中等量（100〜500 mL）では後方から全周性に観察され、10〜20 mmの厚さで観察される。大量（500 mL）以上では全周性に認めることが多く、20 mm以上の厚さで観察される。700 mL以上では25 mm以上で観察される。外傷や手技後などの状況によっては少量の心嚢液の観察でも重要な意味を持つことがあるので注意する。観察時には心嚢液の量、部位、その性状を観察する。傍胸骨左縁長軸と短軸像で十分に観察されるが、重症患者では血行動態が破綻しているため、心窩部像が第一選択になることが多い[7]。図5 図6 図7 図8。

　心嚢液は心臓に接するようにecho free spaceとして観察される。少量ではまず後壁側に貯留することが多い。心窩部像では右室と肝臓の間に観察される。傍胸骨左縁像では、長軸・短軸で左室の後方に観察されることが多い。心嚢液の量が増加した場合、心臓全周に観察されるようになる。

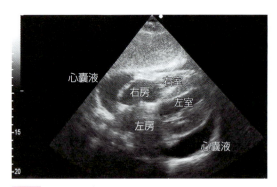

図5 心窩部アプローチ

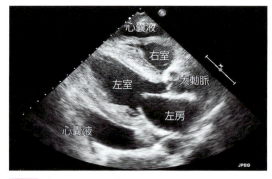

図6 傍胸骨左縁長軸像

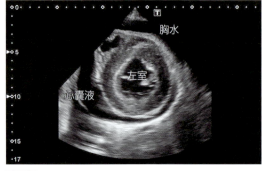

図7 傍胸骨左縁短軸像

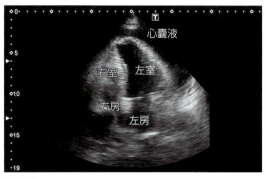

図8 心尖部四腔像

心臓術後や侵襲的手技の後で，心囊液が限局して存在する場合があるが，限局した心囊液貯留であっても血行動態に影響するので注意する．

心囊液の評価では以下のポイントに気をつける．
①心囊液の部位
②心囊液の量
③心囊液の性状
④血行動態の評価

■心囊液と混同する病態

A．脂肪

　心臓周囲の脂肪が両心膜間にある場合，低エコーで心臓周囲に観察されるため心囊液と間違われやすい．脂肪は液体よりやや灰色で，等エコーに観察される．心臓前面にのみ観察された場合には心膜の脂肪組織であることが多い．傍胸骨左縁長軸像では，心膜腔内の脂肪組織が前壁側に認めることがあり，心囊液と誤ることがある．高エコーで粒状に観察され，心臓の外縁と同期して動く場合には心囊液より脂肪の可能性が高い．心囊液に膿，血餅，悪性疾患の細胞成分が含まれる場合には，より高エコーで観察される　図9 ．

B．胸水

　傍胸骨左縁長軸像で，左房と左室の後方に低エコーとして観察されるが，心囊液と左胸水は下行大動脈との位置関係で区別できる．心囊液の場合，下行大動脈の前面に観察され，左胸水の場合には下行大動脈の後方に観察される．もし胸部下行大動脈がうまく観察されない場合には，傍胸骨左縁短軸像あるいは心窩部像にて，心囊液を確認し，また左胸水も確認すべきである．左の胸水は，傍胸骨左縁あるいは心尖部四腔像にて下行大動脈の後方あるいは側方に認める．右胸水は，心窩部像で右心系周囲に認める　図10 ．

C．腹水

　心窩部像にて，腹水を心囊液と誤って観察してしまうことがある．腹水では心窩部像で，右心の前方に，肝鎌状間膜を液体間に認めることで鑑別できる．

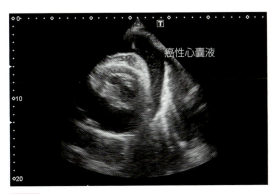

図9　癌性心囊液

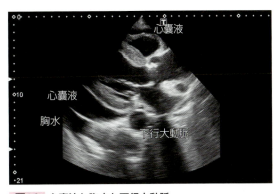

図10　心囊液と胸水と下行大動脈

■心タンポナーデの診断

　心タンポナーデを疑った場合，緊急で超音波検査を施行する．心室の虚脱は重要で，心膜内圧が

心臓内圧を超えていることを示し，右心系で観察されることが多い．右心室の拡張早期の虚脱も感度90％，特異度60％と報告され診断の補助となる．右房の心臓周期の1/3以上の主に心室収縮期（心房拡張期）の虚脱は心タンポナーデにほぼ100％近い感度と特異度があると報告されている．IVCの21 mm以上の拡張と呼吸性変動の消失も感度が高いが特異度は低い[3]．心タンポナーデでは中隔の動きが特徴的であり，中隔が吸気時に左室側へ変位し，呼気時に右室側へ変位する．これは傍胸骨左縁長軸像でMモードを使用して観察できる．パルスドプラによる観察はより感度が高く，三尖弁と僧帽弁の拡張期流入速度を測定する．三尖弁の流入速度は吸気にて増加し，呼気時には減少する．自発呼吸下では三尖弁のE波が40〜50％吸気時に増加し，僧帽弁のE波が吸気時に25〜40％減少する 表3 [3]．

表3 心タンポナーデの心エコー所見

2D，Mモード	ドプラ
右房の心臓サイクル1/3以上の虚脱 右室の拡張期虚脱 下大静脈の拡張と呼吸性変動の消失	三尖弁（＞60％）および僧帽弁（＞25％） 　流入速度の呼吸性変動 肺静脈拡張期血流の吸気時の減少と呼気時の増加 呼吸による心室サイズの変動と大動脈血流の変動 肝静脈血流の呼気時の減少

■ パルスドプラ

心嚢内の圧が上昇すると，三尖弁と僧帽弁での流入速度の呼吸性変動が強調される．正常時，吸気により，胸腔内圧が減少し，それにより右心系への静脈還流が増加する．それにより心室中隔が偏位し，左心系の還流が減少する．吸気により僧帽弁流入速度が25％以上減少を認めた場合，心タンポナーデの診断となる[8] 図11．

1）僧帽弁
吸気時にPeak Eが，25％以上減少する．

2）三尖弁
呼気時にPeak Eが，40％以上減少する．

3）右室と左室流出路
生理的には10％の変動だが，吸気で10％以上減少する．肺動脈ではその逆になる．

4）肝静脈
正常時，呼吸性変動は20％以下だが，心タンポナーデでは40％以上になる．

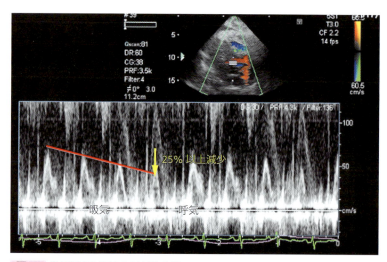

図11 僧帽弁流入速度の呼吸性変動

③ ガイド下手技と解説

　心タンポナーデは迅速な診断と治療を要する緊急的な病態である．緊急時には心窩部より盲目的に施行されることもあるが，現在では超音波下あるいは透視下に施行される．

　心嚢液ドレナージは外科的と非外科的対応に分けられる．外科的ドレナージは外傷性の血性心嚢液貯留や壊死性心内膜炎の際に考慮する．一般的には 20 mm 以上心嚢液貯留がある場合，診断目的の場合に心嚢液ドレナージが考慮される．

■適応と禁忌

　ESC2015 ガイドラインには Class I の適応として，心タンポナーデがない場合でも，感染性心膜炎が疑われる場合には心嚢液ドレナージを診断的に施行するとある．20 mm 以上の大量の心嚢液貯留や，繰り返す心嚢液貯留でも心嚢液ドレナージを考慮する（IIa）．出血のリスク，解離の拡大のリスク，タンポナーデのある解離は外科的ドレナージの適応となる．相対的禁忌としては凝固障害，抗凝固療法中，血小板 50,000 以下がある．外傷性血性心嚢液や感染性の心嚢液は外科的ドレナージが推奨されている．

■準備

　リスクや合併症を考慮して準備をすることが必要である．出血を考慮し血小板数や凝固をあらかじめ測定しておき，不整脈や心停止に備えて施行時には蘇生の準備をしておく．適切なモニタリングが必要で，不整脈や重症な迷走神経反射に備える．清潔操作で施行する準備をする．穿刺部位には局所麻酔を使用し，16～18 ゲージの針を刺入する．心臓穿刺を避けるため 17 ゲージの硬膜外用 Tuohy 針を使用する場合もある．必要があればガイドワイヤーを使用して留置を試みる．超音波を使用し，手技施行時，手技の前後で心嚢液の評価，心臓の動きを評価する．

■アプローチ法

　心窩部，傍胸骨左縁，心尖部からのアプローチ法がある．アプローチの部位は画像により最も心嚢液が多く観察され，重要臓器が重ならない部位に決める．逆トレンデレンブルグ体位をとる．

A．心窩部アプローチ

　最も選択されることが多い．剣状突起と左肋骨縁の間に刺入し，左肩方向に 30～45°の角度で進める．穿刺の角度が大きすぎると腹腔内穿刺の可能性が高くなり，体幹の中心に偏ると右房を穿刺する可能性がある．緊急時に画像ガイドがない状況では第一選択として施行されるが，画像ガイドなしでの心嚢穿刺は推奨されない．

B．傍胸骨左縁アプローチ

　第 5 肋間での穿刺になることが多い．肋間神経や血管損傷を避けるため，下位肋骨の上縁に沿って穿刺する．内胸動脈の損傷を避けるため，胸骨よりも 1 cm 外側で穿刺する．気胸のリスクが高い．

C．心尖部アプローチ

　心尖部の心拍動が観察される部位の 1 cm 外側から右肩に向けて穿刺する．左室心筋穿刺の可能性が高く，心室細動などの不整脈を誘発する可能性がある．

4. 心嚢液貯留と心タンポナーデ

■合併症

　心筋損傷，空気塞栓，胸膜損傷，血胸・気胸，心室性不整脈，感染，迷走神経反射，腹腔穿刺，腹腔内臓器穿刺・出血，冠動脈あるいは左内胸動脈損傷が起こる可能性がある．合併症の発生率は超音波下で3%，盲目的心窩部アプローチで5〜25%と報告されており，盲目下での手技は推奨されない[6].

■ドレナージ管理

　大動脈解離や心筋梗塞後の自由壁破裂は緊急手術適応であり，経皮的ドレナージによって手術の判断が遅くならないようにする．手術にすぐにいけないようであれば，経皮的ドレナージにより少量流出させ一時的な状態の安定を試みる．心嚢液が20 mm以上であればタンポナーデになる可能性が高いのでドレナージの適応となる[9].緩徐に心嚢液がたまった患者では，急速に大量のドレナージを行うと右心不全になる可能性があるため，1回のドレナージ量は1L以下にする．ドレナージを留置する場合には1日に25 mL以下になるまではドレナージを継続する．

【まとめとポイント】
①心嚢液の評価では超音波が有用である．
②心嚢液の評価は，その貯留速度，量，性状，分布，血行動態への影響に注意する．
③心嚢液と混同しやすい心膜の脂肪，胸水，腹水などに注意する．
④心タンポナーデに特徴的な超音波の所見を理解する．
⑤経皮的心嚢ドレナージは盲目的に施行せず，超音波ガイド下で施行する．

■文献
1) Ceriani E, Cogliati C. Update on bedside ultrasound diagnosis of pericardial effusion. Intern Emerg Med. 2016; 11: 477-80.

2) Adler Y, Charron P. Imazio M, et al. 2015 ESC Guidelines for the diagnosis and management of pericardial diseases. Eur Heart J. 2015; 36: 2921-64.

3) Vakamudi S, Ho N, Cremer PC. Pericardial effusions: causes, diagnosis, and management. Prog Cardiovasc Dis. 2017; 59: 380-8.

4) Klein AL, Abbara S, Agler DA, et al. American Society of Echocardiography clinical recommendations for multimodality cardiovascular imaging of patients with pericardial disease. J Am Soc Echocardiogr. 2013; 26: 965-1012.

5) Chandraratna PA, Mohar DS, Sidarous PF. Role of echocardiography in the treatment of cardiac tamponade. Echocardiography. 2014; 31: 899-910.

6) Perez-Casares A, Cesar S, Brunet-Garcia L, et al. Echocardiographic evaluation of pericardial effusion and cardiac tamponade. Front Pediatr. 2017; 5: 79.

7) McCanny P, Colreavy F. Echocardiographic approach to cardiac tamponade in critically ill patients. J Crit Care. 2017; 39: 271-7.

8) Shyy W, Knight RS, Kornblith A, et al. Point-of-care diagnosis of cardiac tamponade identified by the flow velocity paradoxus. J Ultrasound Med. 2017; 36: 2197-201.

9) Gluer R, Murdoch D, Haqqani HM, et al. Pericardiocentesis - How to do it. Heart Lung Circ. 2015; 24: 621-5.

〈方波見謙一〉

第 Ⅴ 章　心臓

5　下大静脈

要旨

① 下大静脈（IVC）は最大径・呼吸性変動を用いて，右房圧の推定や volume status の評価に用いられる．

② 循環不全を呈する患者において，IVC の測定は，輸液により循環動態が改善するか（輸液反応性の有無）を見極める指標となる．

③ 経時的な IVC の評価は，その他のパラメータや理学所見と総合することにより，病態の把握や治療の反応性を確認するための，非侵襲的かつ有用なツールとなりうる．

　救急外来，一般病棟，集中治療室を問わず，循環不全に対する輸液蘇生は最も単純かつ基本的で迅速に施行でき，要となりうる治療である．輸液により得られるメリットとは，循環血液量を増加させることで心拍出量が増加し，それによって組織への酸素供給量を増やし，酸素の需要供給バランスを適正化することである．しかしながら，集中治療室での研究では，循環不全を呈している患者の中で，輸液反応性を有する割合はおよそ半数である[1]．その一方で，近年輸液によるデメリットも指摘され，過剰輸液は腎障害，急性呼吸窮迫症候群（ARDS）の発症を増加させ，入院期間の長期化，生存率の低下が示唆されている[2]．誰に輸液蘇生を行い，そして誰に制限すべきなのかを限られた時間の中で見極めるのは，非常に難しくも重要な課題である．

　循環動態のモニタリングツールとして，肺動脈カテーテルや中心静脈カテーテル，動脈圧波形を用いた解析など，従来から近年に至るまで様々なデバイスが登場している．なかでも超音波によるIVC の測定は，非侵襲的かつ簡便迅速で，90%以上の患者で観察可能であることから，臨床に用いるツールとしてハードルは非常に低い．FOCUS (focused cardiac ultrasound) における IVC 測定の意義は，患者の volume status を評価することである．現時点において，輸液反応性を有するIVC 測定の明確なカットオフについては定まっていない．しかし，明らかな輸液不足や輸液過剰の状態であるかを知ることはでき，循環不全をきたす患者に対して「確実に輸液が必要」か，「血管作動薬などの輸液療法以外のオプションが必要」かを考慮する上で，非常によい判断材料となることは間違いない．

　本稿では，IVC の超音波測定方法や解釈のしかた，循環動態を把握する上で IVC 測定が参考とならない場合などについて，最新の知見と筆者の経験を交えて解説する．

5. 下大静脈

1 正常解剖

　IVCは左右総腸骨静脈の合流として第5腰椎の高さで始まり，第8胸椎の高さで横隔膜を貫き，右心房の後下方へと注ぐ．横隔膜直下にて肝静脈が合流するが，超音波での描出の際にはこれが指標となる．右房とIVCの間には弁がないため，IVCの容量と右房圧には相関関係があると考えられている．また，循環血液量の70〜80％は静脈系に存在しており，IVCの容量は循環血液量や前負荷の指標として捉えられている．IVCの容量は簡易的にIVC径を測定することにより評価されてきた．

　自発呼吸下では吸気相では胸腔内圧の低下に伴って右房への静脈還流が増加するため静脈は虚脱傾向となる．一方，呼気相では胸腔内圧の上昇により血流が妨げられ，静脈はうっ滞傾向となる．すなわち自発呼吸下におけるIVC径は吸気時に最小となり，呼気時に最大となる（IVCの呼吸性変動）．反対に，人工呼吸器による調節呼吸においては，吸気相に胸腔内圧が増加するため静脈還流が妨げられ，結果としてIVC径は吸気時に最大，呼気時に最小となる．自発呼吸下での健常成人の平均的なIVCは1.7±0.4 cmで，およそ50％の呼吸性変動を有する[3]が，病的でなくても個体差がある．若年アスリートでは拡張傾向にある報告がある[4]ほか，日常診療においても健常若年女性に拡張したIVCが見られることを，しばしば経験する．

　IVCの測定は，IVC径と呼吸性変動率をもとに推定右房圧やvolume status，輸液反応性を評価していくことになる．

2 走査と画像の描出

　IVCの測定は呼吸状態や体位など，様々な因子で容易に形態が変化するため，可能な限り同一の体位，条件で行うことが望ましい．American Society of Echocardiography（ASE）による提唱としては，仰臥位，sniffによる呼吸（鼻をすする呼吸）での評価が推奨されている．また，仰臥位で測定したIVC径が他の指標と解離する場合には，左側臥位による再評価を行うようにする（左側臥位でのIVC径は仰臥位と比較して有意に小さく，その原因は肝臓による圧迫の程度の違いと考察されている）．

　プローブは心窩部よりアプローチし，長軸像での描出が基本である 図1 図2 ．この際左側を走行する腹部大動脈との誤認に注意する．形態からのみで両者を判別するのは困難であり，見分けるためには，肝静脈が合流すること，右心房へ流入することを確認することが重要である．また，短軸での描出も肝臓との位置関係よりオリエンテーションがつきやすく，かつIVCの横断像も確認できるため，IVCの緊満の把握や，長軸での描出の際にも斜め切りを起こしにくい．なお，心窩部からでは腸管ガスなどによりアプローチ困難な場合には，右肋間より，肝臓を通してアプローチすると良好に描出できることがある．

　IVC径の計測は，一般に肝下面で右房入口部から0.5〜3 cm程度の位置とし，呼吸サイクルにより最大径（Dmax）と最小径（Dmin）を計測する．Bモードの画像をキャプチャして行うか，Mモード 図3 により計測する．IVCは呼吸様式（特に胸式呼吸）により頭尾側に大きく動く場合があるため，特にMモード計測の際には部位がずれないように注意する必要がある．

　輸液反応性などとの関係を述べるときには，呼吸性変動を定量化した指標が用いられる．自発呼吸下における呼吸性変動には，IVC collapsibility index＝[（Dmax－Dmin）/Dmax]×100（％）

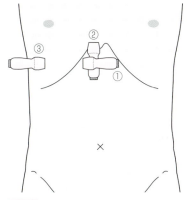

図1 IVC の描出
①心窩部アプローチ
②心窩部短軸像
③経肝アプローチ

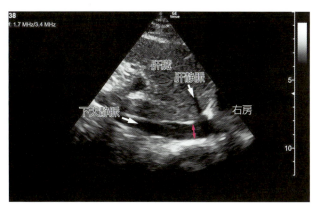

図2 下大静脈描出の基本画像（心窩部縦断像）

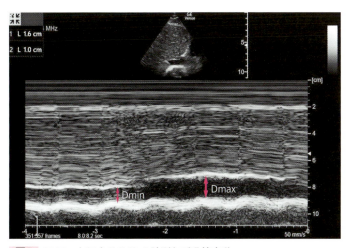

図3 M モードによる IVC の計測と呼吸性変動

が多く用いられ，調節呼吸下においては IVC distensibility index ＝［(Dmax－Dmin)/Dmin］× 100（％）が用いられる．また径の差を平均値で除した，［(Dmax－Dmin)/(Dmax＋Dmin)/2］で計算されることもある．それぞれの式の持つコンセプトはあるのだが，煩雑さを避けるため，ここでは呼吸性変動率（ΔIVC）と表記する．

3 疾患・病態の解説

　FOCUS における IVC の測定の意義は volume status を評価することである．具体的には，循環血液量の至適性，輸液反応性の評価，右房圧の推定に使われる．

　救急外来や病棟を問わず，すべての患者は euvolemia を保つべきである．しかしながら，個々の患者においてその時点の volume status が至適であるかを確かめるのは容易ではない．euvolemia の評価は hypovolemia の否定かつ hypervolemia の否定によってなされ得る（これらの概念

は全身の体液量と循環血液量とを総合して判断されるべきものであるが，ここでは循環血液量の評価に的を絞って議論を進めていくことにする）．日常診療においてこの両者は，現状の循環血液量が循環不全をきたす原因となっているかによって判断される．すなわち，hypovolemia であれば輸液負荷を，hypervolemia であれば除水をすることにより，循環不全が改善しうる状態といえる．

■ 輸液反応性

輸液負荷による循環動態の改善は輸液反応性と呼ばれ，「輸液によって心拍出量の上昇を認める」ことと定義される（10〜15％の上昇を反応性ありと捉える study が多い）．輸液反応性を理解するには，「心臓へ流入する血液量（前負荷）が多いほど，1回心拍出量が増加する」という Frank-Starling の法則を理解しておく必要がある．これを模式的に示したものが Frank-Starling 曲線である 図4 ．図のように，前負荷が少ない状態においては輸液により1回拍出量は大きく増加するのに対し，十分な前負荷がある状態では同量の輸液に対する1回拍出量の増加は乏しい．このような状態においては輸液により得られるメリットは小さいばかりか，肺うっ血や腎障害などのリスクが増加する．また，心機能低下例においては曲線が下方にシフトし，傾きが少なく，大きな前負荷に対してはむしろ1回拍出量は低下する．臨床現場においても，患者の volume status がどこにあるのかは常に意識しておく必要がある．

心拍出量を測定するには肺動脈カテーテルが必須であるが，侵襲性が高く，解釈も煩雑である．また輸液反応性の有無を確かめるには輸液負荷を実施しなければならない．輸液過剰が予後を悪化することが知られている中で[5]，侵襲的かつ後方視的にしか確認できないプロセスは実践的とは言えない．日常診療において知りたいのは，輸液反応性を有しているかどうか，つまり輸液によって患者の状態が改善するかどうかである．

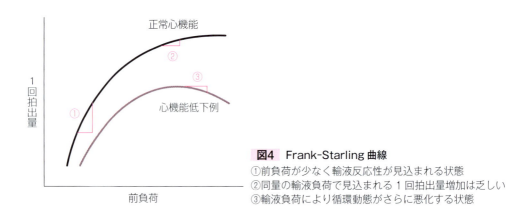

図4　Frank-Starling 曲線
①前負荷が少なく輸液反応性が見込まれる状態
②同量の輸液負荷で見込まれる1回拍出量増加は乏しい
③輸液負荷により循環動態がさらに悪化する状態

■ 静的指標と動的指標

Volume status の評価，また輸液反応性の有無を評価する手段として，日常診療で用いられる指標は大きく静的指標と動的指標に区別される．

中心静脈圧（CVP）や肺動脈楔入圧（PAWP），右室拡張末期容量（RVEDV）や左室拡張末期容量（LVEDV）など，ある一時点におけるパラメータを静的指標といい，特に CVP を指標として用いた研究が多い．Surving Sepsis Campaign 2012 の EGDT プロトコルには CVP を指標とした輸液管理が提唱されていたが，近年では CVP や PAWP などの静的指標は，輸液反応性の有

無を反映しないという報告がなされている[1]. 静脈のコンプライアンスは動脈に比して30倍高く, 容量変化に対してCVPの変化が少なく, CVPのみで循環血液量を推定することは難しい. また, CVP低値は必ずしも循環血液量の低下を意味しない. Boydらの研究[6]によれば, CVPは治療開始12時間後の輸液バランスとは相関するものの, 1〜4日後の輸液バランスとは相関しない. 治療開始12時間でのCVP値は8mmHg未満, 8〜12mmHg, 12mmHg以上とCVPが上昇するに従い死亡率が増加し, 治療開始12時間後, 4日後の総輸液量が多いほど死亡率が増加する. また, Osmanらの研究[7]によれば, CVP 8mmHg未満における輸液反応性を有する陽性的中率は51%と, 非常に低いものでしかない. これらより, CVPは輸液反応性の指標に乏しく, CVPを指標とした輸液管理は輸液過剰を招く危険を孕んでいる.

それに対し動的指標とは, ある相から別な相に変化したときの変化量（率）を用いた指標である. 従来用いられている動的指標には, ① fluid challenge test, ② passive leg raising, ③ respiratory variation の3つがよく用いられる. ①に決まったやり方はないが, 200〜500 mLを5〜30分程度で急速投与をして反応を見るやり方が多い. ②については下肢を挙上することにより, 150〜200 mLの輸液負荷に相当し, 特に45°半座位から頭部フラット＋45°下肢挙上の手技では300〜500 mL程の輸液負荷となることが知られている. この手技については輸液をすることなく可逆的に輸液反応性を高い精度で予測できることが報告されている[8]. ③はheart-lung interactionを利用した, 胸腔内圧の変化を反映した血行動態の変化をみるものである. これらのパラメータには, 一回拍出量の変動をみるSVV（stoke volume variation）や脈圧の変動をみるPPV（pulse pressure variation）などがあり, 調節換気中の患者において, SVV 10%以上（感度・特異度とも94%）, PPV 13〜15%以上（感度・特異度とも88%）は輸液反応性を示唆する.

■IVC エコーによる volume status と輸液反応性の評価

FOCUSにおけるIVCの計測は, Dmaxのみを用いた指標, DmaxとΔIVCの組み合わせによる指標が用いられるが, それぞれ前者が静的指標, 後者が動的指標に相当する. IVC径はIVC内外の圧格差, すなわちCVPと腹腔内圧の圧格差により規定される. 腹腔内圧が一定のもとでは, IVC径はCVPと正の相関関係を示す. ASEが2010年に発表したIVCによる右房圧（≒CVP）の推定基準[4]を 表1 に示す. この基準では, Dmaxと呼吸性変動との組み合わせで右房圧が中間値の5〜10mmHgと予測される場合, 可能であれば右房圧上昇の二次的指標である三尖弁流入の拘束性パターン, 三尖弁E/E'>6, 肝静脈拡張期血流優位の三項目を確認するよう推奨されているが, これらはFOCUSの範疇を逸脱するため割愛する. いずれにしろ, 先述の通りCVPは輸液反応性の良い指標とはなりえないことが確認されており, IVCエコーにおいてもIVC径のみを指標とすることは推奨されない.

一方, IVC呼吸性変動を輸液療法の指標とすることについては賛否両論あり, まさに現在白熱した議論を展開しており, 確固たるエビデンスは定まっていない. IVC呼吸性変動を指標とする難しさは, 表3 に示すような患者側の因子の他, 検者間や体位やプローブの角度により誤差が容易に生じることが影響していると思われる[9,10].

輸液反応性を示唆する指標として有用であるという報告は複数見られる[1,8,11,12]. 2014年にZhangらから発表された, 8研究を含むシステマティックレビュー[11]によれば, 呼吸性変動による輸液反応性の予測の診断オッズ比は, 人工呼吸器による調節換気中で30.8（感度81%, 特異度87%）, 自発呼吸下で13.2（感度70%, 特異度85%）であった. 患者間により呼吸様式を一致し

5. 下大静脈

表1 IVC径と呼吸性変動による右房圧の推定

推定右房圧	3 (0-5) mmHg	8 (5-10) mmHg		15 (10-20) mmHg
IVC径	≦2.1 cm	≦2.1 cm	>2.1 cm	>2.1 cm
△IVC	>50%	<50%	>50%	<50%

(Rudski LG, et al. J Am Soc Echocardiogr. 2010; 23: 685-713)[4]

表2 volume status を示唆しうる代表的な静的指標と動的指標

静的指標	動的指標
心拍数（HR） 動脈圧（ABP） 肺動脈圧（PAP） 中心静脈圧（CVP） 肺動脈楔入圧（PAWP） 左室拡張末期容量（LVEDV） 右室拡張末期容量（RVEDV） IVC径	fluid challenge test 　200〜500 mL bolus 下肢挙上テスト（PLR） 　30〜45° 下肢挙上 呼吸性変動 　Systolic Pressure Variation（SPV） 　Stroke Volume Variation（SVV） 　Pulse Pressure Variation（PPV） 　Pleth Variability Index（PVI） 　IVC呼吸性変動（△IVC）

fluid challenge test や PLR による評価の方法は，前後での心拍出量の増加（10〜15%）の他，日常診療においては呼吸性変動や静的指標との組み合わせにより評価することが多い．

表3 輸液反応性を考慮するうえで IVC径・呼吸性変動に影響を及ぼす因子 [9,10]

	状態	IVC径	△IVC	輸液反応性
呼吸状態	・高PEEP/低容量換気	↑	↓	FN
	・努力呼吸	→〜↑	↑↑	FP
	・非常に弱く浅い呼吸	→	↓	FN
	・自発呼吸の温存された人工呼吸下	→〜↑	↓〜↑	FN〜FP
心疾患/胸腔環境	・慢性右心不全/重度三尖弁逆流	↑	↓	FN
	・右室梗塞	↑	↓	FN
	・心タンポナーデ	↑	↓	FN
	・喘息発作/COPD増悪（呼吸努力↑，胸腔内圧↑）	→〜↑	↓〜↑	FN〜FP
腹腔内環境	・腹腔内圧上昇（腹部コンパートメント症候群）	↓	↓〜↑	FN〜FP
	・肝硬変	→	↓	FN
その他	・肺塞栓/IVC内血栓	↑	↓	FN
	・IVCへの物理的圧排（腫瘍など）	↓	→	FP
	・デバイス（IVCフィルター・カテーテル）	↑	→〜↓	FN
	・IVCの呼吸性上下動（胸式呼吸で生じやすい）	→	↑	FP

FN: false negative, FP: false positive

えない自発呼吸下での識別能力はやや下がる．呼吸性変動のカットオフの幅は12〜40%と幅がある．2017年に Chest で発表された Schmidt らの提案[8] によれば，調節呼吸下では12%，自発呼吸下では40〜50%がカットオフとして提案されている．課題としては，これらの研究は人工呼吸器装着中の研究は，いずれも自発呼吸の消失した調節換気においてなされており，自発呼吸の温存された補助換気下での研究は未だない．また，いずれも低 PEEP，1回換気量8〜10 mL/kg と標準化された呼吸条件において計測されている．救急外来やICUの現場では，完全な調節呼吸での管理や低 PEEP かつ規定容量換気での，「理想的な」環境でエコーを行えることは極めて少なく，先述の通り，この領域は日々新たなエビデンスが積み重ねられている発展途上の領域であり，非侵襲的で短時間，どこでも行えるエコーによる評価は，今後さらなる有用性が見いだされる可能性が高い．

きちんとした研究結果に基づくものではないが，日常臨床においては，循環不全の兆候を認め，

IVC の「呼吸性変動が結構ある（50%以上）」や，「IVC がぺったんこ」は，やはり輸液負荷により明らかに循環動態の改善を認めることが多い．また，輸液蘇生を行うと経時的に「IVC が張ってくる」ことを経験する．IVC を確認することが前負荷の増加を視覚的に把握する手段となりえ，それに伴って循環動態が安定化してくれば，後方視的に循環不全の原因が hypovolemia に起因するものであったことを確認でき，その推移によって輸液を制限するタイミングを推し量ることができる．逆に，「IVC が張ってきている」にも関わらず循環動態が改善しない場合には，循環作動薬を用いる判断材料にもなるだろう．もちろん，循環動態が安定している患者に，呼吸性変動が大きいからといってむやみに輸液負荷を行うことは避けなければならない．

■IVC エコーによる非代償性心不全の診断，管理

Blehar ら[13] によれば，急性呼吸不全を呈した患者のうち，非代償性心不全患者のΔIVC は他疾患に対し優位に小さく（9.6% vs 46%, p<0.001），Δ15%をカットオフとすると，感度93%，特異度84%で非代償性心不全を診断できると報告されている．水分管理においては，利尿薬投与後のIVC 径が経時的に有意に減少した報告や，非代償性心不全治療後の再受診例は，非再受診例に比して，退院時点での Dmax は有意に大きく（23±5 mm vs 17±6 mm, p=0.001），ΔIVC は有意に小さい（36±22% vs 57±27%, p=0.002）という報告[14] がある．このことから，非代償性心不全の治療効果の判断や管理目標において IVC 径，ΔIVC が有用な指標となる可能性がある．

まとめ

IVC エコーは描出・測定において非常にシンプルかつ高度なスキルは不要であり，非侵襲的に実践できることが何よりのメリットである．IVC は呼吸条件や様々な外因的・内因的要因により修飾を受けるため，均一化し得ない患者集団において明確なカットオフを示すのは困難であり，IVC という一つの指標が，すべての患者の volume status を同様に評価し得るものとなることは考えづらい．しかしながら，各々の患者での経時的な推移や，その他の理学所見・パラメータと総合して体液量，循環動態を予測することは，輸液管理を行う上で心強い味方となることは間違いない．「とりあえず輸液負荷してみる」，「やっぱりボリュームが足りなかった」という場面はありふれた日常診療である一方，「輸液したけどあまり変わらなかった」という場面も遭遇する．「変わらなかった」その後には，腎障害や ARDS の発症，人工呼吸期間の長期化など，予後を「変えている」かもしれない．IVC エコーを行いながらその一例一例を振り返ることは，セルフフィードバックとして医師として自らの技術を磨くこととなるだろう．是非IVCエコーをツールとして用いながら，輸液管理を実践していただきたい．

"Keep Euvolemia!"

■文献

1) Airapetian N, Maizel J, Alyamani O, et al. Does inferior vena cava respiratory variability predict fluid responsiveness in spontaneously breathing patients? Crit Care. 2015; 19: 400.

2) Long E, Oakley E, Duke T, et al. Does respiratory variation in inferior vena cava diameter predict fluid responsiveness: a systematic review and meta-analysis. Shock. 2017; 47: 550-9.

3) Kory P. COUNTERPOINT: Should acute fluid resuscitation be guided primarily by inferior vena cava ultrasound for patients in shock? No. Chest. 2017; 151: 533-6.

4) Rudski LG, Lai WW, Afilalo J, et al. Guidelines for the echocardiographic assessment of the right heart in adults: a report from the American Society of Echocardiography endorsed by the European Asso-

ciation of Echocardiography, a registered branch of the European Society of Cardiology, and the Canadian Society of Echocardiography. J Am Soc Echocardiogr. 2010; 23: 685-713.

5) Ytrebo LM. Stop filling patients against central venous pressure, please! Crit Care Med. 2011; 39: 396-7.

6) Boyd JH, Forbes J, Nakada TA, et al. Fluid resuscitation in septic shock: a positive fluid balance and elevated central venous pressure are associated with increased mortality. Crit Care Med. 2011; 39: 259-65.

7) Osman D, Ridel C, Ray P, et al. Cardiac filling pressures are not appropriate to predict hemodynamic response to volume challenge. Crit Care Med. 2007; 35: 64-8.

8) Schmidt GA. POINT: Should acute fluid resuscitation be guided primarily by inferior vena cava ultrasound for patients in shock? Yes. Chest. 2017; 151: 531-2.

9) 亀田　徹, 伊坂　晃, 藤田正人, 他. 超音波検査を用いた下大静脈の観察による循環動態の評価. 日本救急医学会雑誌. 2013; 24: 903-15.

10) Via G, Tavazzi G, Price S. Ten situations where inferior vena cava ultrasound may fail to accurately predict fluid responsiveness: a physiologically based point of view. Intensive Care Med. 2016; 42: 1164-7.

11) Zhang Z, Xu X, Ye S, et al. Ultrasonographic measurement of the respiratory variation in the inferior vena cava diameter is predictive of fluid responsiveness in critically ill patients: systematic review and meta-analysis. Ultrasound Med Biol. 2014; 40: 845-53.

12) Tan HL, Wijeweera O, Onigkeit J. Inferior vena cava guided fluid resuscitation- fact of fiction? Trends Anaesth Crit Care. 2015; 5: 70-5.

13) Blehar DJ, Dickman E, Gaspari R. Identification of congestive heart failure via respiratory variation of inferior vena cava diameter. Am J Emerg Med. 2009; 27: 71-5.

14) Goonewardena SN, Gemignani A, Ronan A, et al. Comparison of hand-carried ultrasound assessment of the inferior vena cava and N-terminal pro-brain natriuretic peptide for predicting readmission after hospitalization for acute decompensated heart failure. JACC Cardiovasc Imaging. 2008; 1: 595-601.

〈八塩章弘〉

第 V 章 心臓

6 Advanced FOCUS

要旨

① FOCUS 基本画像の限界（見えている部分，見えない部分）を知る．
② 循環器急性期疾患の診断に役立つ撮像断面の追加
③ カラードプラ法の併用

　超高齢化社会の本邦において循環器疾患はパンデミックを迎え，循環器領域を専門にしている医師や検査技師以外の医療者が検査や診察を行う機会が増加している．また循環器疾患は心原性ショックや心肺停止など緊急を要する原疾患も多く，その迅速かつ的確なスクリーニングの需要は高い．近年，心エコーの発展は目覚しく，画像性能の向上，ポータブル機の登場，そして先人たちが築いた様々な知識や技術は，循環器を専門とする医療従事者のみならず幅広い分野の医療従事者が興味を持って汎用することに貢献していると考える．しかしながら数多くのエコー断面や定量評価を必要とする検査室で行う通常の心エコー検査（echocardiography / limited echocardiography）は煩雑であり，一定以上の経験と知識を要し，循環器を専門としない医療者にとってハードルの高い検査であった．しかしながらそのような医療従事者において身体所見の補填として，また特に循環器急性期疾患を念頭に置き簡略化されたものの必要性が急速に高まったことが FOCUS が出現した背景と考えている．FOCUS は echocardiography や limited echocardiography とは違い，必要断面を規定し，定量化するのではなく「ある・なし」で診断していく[1]．本稿で述べる advanced FOCUS は，FOCUS だけでは物足りない循環器を専門としない幅広い医療従事者や心エコーをはじめたレジデントに対して，主に FOCUS の限界，循環器急性期疾患の診断に役立つ追加断面やカラードプラ法について，循環器疾患でも特に胸痛をきたす疾患として頻度と重症度の高い 3 つについて述べる．

1 急性冠症候群

　急性冠症候群は冠動脈が血栓により急性に閉塞もしくはそれに近い状態が生じた病態であり，急性心筋梗塞と不安定狭心症を含む疾患概念である．循環器を専門としない医療従事者も遭遇する頻度は高く循環器急性期疾患の代表と言ってよい．近年では来院から冠動脈が再灌流するまでの時間（door-to-balloon time）をなるべく短縮させることに関しても浸透し，その限られた時間内で advanced FOCUS の役割は以下 2 点と考える．

6. Advanced FOCUS

■ 心筋虚血の部位診断

　急性冠症候群の診断は症状・心電図・心筋逸脱酵素が重要であることは言うまでもない．多くの症例は上記3つにより診断可能であり，FOCUS はその補助的診断に使用されることが多い．しかしながら超急性期症例では心筋逸脱酵素は上昇しておらず，また心電図変化が明らかでない患者も存在することを知っておく必要がある．また FOCUS では左室壁運動異常について「あり・なし」と診断すれば十分であるが，advanced FOCUS では FOCUS の撮像断面と冠動脈支配領域について，また追加断面により診断精度を向上させることを求めていく．図1 に FOCUS 必須断面のうち壁運動評価に必要な断面を示す．それぞれの断面で確認できる冠動脈支配領域とその限界について知り，追加断面でその評価を補うことが必要である．図1A に示す心窩部四腔像では左前下行枝領域である中隔基部から心尖部と回旋枝領域である側壁基部～心尖部が描出されている．本断面での左室壁運動において右冠動脈領域の評価は決して容易ではないが，右室壁運動評価については優れており，右室梗塞合併の有無について，また後述する心膜液貯留の有無診断に適した断面と言える．心尖四腔像 図1B では3つの冠動脈全ての領域を含んだ像であるが，この一断面で前下行枝および回旋枝領域については比較的容易に評価できるが，右冠動脈領域の評価は熟練していないと見過ごしてしまう可能性が高い．さらに急性期疾患の場合，ほとんどの症例で十分な体位をとることができず仰臥位のみでの評価となるため，心尖部像の描出が困難な症例も少なくないため注意する．心尖部領域で上下の動きが確認できる場合には真の心尖部ではないことを知り検査を進める必要がある．急性冠症候群の鑑別疾患としてたこつぼ症候群はよく知られているが，心尖四腔像が鑑別に有用である[2]．前下行枝の一枝支配では説明のつかない壁運動異常を心尖部に認め，また対

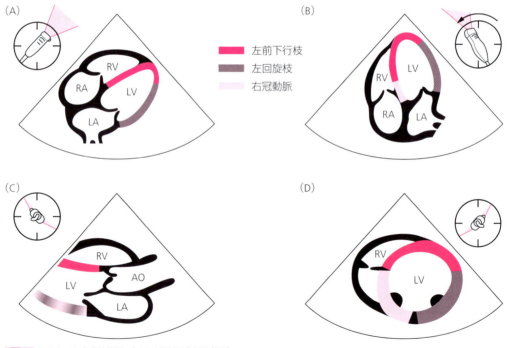

図1 FOCUS 必須断面における冠動脈支配領域
A：position 1 心窩部四腔像
B：position 2 心尖四腔像
C：position 3 傍胸骨左縁長軸像
D：position 4 傍胸骨左縁短軸像（乳頭筋レベル）

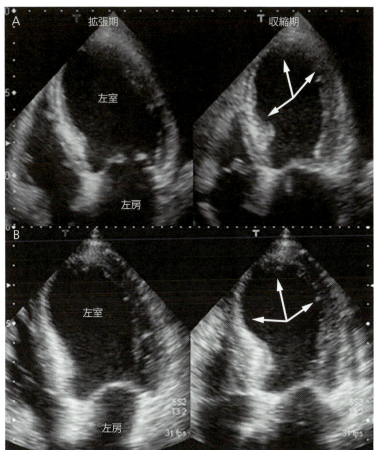

図2 心尖四腔像による急性心筋梗塞とたこつぼ症候群の鑑別
A: 心筋梗塞例
B: たこつぼ症候群例
Aでは中隔と側壁側とで壁運動異常が非対称であるのに対して，Bでは壁運動異常が対称性に低下している．

称性壁運動異常を認めているかどうかを確認する 図2 ．傍胸骨左縁長軸像 図1C では前壁中隔領域，特に基部に壁運動異常を認めているかどうかはその後のカテーテル検査および治療においては大変重要となる．前壁中隔基部に壁運動異常を認めている場合には前下行枝起始部閉塞の可能性が高く注意を要する．この断面では心尖部領域は評価できていないことを認識する必要がある．傍胸骨左縁短軸像 図1D 乳頭筋レベルの断面は壁運動評価に適している．3本の冠動脈支配領域が一断面で描出でき，仰臥位でも比較的簡便に描出することができる．また壁運動を見る上で重要な左室壁内膜面の移動（thickning）を評価するにも適している．しかしながらこの一断面では心尖部領域が描出されておらず，末梢病変である場合は見落とす可能性があるため，図3 に示す心尖部領域も追加断面として評価すると診断精度が向上すると考える．短軸像が正しく描出されているか否かについて，左室が正円に描出されているか否かを確認する．もし左室が楕円であれば斜め切りになっている可能性が高いと考える．

【ポイント】
FOCUSでは壁運動異常あり/なしの診断で十分だが，advanced FOCUSでは冠動脈支配領域に一致しているか否か，またいずれの冠動脈支配領域であるかについて言及できるようにする．

■機械的合併症の診断

急性冠症候群の心エコーの役割の大半は機械的合併症診断である．急性心筋梗塞の登録研究では

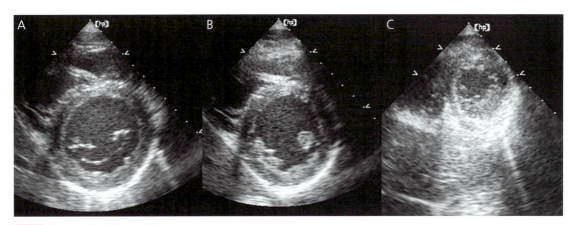

図3　傍胸骨左縁短軸像 3 断面
A：僧帽弁輪レベル
B：乳頭筋レベル
C：心尖部レベル
特に心尖部レベルの評価は冠動脈末梢病変の心筋梗塞診断に役に立つ

　左室自由壁破裂は1.4％，心室中隔穿孔3.9％，乳頭筋断裂・僧帽弁閉鎖不全症6.9％に発症しており[3]，全てを合わせると決して稀ではないため，常にそれらを念頭に置き検査を進める．また再灌流までの限られた時間の中で迅速かつ正確に診断をする必要がある．Advanced FOCUSではFOCUSの各断面でどのような合併症を検出できるのか，またどのような追加断面が診断に必要であるかについて述べる．図1A 心窩部四腔像では壁運動と同時に心膜液貯留について評価を行う．心膜液を認める場合には心破裂発症の可能性を考慮し専門医に伝えること，また心タンポナーデをきたしているかどうかの診断がその後の治療選択に重要となるため，advanced FOCUSでは下大静脈（IVC）の評価も加える．IVCは心窩部四腔像から右房とIVCがつながっている部分をみつけてプローブを肝臓側に回せばよい．図4 に実例を示す．図4A は心窩部四腔像で心膜液が確認でき，中等量以上の貯留と診断．さらに図4B のようにIVCも評価し，IVC拡大や呼吸性変動

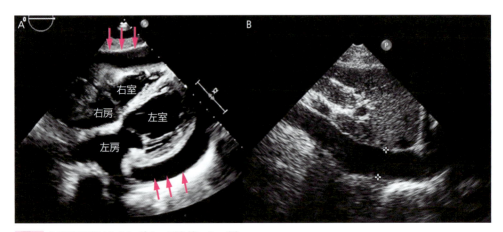

図4　心膜液貯留に心タンポナーデを伴った一例
A：心窩部四腔像にて心膜液貯留（矢印）が確認できる
B：下大静脈は右房に還流しており，また拡大していることがわかる．
　　下大静脈径の計測は肝静脈流入部から約1～1.5 cm末梢で行う．

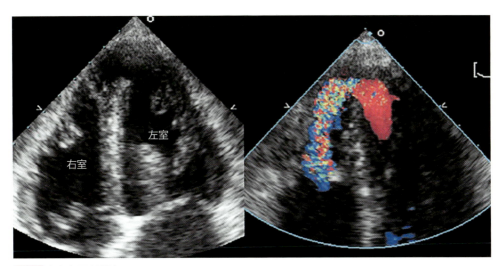

図5 心室中隔穿孔例

の低下を認めれば心タンポナーデを疑う．心室中隔穿孔や乳頭筋断裂などによる急性僧帽弁閉鎖不全症は聴診所見など身体所見と合わせた評価が心エコー診断を助ける．図5 に示すように心尖四腔像においてカラードプラのROIを中隔や僧帽弁の位置に置き，短絡や逆流の有無を観察する．本症例は心尖部中隔の穿孔症例であるが，下壁梗塞例では中隔基部の穿孔もあるため，その評価には注意する．カラードプラはポケットエコーにも搭載されている技術であり，advanced FOCUS ではその技術を駆使した診断についても言及する．

【ポイント】

FOCUS では急性冠症候群の機械的合併症のうち左室自由壁破裂に伴う心膜液貯留についてのみあり・なしの判定となるが，advanced FOCUS では心膜液のみならず心タンポナーデを伴っているか否か，また心室中隔穿孔や乳頭筋断裂など他の重篤な機械的合併症診断についても言及する．

2 大動脈解離

大動脈解離とは大動脈壁が中膜レベルで2層に剥離し，動脈の走行に沿ってある程度の長さ2腔構造となった状態と定義され，緊急を要する循環器疾患の一つである．確定診断には造影CTが有用であるが，心エコーによる大動脈内のフラップや大動脈拡大などでまず疑うことが重要である．しかし経胸壁心エコーでの診断精度は造影CTと比較して低いことを知り撮像を行う必要がある．FOCUSにおいて大動脈が撮像されている断面は傍胸骨左縁長軸像のみであり，上行大動脈の一部しか撮像されていない．しかしながら治療方針として緊急手術の必要性に関しては上行大動脈に乖離が及んでいるか否かは重要な所見であり循環器を専門としない方においては十分であると考えるが，advanced FOCUS ではさらに下行大動脈の撮像も加える．まずは 図6A に示すように傍胸骨左縁長軸像にて大動脈の拡大を捉える．通常，右室・大動脈・左房の関係は1：1：1であるため，通常断面によるバランス評価が重要であり，図6A において上行大動脈が拡大していることは一目瞭然である．また上行大動脈内にフラップも確認し，大動脈解離と診断することができる．大動脈拡大あり/なしが FOCUS であり，その後丁寧な観察によりフラップの確認を行うことが advanced FOCUS となる．さらに 図6B に示すように腹部大動脈を観察することで解離の範囲や，

6. Advanced FOCUS

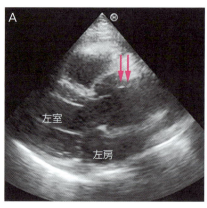
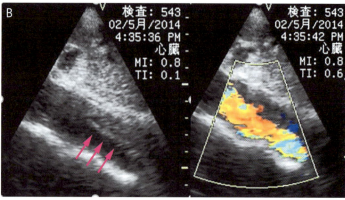

図6 急性大動脈解離例
A: 傍胸骨左縁長軸像．上行大動脈の拡大とフラップ（矢印）が確認できる．
B: 心窩部からの腹部大動脈の描出．フラップ（矢印）が確認できる．
右図に示すようにカラードプラも診断に役立つ．

　上行大動脈に解離を認めないスタンフォード分類Bの症例などにおいても診断することができる．腹部大動脈の描出は先述のIVCを撮像する断面から少し左側にプローブを向けることにより観察することができる．フラップの有無に関して評価困難な場合もあり，カラードプラを併用することで診断の補助となる．さらに心嚢液貯留の有無評価も重要である．急性大動脈解離の28％に心膜液貯留を認め，その約半数近くは心タンポナーデを伴うとされており[4]，advanced FOCUSでは心嚢液貯留の有無に加えて心タンポナーデを伴っているのか，またその原因が大動脈解離の可能性があるというところまで診断できるようにしたい．心膜液および心タンポナーデ評価に関しては急性冠症候群で記載した通りであるが，急激に貯留した場合には心膜液が少量であっても心タンポナーデを伴うことに留意が必要であり，その診断には身体所見に加えてIVC評価が大変役立つ．

【ポイント】
　FOCUSでは傍胸骨左縁長軸像にて大動脈拡大あり・なしの診断であるが，advanced FOCUSではフラップの有無や腹部大動脈の解離の有無についても言及する．

❸ 急性肺塞栓症

　急性肺塞栓症（PE）は主に深部静脈で形成された血栓が遊離し，塞栓子として肺動脈を閉塞することで発症する．近年のスクリーニング検査および画像診断の向上により増加傾向にある疾患である．日本における本疾患の死亡率，特に周術期死亡率は高く[5]，循環器を専門としない医療従事者が遭遇する機会の多い循環器急性期疾患である．また多彩かつ非特異的な症状で発症するため，その診断は重要である．確定診断には造影CTが用いられるが，救急外来での心エコーが重要なスクリーニング方法となり造影CT施行へと導く．FOCUSでは 図7 に示す傍胸骨左室短軸像にて右室の拡大と左室圧排などの右心負荷所見を認めればPEを疑い造影CTなど確定診断へと診療を進めることとなる．また右心負荷所見はその後の治療選択においても重要な所見である．Advanced FOCUSでは短軸像のみならず 図8 に示す心尖四腔像による右室評価を加える．左室と違い右室形態は複雑であることから，一つの断面だけではなく，様々な断面による評価が必要である．心尖四腔像では右室拡大に伴う心室中隔の左方偏位と左室の狭小化を認める．また右室・左室径比が

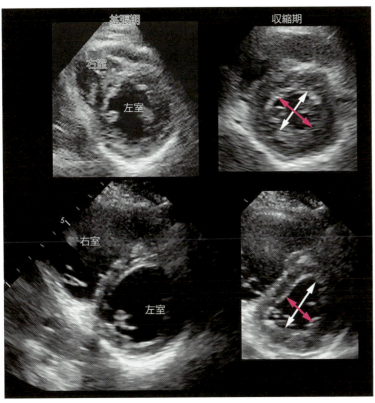

図7 傍胸骨左縁短軸像乳頭筋レベル
A：正常例
B：急性肺動脈血栓塞栓症例．右室拡大，左室の狭小化および圧排を認める．

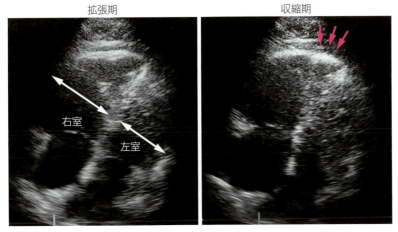

図8 心尖四腔像
拡張期は右室＞左室となり右室径/左室径＞0.9となっている．
また心尖部領域のみ壁運動が維持される（矢印）McConnellサインを認める．

0.9以上の場合，急性PEを示唆する所見だけではなく予後不良因子であると報告されており[6]，緊急時に定量化を行う必要はないが，おおよそ左室より右室が大きい場合には右室負荷と考える上で知っておいてよい数値と考える．またこの断面では右室壁運動評価を行うのに適した断面であり，急性PEでは右室基部〜中部の壁運動低下が著明で，心尖部の壁運動は比較的保たれるMcConnellサインを呈する症例が多い．

【ポイント】

FOCUS では右室拡大についてあり・なしであるが，advanced FOCUS では右室拡大に加えて左室狭小化や心尖四腔像による右室壁運動評価についても言及する．

■文献

1) Spencer KT, Kimura BJ, Korcarz CE, et al. Focused cardiac ultrasound: recommendations from the American Society of Echocardiography. J Am Soc Echocardiogr. 2013; 26: 567-81.

2) Citro R, Rigo F, Ciampi Q, et al. Echocardiographic assessment of regional left ventricular wall motion abnormalities in patients with tako-tsubo cardiomyopathy: comparison with anterior myocardial infarction. Eur J Echocardiogr. 2011; 12: 542.

3) Hochman JS, Buller CE, Sleeper LA, et al. Cardiogenic shock complicating acute myocardial infarction —etiologies, management and outcome: a report from the SHOCK Trial Registry. SHould we emergently revascularize Occluded Coronaries for cardiogenic shocK? J Am Coll Cardiol. 2000; 36: 1063-70.

4) Thorsgard ME, Morrissette GJ, Sun B, et al. Impact of intraoperative transesophageal echocardiography on acute type-A aortic dissection. J Cardiothorac Vasc Anesth. 2014; 28: 1203-7.

5) 黒岩政之, 入田和男, 讃岐美智義, 他. 2009-2011 年周術期肺塞栓調査結果から見た本邦における周術期肺血栓塞栓症の特徴: 日本麻酔科学会安全委員会周術期肺塞栓症調査報告. 麻酔. 2013; 62: 629-38.

6) Frémont B, Pacouret G, Jacobi D, et al. Prognostic value of echocardiographic right/left ventricular end-diastolic diameter ratio in patients with acute pulmonary embolism: results from a monocenter registry of 1,416 patients. Chest. 2008; 133（2）: 358-62.

〈出雲昌樹〉

第VI章 腹部

1 腹腔内出血・腹腔穿刺

> **要旨**
> ① 腹腔内出血に対して，エコー検査は簡便性，反復性，感度の面から非常に有用であるため，病歴やvital signから疑う際にはまず施行する．
> ② 出血量は場所とその所見からある程度推定することができる．
> ③ エコーガイド下にて腹腔穿刺する際には必ずプレスキャンを行い，腹水貯留だけでなく腸管の位置や腹壁血管の走行を確認する．

　腹腔内出血とは腹膜で囲まれた腹腔内に貯留した出血を指す．その原因として，肝細胞癌などからの腫瘍破裂，動脈瘤破裂などの血管病変，卵巣出血や子宮外妊娠などによる内因性と，実質臓器損傷，管腔臓器・腸間膜損傷，血管損傷などによる外傷性がある．

　腹腔内出血による腹部膨隆を認めるまでにはかなりの出血量が既にある状態となっている．その検出には簡便性，反復性，感度の面からエコー検査が大きな役割を担う[1,2]．出血は最少100 mLの貯留で同定可能であり[3]，エコー所見は通常無エコー領域（echo free space）として認められるが，均一な点状高エコーを認める場合には出血を強く疑う 図1 ．また，経時的に凝血を生じると索状や網目状の内部エコーを伴ってくる 図2 ．

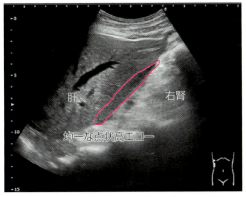

図1 Morrison窩に均一な高エコーを認め，出血を強く疑う所見である．

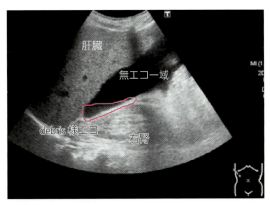

図2 Morrison窩に広い無エコー域（echo free space）とその底部にdebris様エコーを認める．時間の経過した腹腔内出血を疑わせる．

1 走査と画像の描出

＊FAST については別途参照

1）プローブ選択

通常は腹部超音波用のコンベックス型プローブを用いて観察する．小児や体格に応じてセクタ型プローブを用いる場合もある．

2）検出箇所

図3 に示す．

3）体位

病歴や vital sign から腹腔内出血を疑う際には，通常検査で体位変換を行う臓器や部位であっても無理をせずプローブの入れ方を工夫し仰臥位のまま検査を行う．

腹腔内出血のエコー像は，直後ならほとんどが無エコー域（echo free space）として描出され

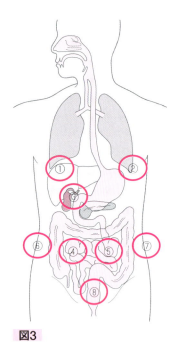

〈検出箇所〉
① 右横隔膜下腔　図4
② 左横隔膜下腔
③ 肝下腔・肝腎陥凹（Morrison 窩）図5
④ 右下結腸間膜腔
⑤ 左下結腸間膜腔
⑥ 右傍結腸溝　図6
⑦ 左傍結腸溝
⑧ Douglas 窩（女性）図7
　　または直腸膀胱窩（男性）

図3

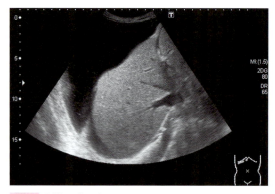

図4　右横隔膜下腔

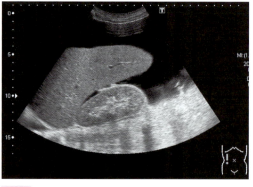

図5　Morrison 窩

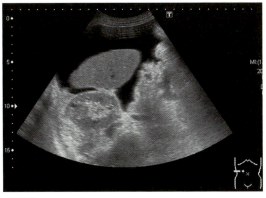

図6 右傍結腸溝

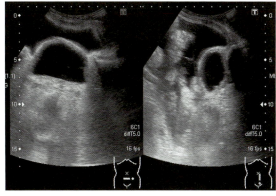

図7 Douglas窩

表1 エコー所見から推定される出血量

1) Morrison窩and/or脾腎境界面のみ	－150 mL
2) 1) ＋Douglas窩または膀胱上窩のみ	－400 mL
3) 2) ＋左横隔膜下腔のみ	－600 mL
4) 3) ＋両側傍結腸窩のみ	－800 mL
5) 4) ＋右横隔膜下腔（腹水の厚み0.5 cm)	－1000 mL
同　　（　同　　1 cm）	－1500 mL
同　　（　同　　1.5 cm）	－2000 mL
同　　（　同　　2.0 cm）	－3000 mL

＊仰臥位　体重50 kgの人に対する推定量
（松本廣嗣，他．臨床外科．1983：38）[4]

る．凝血が始まると内部エコーが生じフィブリン析出による索状ないし網目様のパターンを呈するようになる．さらに時間が経過し溶血を生じると再びエコーレベルは低下し，無エコー域（echo free space）へと変化していく．

また，エコー検査にておおよその出血量の評価も可能である **表1** ．

＊**腹腔内出血と後腹膜出血の鑑別**

右側腹部からの走査で肝と腎の間にある腹膜と腎筋膜（Gerota筋膜）が線状エコーとして描出される．この線状エコーより肝側に液体貯留があれば腹腔内，腎側にあれば後腹膜腔と診断できる．

2　疾患・病態別の解説

腹腔内出血の原因は，外傷性と非外傷性に大別される．各々の主たる病態と疾患を **表2** に示す．

■外傷性

外傷症例において腹腔内に無エコー域（echo free space）を確認した場合には出血を第一に疑う．

肝損傷や脾損傷による出血でもっとも所見の得やすい部位はMorrison窩と脾周囲である．これらの部位で検出しうる最小出血量は100 mL前後といわれている[3]．中等量の出血量ではDouglas窩や左横隔膜下で，大量出血の場合には傍結腸溝や右横隔膜下でも検出しうる．Douglas窩の血液貯留は膀胱が充満していたほうが同定しやすい．左横隔膜下に大量の血腫を認め，しかも脾が識別できない場合は脾損傷が強く示唆される．

1. 腹腔内出血・腹腔穿刺

| 表2 | 腹腔内出血の原因 |

外傷性
・実質臓器損傷
・管腔臓器損傷
・血管損傷
・その他（腸間膜や膀胱，腹壁など）

非外傷性
・肝臓，脾臓，腎臓，膵臓：嚢胞，腫瘍破裂
　　　　　　　　　　＊膵臓は膵炎からの出血もきたし得る
・血管：動脈瘤破裂，動静脈奇形，segmental arterial mediolysis（SAM）
・産婦人科系：卵巣出血，卵巣嚢腫破裂，異所性妊娠
・腹部術後合併症

■非外傷性

非外傷性の腹腔内出血が疑われた場合には，従来の系統的超音波検査における各領域・臓器にとらわれず横断的に POCUS を駆使しながら病歴や身体所見と組み合わせることにて病変部位を特定できることが示されている[2,5]．

3 ガイド下手技と解説

ガイド下腹腔穿刺とは腹腔内の液体貯留を経皮的に穿刺し，検体採取あるいは排液する検査法である

1）目的と適応
・腹腔内に貯留した液体の性状を確認
・排液（ドレナージ）
・薬剤注入や腹水の細胞診

2）禁忌
絶対的禁忌はないが，広範な腸管癒着が予想される場合や腸管の著明な拡張を認める場合，手術創瘢痕のある部位での穿刺は避ける．また，出血傾向のある場合では穿刺の目的および有益性とその危険性を十分に吟味する．

3）合併症
① 腸管損傷：経時的に腹部所見をとり腹膜刺激症状の有無を確認する．
② 出血：腹壁のものなら圧迫止血で十分であるが，腹腔内由来であれば有効な方法がなく，必要ならば開腹により止血処置を行う．
③ ショック：急激に大量の排液を行うと腹圧低下に伴って循環血液の偏在化が起こり血圧低下を引き起こす場合がある

4) 必要物品 図8

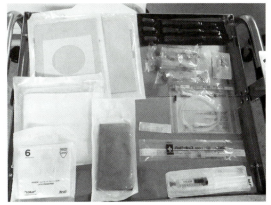

図8
①覆布（サージカルドレープ），②ガーゼ，③清潔手袋，④プローブカバー，⑤局所麻酔薬，⑥局所麻酔用穿刺針，⑦穿刺針，⑧延長チューブ，⑨三方活栓，⑩検体採取用スピッツ，⑪消毒用スワブ
＊穿刺針はテフロン針（16〜21Gの側孔付き），胸腔穿刺用トロッカーカテーテル，注射針（18〜21G），エラスター針などから用途や体格に合わせて選択する．

5) 方法と手技

①体位は仰臥位が原則．貯留液が少ない場合は骨盤低位の半坐位または側臥位にして液を移動させて穿刺する．

②必ずプレスキャンを2か所以上の角度で行って，腹水貯留だけではなく穿刺予定箇所に腸管や上下腹壁動静脈，その他の組織が介在していないことを確認する．穿刺部位は従来安全な部位として臍と上前腸骨棘を結ぶ線の外側1/3が腹直筋や上下腹壁動静脈を避けるためとされてきたが，エコーで確認すれば他の部位でも穿刺可能である．また，エコー機器は穿刺箇所の対側に持っていくと無理な態勢とならずに穿刺が可能となる 図9 ．

③穿刺部位を中心に皮膚消毒後局所麻酔を行う（穿刺前に小切開をするときもある） 図10 ．

④覆布（サージカルドレープ）をセットしてプローブカバーを被せる 図11 ．

⑤腹壁に対して垂直に穿刺針を進めエコーで穿刺針の先端が腹腔内に入ったことを確認する．腹膜を貫通したら内筒を抜き，腹腔内貯留液の自然流出を待つ．注射筒をつけて軽く吸引してもよい．情報が得られない場合は，そのまま体位を徐々に変えるか，穿刺部位を変更した方がよいこともある 図12 ．

排液に伴う循環不全を予防するために排液量は1,000 mL/時を超えないようにし，1回の排液量は1,000〜3,000 mLに留める．排液量が2,000 mLを超える場合には代用血漿やアルブミンの経静脈投与を考慮する．

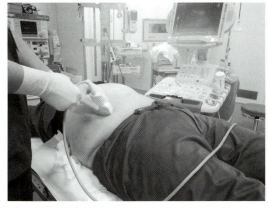

図9 エコー機器の位置とプレスキャン

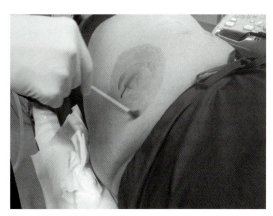

図10 皮膚消毒

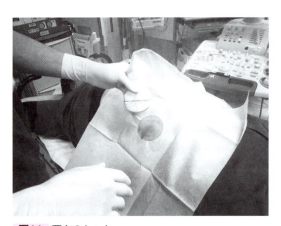
図11 覆布のセット

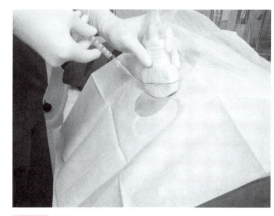
図12 穿刺

⑥必要に応じて薬剤の注入を行う．抜針後はガーゼを厚めにして圧迫固定する．

■文献

1) Kameda T, Taniguchi N. Overview of point-of-care abdominal ultrasound in emergency and critical care. J Intensive Care. 2016; 4: 53.
2) 亀田　徹, 高橋　功, 森下由香, 他. 救急外来における携帯型装置を用いた腹部超音波検査の有用性. Jpn J Med Ultrasonics. 2007; 34: 521-31.
3) Goldberg BB, Goodman GA, Clearfield HR, et al. Evaluation of ascites by ultrasound. Radiology. 1970; 96: 15-22.
4) 松本廣嗣, 真栄城優夫, 当山勝徳, 他. 腹部外傷の超音波診断, 脾臓外傷. 臨床外科 1983; 38.
5) Volpicelli G, Lamorte A, Tullio M, et al. Point-of-care multiorgan ultrasonography for the evaluation of undifferentiated hypotension in the emergency department. Intensive Care Med. 2013; 39 (7): 1290-8.

〈佐々木 亮〉

第 **VI** 章　腹部

2　胆嚢

要旨

① 胆嚢の POCUS では，病歴と身体所見から胆石疝痛や急性胆嚢炎をまず疑うことが肝要である.
② 胆嚢はコンベックス型プローブを用い，肋骨弓下走査と肋間走査にて描出し，左側臥位と深吸気の指示が有効である.
③ 胆石は強エコーに描出され，胆石の後方には音響陰影を伴う.
④ 急性胆嚢炎の重要な超音波画像所見は，1）頚部結石嵌頓，2）胆嚢腫大，3）sonographic Murphy's sign，4）胆嚢壁肥厚，5）胆嚢壁 sonolucent layer，6）胆嚢周囲浸出液貯留である.

「胆嚢なんて出せて当然」
「肋間にプローブを当てれば胆嚢全体が見える」
「結石エコーがなければ胆石性胆嚢炎は可能性が低い」

上記誤解の数々は超音波検査の難しさと胆嚢の解剖をよく理解していない人に多い発言である.胆石疝痛や急性胆嚢炎において重要となる頚部から胆嚢管の観察は解剖学的に深い位置であるために，肋間走査だけでは描出は不十分となり得る.肋骨弓下走査の場合，肥満患者は胆嚢の描出が困難であることが多い.胆石に関しては，他の画像検査に比して，圧倒的に高い診断能力を誇る超音波検査であるが，胆石を 100% 描出できる訳ではない.施行者の技術や解剖学的知識はもちろんのこと，被験者の体格・病態も影響する.胆石と急性胆嚢炎の描出をどこまで求めるかに関しては悩ましいところであるが，POCUS の観点から，正常胆嚢の描出，胆石，急性胆嚢炎の特徴的所見に絞って概説する.

◤1◢ 正常解剖

多くの成書において，正常胆嚢は西洋梨型と表現される[1].筆者は西洋梨よりも，むしろ茄子型が適当と個人的に思っている **図1** .梨も茄子も品種改良され様々な形態があるように，胆嚢も絶食時や慢性疾患，炎症など様々な条件によって形態を変える.通常長径が 6～8 cm，短径が 2～3 cm の嚢形で 30～50 mL の胆汁を蓄える.胆嚢壁は通常胆汁が溜まった状態で 3 mm 以下とされる[2,3] **図2** **▶20**.胆嚢前壁の 1/3 は肝右葉の下面（胆嚢床）に結合織によって固定されている.後壁は消化管に接し，超音波検査では，前方から順に，肝臓・胆嚢・消化管の順に描出される.胆

181

2. 胆嚢

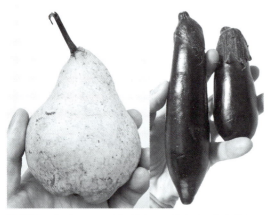

図1 西洋梨には10種類以上の品種あり，代表的なのはラ・フランスだが，写真左はル・レクチェ．茄子（写真右）も種類が豊富で40種ほどある．

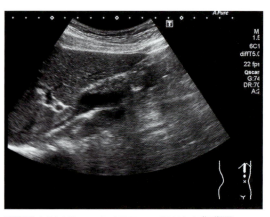

図2 左側臥位での右肋骨弓下，縦断走査 ▶21
普通体型の40代男性．健診にて正常胆嚢の診断．胆嚢の描出は良好で呼吸性に胆嚢が見え隠れしている．

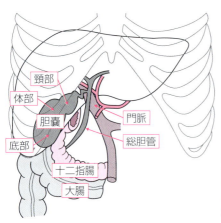

図3 胆嚢は肝右葉の下面に接し，胆嚢後壁には十二指腸や大腸が接している．肋骨が胆嚢の直上に位置している．肋骨の影響と消化管ガスをいかに避けて超音波検査をできるかが，診断成績を左右する．

嚢は部位別に3つに分割され，胆嚢管に連続する部位を頸部，中央部を体部，最も遠位側を底部と呼ぶ 図3 ．胆嚢壁は4層で構成され，粘膜層，粘膜下層，筋層，漿膜層からなる．粘膜筋層板が欠如していることが特徴的である．通常正常例において層構造は観察されない．

❷ 走査と画像の描出

A. 肋骨弓下走査 図4 図5 ▶20

右肋骨弓の下縁にプローブを押し当てる方法．プローブの先端が頭側を向くように傾ける．肋骨弓下走査は胆嚢の長軸像を描出することを目標とするので，正確には肋骨弓に平行になっていないことが多くあり，胆嚢の長軸方向次第では縦断方向の走査（正式には右季肋部縦断走査）となることもある 図6 図7 ．患者に吸気を指示し，胆嚢が肝と一緒に肋骨弓の尾側まで降りてくるのを待つ．肥満体や肝硬変などで肝のサイズが小さい被験者では，最大吸気状態でも胆嚢が肋骨弓より尾側に降りてこないので，この走査では胆嚢を検査できない 図8 ．

B. 肋間走査 図9 図10 図11 ▶21

右肋間にプローブを平行において肝右葉を観察する方法．肝臓が萎縮している場合や肥満体で胆

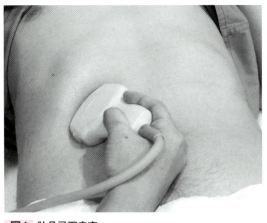

図4 肋骨弓下走査
患者が深吸気で息を止めた状態でプローブの先端が頭側を向くように強く傾ける．急性胆嚢炎の場合，腫大した胆嚢を描出した状態でプローブを押し付け圧痛の有無を評価する（sonographic Murphy's sign）．

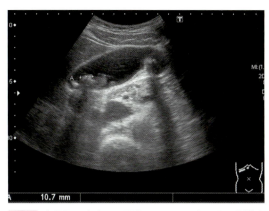

図5 肋骨弓下走査にて頸部に 10 mm 大の胆石を描出した．本症例は胆嚢の長軸がちょうど肋骨弓と平行だった．

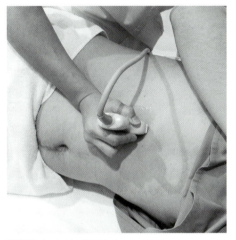

図6 右季肋部縦断走査
胆嚢の長軸像を描出する目的で行うが，胆嚢の向き次第では，短軸像となることもある（図7）．本図では左側臥位で施行している．

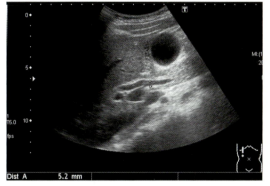

図7 図5と同症例
縦断走査では，胆嚢の短軸像の描出となった．ちょうど総胆管の長軸像が描出され，計測が施行されている．

嚢が高位置に押し上げられている場合は，この走査が唯一胆嚢を観察する方法となり，胆嚢のPOCUSでは必ず習得すべきである．

C. 左側臥位 図6

胆嚢内の小さな強エコーが胆石なのかポリープなのかを鑑別するのに左側臥位が有効である．強エコーが移動すれば胆石であり，移動しなければポリープと判断する．左側臥位で肝と胆嚢が肋骨弓下へ移動して描出が改善されることがあり，胆嚢に接する腸管ガスを移動させ，腸管からのサイドローブを除去するのにも有効である．

2. 胆嚢

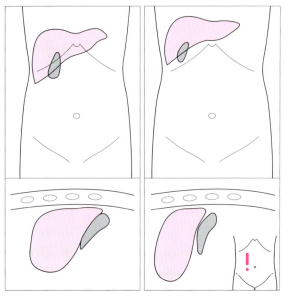

図8 A. 普通の体型：深吸気では胆嚢が肋骨弓より尾側へ移動するので肋骨や肋軟骨に邪魔されずに走査できる.
B. 肥満体型：皮下脂肪が厚く超音波が届きにくい. 仰臥位では, 胆嚢の長軸が立っており, 胆嚢頸部は深い位置にある. 消化管ガスから発生するサイドローブの影響を受けやすい. 深吸気を指示しても胆嚢はわずかしか移動しない.

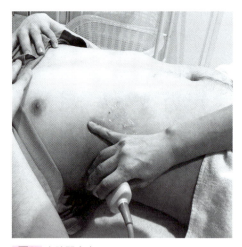

図9 右肋間走査
第何肋間にこだわる必要はなく, 肋骨のアーチファクトを避けて扇動操作を駆使し, 最も良質に胆嚢を描出できる肋間を探す. 肋骨弓下走査とは直交する断面となる.

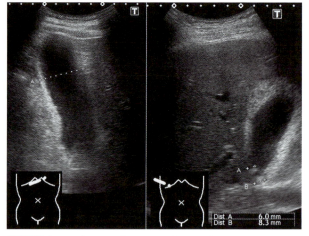

図10 左図の肋骨弓下走査では胆嚢頸部の描出が不良であるが, 右図の右肋間走査では頸部に結石を描出できた.

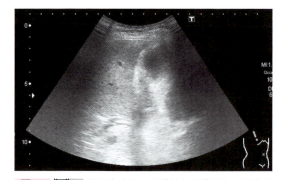

図11 ▶21 肋間走査は, 肥満体や肝萎縮して胆嚢が高位にある症例では, 唯一胆嚢を描出する走査となる. 本症例では胆嚢内の胆泥と結石が描出された.

3 疾患・病態別の解説

A. 胆石

　胆石とは胆嚢結石，肝内胆管結石，肝外胆管結石の総称であるが，救急の現場では胆嚢結石のことを指すことが多く，本稿でも胆嚢結石を胆石と呼ぶこととする．欧米では胆石保有率20％に対して，日本では5％程度とされる．腹部超音波検診による胆石発見率は2〜3％である．成分別にはコレステロール結石が最も多くビリルビン結石，黒色石，混成石などがある 図12 が，POCUSでは胆石の成分を鑑別する必要はなく，個数においても正確に測定する意義はない．胆石は超音波を強く跳ね返すため，**強エコーに描出**される．その結果，胆石を通り抜けて後方に到達する超音波がないので，胆石の後方からのエコーはない．これを**音響陰影（acoustic shadow）**と呼ぶ．胆石全体が白く見えるのは，10mm以下の小さな胆石に多く 図13 図14 ▶22，大きい胆石は表面だけが三日月状に描出され，胆嚢後壁から離れて浮いているように見える 図15 ．並んだ多数の

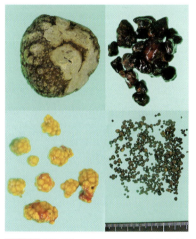

図12 胆石は，コレステロール結石（左下），ビリルビンカルシウム結石（右上），黒色石（右下），混合石（左上）と種類がたくさんある．色調も形も大きさも様々である．個数も様々である．

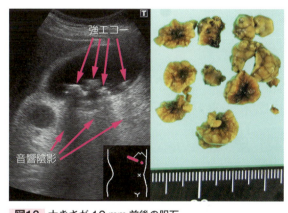

図13 大きさが10mm前後の胆石
この程度の大きさまでは胆石全体が強エコーとして描出される．胆石の後方には音響陰影を伴っている．

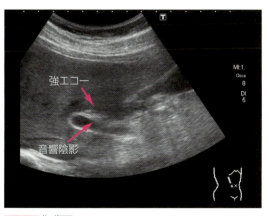

図14 ▶22 頚部に4mmの胆石を認めた．強エコーの後方には音響陰影を伴っている．

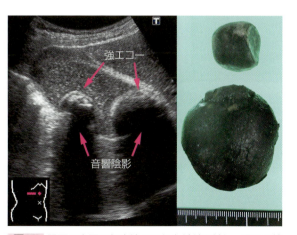

図15 胆石の表面で超音波のほとんどが反射し，胆石の輪郭は前面だけが三日月状に見えている．胆石の後方は音響陰影によって欠損している．三日月型をした胆石ではない．

2. 胆嚢

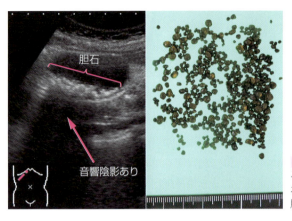

図16 1〜2 mmの微細な胆石が敷き詰められて並んでいると，気付かないことがある．本症例は音響陰影を伴っており，異常に気付きやすいが，音響陰影を伴わない微細な胆石もある．

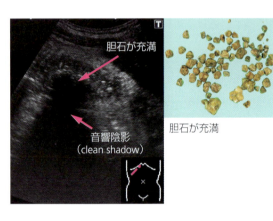

図17 胆嚢内腔に胆石が充満している．消化管ガスの後方の音響陰影ダーティーシャドー（dirty shadow）とは異なり，強エコーの直下から見える明瞭な音響陰影をクリーンシャドー（clean shadow）と言い区別する．

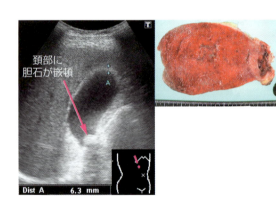

図18 左側臥位への体位変換でも胆石の移動は認めず，右側腹部痛が強く，胆石の頚部嵌頓と診断し同日胆嚢摘出術を施行した．超音波検査所見と一致して頚部に嵌頓した胆石と壁肥厚が認められた．

小胆石は見落としやすく 図16 ，胆嚢内腔に充満した胆石は胆嚢内腔が見えないため，消化管ガスと見間違いやすい 図17 ．臨床上重要となる胆嚢頚部や胆嚢管への胆石の嵌頓は，胆嚢が拡張・緊満し患者が右季肋部に痛みを感じている状態 図18 を言い，ただ胆石が頚部にあるだけでは嵌頓とは言わない．同様に閉塞性黄疸や胆嚢炎において胆嚢内に水平面を形成する微細な異常エコーが認められることがあり，これを胆泥（debris；通称デブリ， 図19 図20 ▶23 ）と呼ぶ．胆泥は胆石と違って音響効果は伴わず，体位変換にてゆっくり移動する．

B．急性胆嚢炎

　腹痛患者の中で，急性胆嚢炎症例は3〜10%とされるが，高齢者ではより高率となる．急性胆嚢

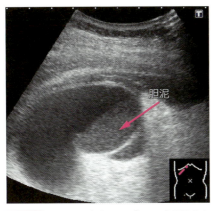

図19 肋骨弓下走査ではプローブが斜め方向を向いているため，画面では胆嚢内の胆泥は斜めに境界面を形成して見える．

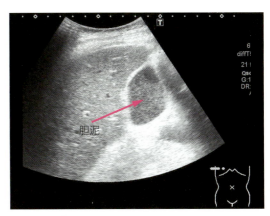

図20 ▶23 胆泥は胆嚢内に水平面を形成する微細な異常エコー像として描出される．胆石と違って音響陰影は伴わず，体位変換によってゆっくり移動する．

炎の超音波による診断能力は感度・特異度が共に非常に高く，簡便性と低侵襲性の点からも，病歴と身体所見から本病態を疑った際には，すべての症例で POCUS を行うべきである[4]．急性胆嚢炎の原因は 90％以上が胆石である[5]．胆石が胆嚢壁に機械的刺激を与え，胆嚢管の閉塞をきたし，炎症および感染を惹起していると考えられ，急性胆嚢炎では，**胆石の描出**が重要である．急性胆嚢炎では胆嚢は腫大し，**長径 8 cm 以上，短径 4 cm 以上**が目安となる 図21．内腔に剝離した胆嚢粘膜や膿汁および血液が混在した胆泥が観察される．一方，慢性胆嚢炎では胆嚢は萎縮傾向となる 図22．胆嚢粘膜への炎症波及と血流障害によって**胆嚢壁が 4 mm 以上に肥厚**する．胆嚢壁が高度に肥厚した症例では胆嚢壁の中央部分にエコーのない層（sonolucent layer）が観察され，胆嚢壁全体が 3 層に描出される 図23．一層の連続した低エコー帯である sonolucent layer と異なり，壁内の非連続的かつ不規則な複数の線状低エコーならびに高エコーよりなる多層構造を **striations**

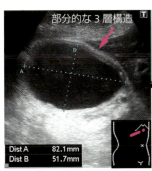
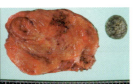

図21 90 代女性
部分的に壁肥厚と 3 層構造を認めた．胆嚢腫大の目安としては，長径 80 mm 以上，短径 40 mm 以上とされるが，あくまでも目安であり，ともに満たすことが必須条件ではない．

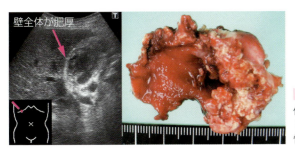

図22 80 代女性
何度も胆嚢炎を繰り返したため手術施行した．胆嚢は萎縮しており，胆嚢壁は全体が肥厚している．慢性胆嚢炎に急性炎症が加わっている．

2. 胆嚢

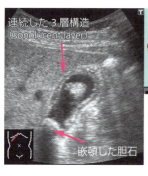
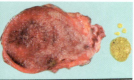

図23 40代男性
胆嚢頸部に胆石が嵌頓している．胆嚢壁は全体的に肥厚し，連続した3層構造（sonolucent layer）が認められる．手術標本は肉眼的に胆嚢壁の肥厚と粘膜のびらんが認められる．病理学的にはRokitansky-Aschoff洞を伴う高度な線維化が認められ，acute on chronicな急性胆嚢炎の診断であった．

図24 と呼び，後述の胆嚢周囲液体貯留所見とともに急性胆嚢炎の重症度判定に着目すべき重要な所見である．ただし，右心不全，低蛋白血症，急性肝炎，肝硬変でも粘膜下層の浮腫をきたして胆嚢壁肥厚が認められることがあり，注意を要する．急性胆嚢炎のうち約10％に胆汁うっ滞と虚血が原因となる無石性胆嚢炎 **図25** があり，血管炎・外傷後長期絶食・敗血症など全身状態不良患者に多いとされる．胆嚢壁が壊死した場合，胆嚢周囲へ浸出液が貯留 **図26** する（重症胆嚢炎）．超音波にて拡張した胆嚢を描出したまま，胆嚢に圧迫を加えると腹痛が増強する所見をsonographic Murphy's signと呼び，特異度が高く，急性胆嚢炎の診断に非常に有用である[6]．カラードプラやパワードプラを利用した胆嚢壁内血流の描出は技術的にも超音波機種のスペック的にも高度であり，POCUSを概説する本稿では割愛した．急性胆嚢炎の重要な超音波所見を **表1** に，それぞれの超音波所見の診断能を **表2** にまとめた．

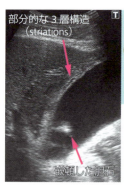
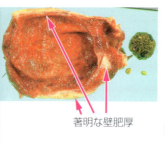

図24 80代男性
胆嚢頸部に胆石が嵌頓している．胆嚢壁は全体的に肥厚し，部分的に3層構造を示している．手術標本では，肉眼的に壁の肥厚が容易に確認できる．

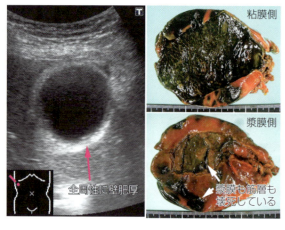

図25 80代男性
超音波検査では胆石は認められず，全周性の壁肥厚を認める．保存的治療では症状改善せず胆嚢摘出術を施行した．手術標本では，胆嚢粘膜の広範な壊死と部分的に全層性壊死が認められる．無石性壊疽性胆嚢炎だった．

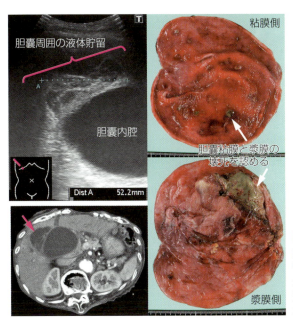

図26 90代女性
POCUS（左上図）にて胆嚢と肝下面の間隙に液体貯留が認められた．CT（左下図）でも同様の所見であった．手術標本（右図上下）では，胆嚢粘膜から漿膜に至る全層性の壊死を認め，胆嚢壁内膿瘍の診断であった．

表1 急性胆嚢炎の超音波診断の基準

主項目
嵌頓胆嚢結石
胆嚢腫大（長軸径＞8 cm，短軸径＞4 cm）
胆嚢壁肥厚（＞4 mm）
デブリエコー
sonographic Murphy's sign（超音波プローブによる胆嚢圧迫による疼痛）

追加項目
胆嚢周囲浸出液貯留
胆嚢壁sonolucent layer（hypoechoic layer）
不整な多層構造を呈する低エコー帯（striations）
ドプラシグナル

（急性胆管炎・胆嚢炎診療ガイドライン2013 TG13新基準掲載．第2版．医学図書出版；2013．p.87-118)[4]

表2 超音波検査による急性胆嚢炎の診断能

所見	感度	特異度
胆嚢壁＞3 mm	82%	78%
胆嚢周囲液体貯留	32%	99%
striations	36%	98%
胆嚢結石	82%	76%
sonographic Murphy's sign	86%	93%
カラードプラ陽性	95%	100%
パワードプラ陽性	95%	100%

（急性胆管炎・胆嚢炎診療ガイドライン2013 TG13新基準掲載．第2版．医学図書出版；2013．p.87-118)[4] より改変）

2. 胆嚢

■文献

1) 東 義孝. 胆嚢. In: 東 義孝. パワーアップ いまさら聞けない腹部エコーの基礎 DVD で学ぶ超音波検査. 第 2 版. 東京: 学研メディカル秀潤社; 2011.

2) 功刀正史, 関口利和. 超音波断層法による胆嚢の大きさと胆嚢壁について（第 1 報）. 日消集検誌・消化器集団 検診. 1984; 63: 56-64.

3) 日本超音波検査学会. 日超検 腹部超音波テキスト. 第 2 版. 東京: 医歯薬出版株式会社; 2014. p.14.

4) 急性胆管炎・胆嚢炎診療ガイドライン改訂出版委員会. 急性胆管炎・胆嚢炎診療ガイドライン 2013 TG13 新基 準掲載. 第 2 版. 東京: 医学図書出版; 2013. p.87-118.

5) 日本消化器病学会. 胆石症診療ガイドライン 2016. 第 2 版. 東京. 南江堂; 2016. p.89-99.

6) 石田秀明. Q18 胆嚢なんて出せて当然？ In: 石田秀明. 腹部エコーのお悩み相談室 初心者が陥る 90 のミスと 疑問に答えます. 第 3 版. 東京: 文光堂; 2012. p.44-5.

〈田口 大〉

第 Ⅵ 章　腹部

3 尿路

要旨

① 尿管結石症の評価には POCUS が画像検査の第一選択である.

② 尿管結石症での POCUS の限界を知り，必要時は CT 検査の適応も考慮する.

③ POCUS で膀胱内の尿量推定が可能で，尿閉を速やかに評価できる.

　腎臓，尿管，膀胱を含む尿路関連の疾患は救急外来でも頻繁に遭遇する．血尿，尿路感染症（腎盂腎炎，閉塞性腎盂腎炎，腎膿瘍），急性腎障害，尿管結石症，尿路の閉塞では身体所見，尿検査所見，採血検査などに加え超音波は重要な情報をあたえてくれる．また，CT 検査などに比べ低コスト，非侵襲的であり，特に全身状態が不安定な重症患者をベッドサイドで迅速に評価できることも利点である．本稿では尿路の疾患に対する POCUS について，尿管結石症，水腎症と膀胱の評価を中心に述べる.

1 正常解剖

　腎臓は後腹膜に位置するソラマメ状の臓器である．右腎臓は中腋窩線，右季肋部の高さにあるのに対し，左腎臓は後腋窩線，右腎臓より約 1.5 cm 頭側に位置する．長径は 9〜12 cm，横径は 4〜5 cm で左腎臓は右腎臓に比べやや大きく，左右腎臓で 2 cm までの大きさの違いは正常範囲内である **図1** .

　尿管は腎盂に続いて膀胱につながる約 30 cm 前後，径 5 mm 前後の管腔臓器である．後腹膜腔内で総腸骨動静脈の前面を走行し，仙腸関節近くで正中方向に曲がり，膀胱三角部に開口する．腎盂尿管移行部が最も生理学的に狭窄する部位である．尿管膀胱移行部，総腸骨動静脈との交差部と合わせ，尿管結石が嵌頓しやすい部位である.

　膀胱は骨盤腔内臓器で，男性は腹膜腔の前下方，恥骨の後方に位置し，近接する臓器としては前立腺が下方に，直腸と精囊が後方に位置する．女性では子宮頚部，膣の前方に位置する.

2 各臓器の超音波走査と正常画像の描出

A. 腎臓

　2〜5 MHz のコンベックスプローブを使用するが，肋間が狭くプローブが肋骨と干渉して操作しにくい場合はセクタプローブでもよい．体位は仰臥位でよいが，右腎臓は左側臥位，左腎臓は右側

3. 尿路

尿管の走行と生理的狭窄部位（➡）

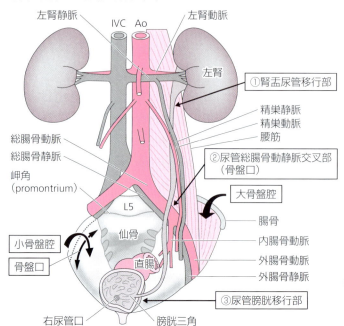

図1
尿管の起始部は径が細く，腰筋を下るに従い太くなる．骨盤口付近で再びやや細くなり，膀胱を貫く部で最も細くなる．

臥位にすると観察しやすくなる．

　右腎臓を描出するには右肋骨弓下の腋窩中線にプローブマーカーを頭側にして当て，肝臓をウインドウとすると観察しやすい．患者に吸気し息堪えをしてもらうと肝臓のウインドウが広がり腎臓下極まで描出しやすくなる．それでも腸管ガスなどが干渉して評価しにくい場合，右側腹部で前腋窩線と腋窩中線の間で肋間から描出する．上肢を外転させると肋間が広がりさらに評価しやすい．右腎臓の長軸は体の長軸に対して斜めに一致するためプローブを軸方向に傾けるとよい．長軸像を見たのち，90度反時計回りに回転させ短軸像も観察し，腎門部が見えるようにプローブを操作する．左腎臓は肋骨弓下で右腎臓よりやや頭側に位置するが，肝臓のウインドウがないため腸管ガスや肋骨により描出が困難な場合がある．患者に吸気と息堪えをさせ，左上肢を挙上したうえで肋間アプローチで覗き込むようにすると良い[3]．長軸と短軸像を描出しサイズと腎皮質，腎洞，腎盂を観察し腎盂の拡張，結石，腫瘍の評価を行う．

　腎臓は腎実質と腎洞から構成され，腎実質はさらに腎皮質と腎髄質に分けられる．腎洞は腎盂，腎杯，動静脈，神経，リンパ管，その間の脂肪組織からなり，超音波検査ではCEC（central echo complex）と呼ばれるエコー輝度の高い部位として描出される **図2** ．腎皮質は肝臓，脾臓よりもエコー輝度が低い．腎髄質は腎洞と皮質の間にある錐体の輝度の低い構造物で，腎錐体（renal pyramid）とも呼ばれるが，ベッドサイドの超音波では評価しにくいかもしれない．正常では腎洞には尿の貯留はなくエコー輝度の高い領域として観察されるが，水腎症を起こすと腎杯と腎盂が拡張し，エコー輝度の低い領域として観察される．腎周囲のGerota筋膜は線維組織により輝度が高く見える．

B．尿管

　拡張していない正常尿管は超音波での描出は困難である．

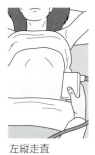
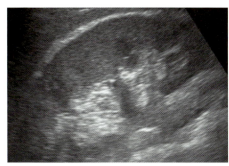
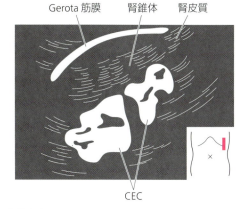

左縦走査

図2 正常腎臓（右） 髄質，皮質，CEC（central echo complex）．左縦走査

C．膀胱

膀胱も同様に2〜5 MHzのコンベックスプローブを使用する．恥骨結合上でプローブを当て，糸状断面と横断面でプローブを動かしながら頭側から尾側，右から左まで膀胱全体を観察する．

3 疾患・病態別の解説

■尿管結石症の疫学，臨床像

急性の周期的な片側の激しい腰背部痛（いわゆる腎疝痛），鼠径部，外陰部に放散する痛み，血尿と嘔気が尿管結石症の典型的な症状であり，救急受診する患者に多い疾患である．本邦では約10年ごとに大規模な疫学調査がされており，上部尿路結石（腎結石，尿路結石）は男女比2.4：1，人口10万人対134人の年間罹患率，生涯罹患率は男性15.1％，女性6.8％である．食生活や生活様式の欧米化，診断技術の向上，人口構成の高齢化などにより年々増加傾向となっている．30〜50歳代で多く，50歳以上での初発症状は珍しい．男女共に結石成分は90％以上がカルシウム結石で，尿酸結石は男性で6％，女性で2％程度である[7]．

典型的な病歴，尿管結石症の既往歴，同側のCVA叩打痛と併せて超音波で水腎症が確認できれば診断は可能で，超音波検査での診断に対する感度は63〜85％，特異度79〜100％と報告されている[3]．

■尿管結石症でのPOCUSとCTの意義

尿管結石症の診断において感度・特異度が最も優れた検査はCTである（感度94〜97％，特異度96〜99％[3]）が，医療費コストと特に若年者や妊婦では放射線被曝が懸念となる．超音波検査はCTよりも感度・特異度はともに劣る．しかし，米国での大規模な多施設前向き研究では救急外来での初期診療の際に，超音波を第一選択とし必要に応じてCT検査を追加する群とCT検査を第一選択とする群とで比較したところ，前者では観察期間中の総被曝量を減らした一方で，尿管結石症の正診率，合併症の発生率，有害事象，疼痛管理，入院率に関しては両群に差がないと報告された[4]．また，ベッドサイドで迅速に評価できるのも超音波検査の利点といえる．尿管結石症に尿路感染を合併した閉塞性腎盂腎炎では容易に敗血症性ショックをきたし，緊急の尿管ステント留置や腎瘻などのドレナージが必要となるが，全身状態が不安定な患者でもCT室に移動させることなく評価が

可能である[5]．その他，腎疝痛で鑑別疾患となる腹部大動脈瘤の切迫破裂も，腹部超音波検査で速やかに検出することも可能である[6]．

　一方，超音波検査よりCTが優れるのは，結石部位の同定が可能なこと，より正確に結石のサイズがわかること，他の鑑別疾患も評価できる点である．超音波では腎盂尿管移行部と尿管膀胱移行部以外の結石の描出は容易ではないが，CT検査では尿管全長にわたり結石のサイズと位置が特定できる．結石の同定はCTでは98.8％で可能であったのに対し，超音波では25.9％であった[4]．結石のサイズ，位置は泌尿器科的処置が不要な自然排石の確率と関連するため，尿管結石症の予後評価，治療方針決定に用いることが可能となる[8]．超音波検査で尿管結石の存在を確認できないのであれば，過去に尿管結石/腎結石の指摘がない場合や，高齢での初発症状，骨盤内腫瘍などの既往がある場合などはたとえ水腎症が確認できても，尿管結石症以外の疾患での尿路閉塞の可能性を検討すべきであり，ベッドサイドエコーだけでは尿管結石と診断するには不十分かもしれない．また，妊婦では拡大した子宮が尿管を圧迫することにより軽度の水腎症が片側（右側が多い）もしくは両側に正常でも見られるため，水腎症の所見のみをもって側腹部痛の原因を尿管結石症と安易に診断しないほうがよい．尿管結石症以外で側腹部痛をきたす予後の悪い疾患として，大動脈瘤，大動脈解離のほか虫垂炎，憩室炎，胆嚢炎，胆石発作，卵巣嚢腫茎捻転などは見逃してはならない．尿管結石症が疑われて撮影したCTで，他の疾患が診断された割合は7.2〜14.8％と報告されている[9]．本邦のガイドラインでは確定診断には単純CTを（グレードA），最初に行う検査としては超音波検査が推奨されている（グレードB）[2]．POCUSの利便性，有用性が報告されている中で，術者の検査技術の質が担保されれば今後推奨度レベルはさらに上がるのではないだろうか．

■水腎症について

　尿路の閉塞に伴い，腎盂，腎杯が拡大する．長軸で観察すると最もわかりやすい．片側の水腎症がある場合，尿管結石症など同側の尿路閉塞を疑うが，両側の水腎症がある場合は通常膀胱以下での閉塞，尿閉を考える．

　水腎症は軽症，中等症，重症の三段階に分類できる　**図3**　．

　腎杯の内圧が上昇すると腎杯が破綻し，urinoma（尿嚢腫）を形成することもある．輝度の低い液体が腎臓周囲に見える　**図4**　．

　尿管結石症では嘔吐や経口摂取量低下などを伴うことがあり，脱水状態では尿量自体が減少し水腎症は偽陰性になる可能性がある．この場合には輸液を行った後に超音波検査を再度行うと検出可能となるかもしれない．

■尿管結石/腎結石の描出

　尿管に閉塞した結石は通常ベッドサイド超音波検査では描出できないが，閉塞をきたしていない無症候性の腎結石，腎盂結石は確認できる．ただし，腎杯では近接する線維脂肪組織も高輝度となるので区別が困難なこともある．尿管結石症では，腎盂尿管移行部あるいは尿管膀胱移行部に結石が存在する場合は観察できることもあるが，その他の部位については腸管などの構造物のため観察は困難である．

　5mmを超える結石であれば，高輝度で後方にacoustic shadowを伴う構造物として超音波で確認できる　**図5**　が，血管の石灰化病変でも同様の所見となるため両者の鑑別は困難なことがある．3mm以下の結石は超音波での検出は難しいとされてきたが，近年では結石の描出にカラードプラ

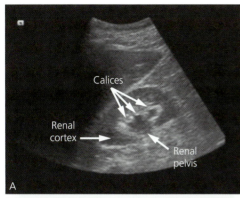
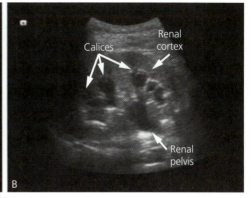
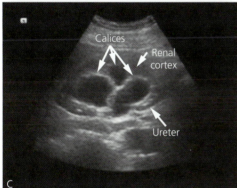

図3
軽症：A　腎杯は鈍化しているがまだ凹面を保ちながら，エコー輝度の低い液体が腎盂を拡張している　ベッドサイドの超音波では描出しにくいかもしれず，健側との比較を行うとよい　腎血管との鑑別にはドプラエコーを用いる
中等症：B　腎杯が円形になり，腎盂が拡張する　bear's paw（熊の手）
重症：C　腎杯がさらに拡張し，腎皮質が菲薄化している
(Byrne MW, et al. In: Adams JG, editors, et al. Emergency Medicine: Clinical Essentials. 2nd ed. WB Saunders; 2012. p.998-1002.e1 Fig115.3)

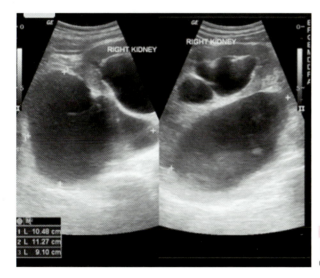

図4　Urinoma のエコー画像
(Case courtesy of Dr Maulik S Patel, Radiopaedia.org, rID: 23426)

が有効と報告されている．結石の内部または後方に多色の点から構成されるアーチファクトが出現し，twinkling-artifact と呼ばれる　**図6**．これは結石の表面が粗い場合に見られる所見とされ[10]，5 mm 以下の微小結石でも同定に有用とも報告されている[11]．

　その他，尿管結石症の診断の際に参考所見となるものとして尿流（ureteral-jet）がある．膀胱の横断像を描出し，尿管開口部をカラードプラで観察し，尿流の回数と流速，持続時間を評価するというものである．結石のある側と健側との比較では，尿流は有意差をもって 0.59 回/分 vs 3.04

3. 尿路

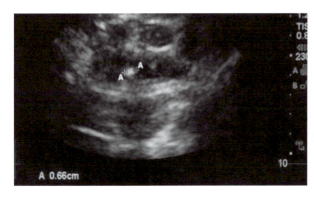

図5 膀胱尿管移行部の結石
acoustic shadow が確認できる
(Ng C, et al. J Emerg Med. 2015 Aug; 49 (2): 165-71)

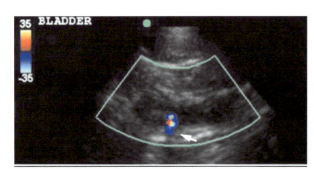

図6 結石
twinkling-artifact のエコー図
図5と同様の症例．結石から twinkling-artifact が確認できる
(Ng C, et al. J Emerg Med. 2015 Aug; 49 (2): 165-71)

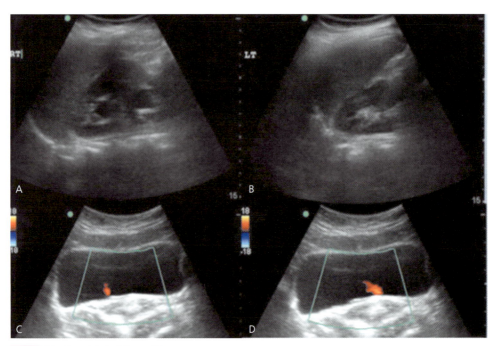

図7 Ureteral-jet のエコー図
右尿管結石症　A：右水腎症あり　B：左正常腎臓　C, D：ureteral-jet は左に比べ右が流速は弱い
(Ng C, et al. J Emerg Med. 2015 Aug; 49 (2): 165-71)

回/分と回数が少なく，最大流速は 5.41 cm/sec vs 32.09 cm/sec，持続時間は 1.24 秒 vs 5.26 秒と弱く短い尿流であると報告された．カットオフ値をそれぞれ 1.5 回/分，19.5 cm/sec，2.5 秒とすると，尿流の回数が感度 97.8％，特異度 87％，流速が感度 100％，特異度 97.8％，持続時間が感度 95.6％，特異度 87.9％という結果であった．しかしあくまでも放射線科医が行った研究で，かつ対象患者は 46 人と少なく，750～1000 mL の飲水後 15～30 分後に 5 分以上かけて観察した研究である点に留意し，救急外来での実際の診療において尿流の評価のみでの診断が妥当と言えるかどうかはまだ結論が出ていない．また ureteral-jet が結石のサイズの評価や，泌尿器科的処置の必要性を予測するかどうかについても現在のところよくわかっていない [12]　図7．

■ 尿管結石を疑う患者における，超音波での水腎症の検出感度

Rosen らはベッドサイドの超音波で水腎症に対して感度 72％，特異度 73％と報告[13]，より最近では Gaspari らが感度 87％，特異度 85％と報告した[14]．また，結石の部位は同定できないまでも，水腎症の程度と結石のサイズは相関し，2010 年の研究では水腎症がないもしくは軽度であれば結石のサイズは 5 mm 以下，中等症以上の水腎症があれば 5 mm 以上の尿管結石の可能性が高くなると報告している[15]．超音波での水腎症の程度と尿管結石のサイズが相関することと，結石のサイズが治療介入の必要性と関連することから，超音波検査の結果を用いて治療マネジメントを決める試みもなされている．水腎症が軽症から中等症であれば通常の治療，重症では CT 検査を行い，泌尿器科コンサルトを推奨するというものであるが，外的妥当性が十分に検討されている訳ではない[16,17]．

水腎症と間違う可能性があるものとして，腎囊胞，腎動静脈がある．腎囊胞は 50 歳以上の成人の約半数に認められ，円形の無エコーの構造物として末梢側の腎皮質に存在し，水腎症と異なり腎杯との連続はなく，薄く平滑な壁をもち，後面に音響増強を伴う[18]　図8．内部のエコー輝度の上昇，隔壁，肥厚した壁があるときは出血性囊胞，腎膿瘍，腫瘍などを考え，他の画像検査などを検討する．また，カラードプラで内部に血流がある場合，動脈瘤や悪性腫瘍を疑う．腎動静脈との鑑別にもカラードプラで血流の有無を確認するとよい．

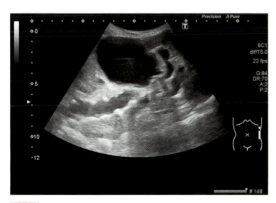

図8　左腎臓　腎囊胞と水腎症

■ 膀胱尿量評価

尿の貯留量によって壁の厚さ，形状は変化するが，尿が充満した状態のほうが観察は容易である．膀胱内の尿量計測は様々な計算方法が試みられている．横断面と矢状断面の 2 つの面で描出を行い，

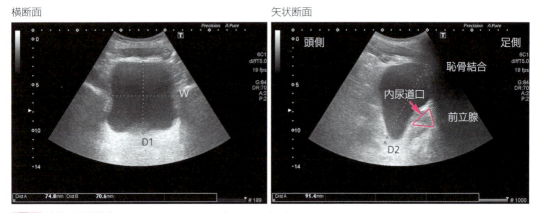

図9 膀胱の尿量推定　W＝7.48cm　D1＝7.06cm　D2＝9.14cm

それぞれの最大径から計算する方法と，膀胱をトレースして面積を計算する方法などが検討されたが，いずれの方法でも実測の尿量と大きく誤差を生じるものではない．したがって，簡便さという点から最大径を用いた測定法が一般的である．横断面で最長となる幅（W cm）と前後長（D1 cm），矢状断での上下径（D2 cm）から，楕円形と近似して 3.141×4/3×W/2×D1/2×D2/2＝0.52×W×D1×D2（cm^3）と概算できる[19]　図9 ．

■ 尿閉の評価

　尿閉は下腹部痛の原因であるが，超音波検査はベッドサイドで迅速に評価，診断が可能であり有用と言える．両側水腎症がある場合，膀胱以下での閉塞を疑う．男性では特に前立腺肥大で多いが，その他にも神経因性膀胱，膀胱出口部の血腫などが原因として挙げられる．排尿を試みた後も超音波検査で膀胱内の尿量が 150 mL 以上あると尿閉の診断となり，尿道カテーテルを留置する適応である．尿閉が疑われても超音波検査で膀胱が虚脱してれば，他の疾患を考える．また，救急外来に限らず入院中の患者でも急性腎障害（acute kidney injury: AKI）は頻繁に遭遇するが，腎前性，腎性，腎後性のなかでも腎後性の AKI の原因検索に POCUS が有用である．特に尿閉による下腹部痛を訴えられない患者，膀胱直腸障害のある患者，すでに尿道カテーテルを挿入されている患者などではベッドサイドで容易に原因検索を行うことが可能である．

■ 尿道カテーテル留置の際の超音波

　救急患者では尿閉の解除，尿培養検査の検体採取，精密尿量測定を目的に尿道カテーテルを留置する頻度は多い．2 歳以下の小児では，超音波で尿量を事前に評価することで初回の導尿の成功率が上がったと報告されている[20,21]．成人でも尿道カテーテルを留置する際，特に前立腺肥大症のある男性は留置に難渋する場合があり，バルーン部が尿道内にあるのに関わらず盲目的に拡張させ，尿道損傷を招く．超音波を用いることで膀胱内の尿量が少ない場合でもバルーンを直接膀胱内に観察し位置確認が可能となる．また，尿道からカテーテルを留置できない場合，恥骨上から膀胱を穿刺し Seldinger 法で留置するが，表在の動脈損傷や腸管損傷を起こさず安全に行うには超音波が有用である．

■文献

1) Kendall JL, Bahner DP, Blaivas M, et al. American College of Emergency Physicians. Emergency ultrasound imaging criteria compendium. 2014<http://www.emra.org/uploadedFiles/EMRA/committees-divisions/ultrasound/ACEP-2014-EUS-Imaging-Criteria.pdf> Accessed Oct, 31, 2016.

2) 日本泌尿器科学会. 尿路結石症診療ガイドライン. <www.urol.or.jp/info/guideline/data/03_urolithiasis_2013.pdf> Accessed Oct, 31, 2016.

3) Tintinalli's Emmergency Medicine a comprehensive Study Guide 8th edition. McGraw-Hill Education/medical; 2015.

4) Smith-Bindman R, Aubin C, Bailitz J, et al. Ultrasonography versus computed tomography for suspected nephrolithiasis. N Engl J Med. 2014; 371 (12): 1100-10.

5) Chen KC, Hung SW, Seow VK, et al. The role of emergency ultrasound for evaluating acute pyelonephritis in the ED. Am J Emerg Med. 2011; 29: 721-4.

6) Plummer D, Clinton J, Matthew B. Emergency department ultrasound improves time to diagnosis and survival of abdominal aortic aneurysm. Acad Emerg Med. 1998; 5: 417.

7) Sternberg KM, Pais VM Jr, Larson T, et al. Is Hydronephrosis on Ultrasound Predictive of Ureterolithiasis in Patients with Renal Colic? J Urol. 2016; 196 (4): 1149-52.

8) Coll DM, Varanelli MJ, Smith RC. Relationship of spontaneous passage of ureteral calculi to stone size and location as revealed by unenhanced helical CT. AJR Am J Roentgenol. 2002; 178 (1): 101-3.

9) Dalziel PJ, Noble VE. Bedside ultrasound and the assessment of renal colic: a review. Emerg Med J. 2013; 30 (1): 3-8.

10) Darrell SJ. Scott B, Christopher L, et al. Twinkle twinkle little stone: utilizing color Doppler in emergency ultrasound diagnosis of a ureterovesicular stone: Crit Ultrasound J. 2010; 2: 77-9.

11) Gliga ML, Chirila CN, Podeanu DM, et al. Twinkle, twinkle little stone: an artifact improves the ultrasound performance! Med Ultrason. 2017; 19 (3): 272-5.

12) Jandaghi A, Falahatkar S, Alizadeh A, et al. Assessment of ureter- ovesical jet dynamics in obstructed ureter by urinary stone with color Doppler and duplex Doppler examinations. Urolithiasis. 2013; 41: 159-63

13) Rosen CL, Brown DF, Sagarin MJ, et al. Ultrasonography by emergency physicians in patients with suspected ureteral colic. J Emerg Med. 1998; 16: 865-70.

14) Gaspari RJ, Horst K. Emergency ultrasound and urinalysis in the evaluation of ank pain. Acad Emerg Med. 2005; 12: 1180-4.

15) Goertz JK, Lotterman S. Can the degree of hydronephrosis on ultrasound depict kidney stone size? Am J Emerg Med. 2010; 28: 813-6.

16) Ma OJ, Mateer JR, Blaivas M. Emergency ultrasound. New York: McGraw-Hill; 2008.

17) Noble VE, Nelson B, Sutingco AN. Manual of emergency and critical care ultrasound. New York: Cambridge University Press; 2007.

18) Middleton WD, Kurtz AB, Hertzberg BS. Ultrasound: the requisites. 2nd ed. St. Louis: Mosby; 2004.

19) Dicuio M, Pomara G, Menchini Fabris F, et al. Measurements of urinary bladder volume: comparison of five ultrasound calculation methods in volunteers. Arch Ital Urol Androl. 2005; 77 (1): 60-2.

20) Chen L, Hsiao AL, Moore CL, et al. Utility of bedside bladder ultrasound before urethral catheterization in young children. Pediatrics. 2005; 115: 108-11.

21) Milling Jr TJ, Van Amerongen R, Melville L, et al. Use of ultrasonography to identify infants for whom urinary catheterization will be unsuccessful because of insufficient urine volume: validation of the urinary bladder index. Ann Emerg Med. 2005; 45: 510-3.

〈東 秀律〉

第 VI 章 腹部

4 腹部大動脈

要旨

① ショックなど緊急対応を要する病態を伴っている場合，POCUS は救命のための根本治療につなげる際の有効なツールとなり得る.

② 走査の際は，腹部を圧迫しすぎないように注意し，ドプラを併用しながら短時間で観察する.

③ 超音波所見のみに固執せず，患者背景（主訴，現病歴，既往歴，飲酒・喫煙などの嗜好歴）や血液検査，腹部 X 線など他の検査所見を合わせながら鑑別していき，緊急対応が必要かどうかを判断していく.

④ 日常診療において，どこまでエコーで踏み込むのか，どのタイミングで他科，他職種と連携を取っていくのかをあらかじめ決めておくと良い.

　腹部大動脈瘤および大動脈解離は，救急日常診療において特に頻度が多いわけではないものの，鑑別すべき疾患として常にあがってくる疾患である. さらにショックを伴う症例などでは，緊急の対応を要する病態でもあり，その点において POCUS が有用であると考えられる. 例えば，心肺停止に陥る寸前の重篤なショックに陥っている腹部大動脈瘤破裂症例において，超音波検査の所見のみで診断し，CT を撮像せずに開腹し速やかに大動脈遮断を行わなければならない状況がないわけではない.

　その一方で，両疾患に対しては，近年，ステントグラフト内挿術の治療成績の向上と適応拡大にはめざましいものがある[1,2]. それらを試みるにあたっては CT 撮影や血管造影検査が望まれ[3]，さらには multidetector-row CT（MDCT），アンギオ CT システムの導入などにより，CT 撮影が短時間かつ容易になりつつあることから，詳細な観察にこだわるあまり超音波検査に多くの時間を使うことは，CT 撮像のタイミングを遅らせたり，ひいては速やかな根本治療の実施までの隘路になりかねない.

　診断から根本治療までの迅速な診療プロセスこそが，良好な転帰につながるであろうことは論をまたない. 両疾患に対する POCUS および CT それぞれの長所・短所を充分に踏まえた上で，状況に応じてそれらのバランスをとりながらモダリティを組み合わせて実施し，手術や血管内治療などの適切な根本治療へ速やかに道筋をつけ，救命のための decision making を紡いでいくことが求められている.

1 正常解剖

腹部大動脈は 図1 に示すように中枢側から腹腔動脈，上腸間膜動脈，左右腎動脈，下腸間膜動脈血管の主な分枝があり，末梢において左右総腸骨動脈に分岐する．大動脈解離において，これらの分枝血管が閉塞し，腹部臓器の血流障害を合併することがあるため，大動脈とともにこれらの分枝血管の解剖も理解し，観察できることも求められる．

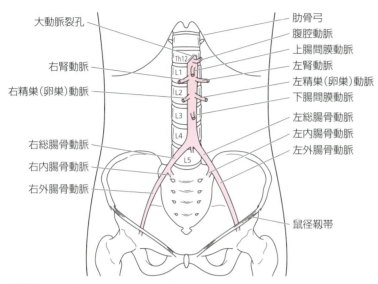

図1 エコーで観察しうる腹部大動脈の主な分岐

2 走査と画像の描出

3.5 MHz 程度のコンベックスプローブを用いて，仰臥位で観察する．まずは，心窩部に腹部正中横走査にて椎体（acoustic shadow を伴う半円形の高エコーとして描出される）を同定し，その椎体前面にある脈管構造を探す．椎体前面の画面右寄り（患者では左）に大動脈を認める 図2 ．大動脈は円形で時に石灰化による高エコーを伴っていることもある一方，その左（患者では右）にある下大静脈は楕円形，tear drop 形，三角形を呈していることが多く，循環血液量減少性ショックでは虚脱して観察されることもある．腹部大動脈は拍動しているが，下大静脈は拍動していない．下大静脈を観察していると，心拍や呼吸による径の変動[4]が拍動しているように見えることもあるため，ドプラにて拍動を確認すると良い 図3 ．

大動脈が同定できれば，心窩部から臍下の左右総腸骨動脈分岐部まで頭側から尾側にスキャンしていき，腹腔動脈，上腸間膜動脈，腎動脈の順に分岐する血管を確認していく．蛇行していることも多いため，ゆっくりと走査し，ドプラを拍動や血流の確認に使いながら，見失わないように注意して観察する．

急性腹症患者の場合，仰臥位になれなかったり，腹壁緊張や呼吸促迫，フルストマックなどにより，観察が困難であることも珍しくない．良好な画像を描出しようとプローブにより強く圧迫を加えたあまりに腹部大動脈瘤の破裂が引き起こることもあるため，観察困難な患者では，正中にはこだわらず，側腹部よりビームを入れたりするなど状況に応じた工夫をし，時には超音波検査で詳細

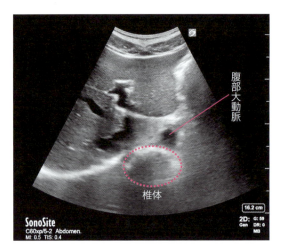

図2 心窩部正中横走査における腹部大動脈①
（椎体前面の画面右寄りに認める）

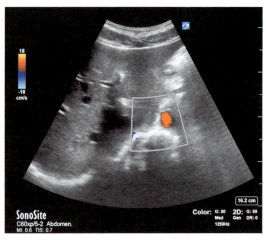

図3 心窩部正中横走査における腹部大動脈②
（ドプラでは拍動が確認できる）

な所見をとることに固執しない判断も必要である．

3 腹部大動脈瘤

　腹部大動脈の正常径は 20 mm であり，それが 1.5 倍以上に拡張したもの，すなわち径が 30 mm 以上であれば，腹部大動脈瘤と定義される[5]．発生部位としては，腎動脈分岐以下が多く，前述のように，観察時にまず注意しなければいけないのは，プローブで強く圧迫するあまり破裂を引き起こしてしまうことのないようにすることである．

　腹部大動脈瘤は無症状で偶然発見される例も多く，そのようなケースでは，その時々の最新のガイドラインに従って判断し，必要なフォローおよび治療への道筋をつける．例えば，無症候性であっても 40 mm 以上であれば破裂のリスクがあり[5]　**図4** ，対応を遅らせてはならない．

　一方，急性腹症やショックに陥っている救急患者において，主には腹部大動脈瘤破裂の鑑別が必要になり，まさに POCUS の有効性を最大限に発揮させ，救命のための根本治療へと診療をつなげていく必要がある．腹部大動脈瘤破裂では，後腹膜血腫が代表的な所見であり，それ以外にも多々

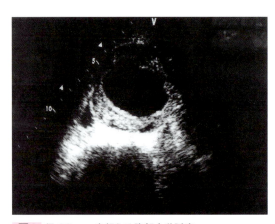

図4 径 80 mm を超える腹部大動脈瘤

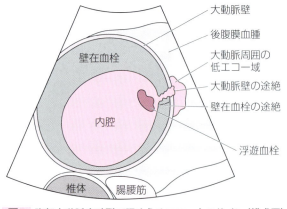

図5 腹部大動脈瘤破裂で認めうるエコー上のサイン（模式図）

ある 図5 が，どれも一般的には特異度が高く，感度が低く[6]，これらのサインを得ることに固執しては，根本治療へ至るまでの時間を浪費することになりかねないため，注意を要する．

それぞれの施設，地域によって事情は異なるであろうから，日常診療において，どこまでエコーで踏み込むのか，どのタイミングで他科，他職種と連携を取っていくのかをあらかじめ決めておくと良い．

4 大動脈解離

大動脈解離は，大動脈壁が中膜レベルで解離し，偽腔と真腔の二腔になった状態である．超音波検査は簡便な診断ツールとして利用でき，合併症の評価も同時にできるため，POCUSとして有用性を見出せる．

従来より広く知られている所見としては，解離によるフラップ 図6 があるものの，実臨床上，観察できることはそれほど多くない．一方，ドプラによる所見 図7 は比較的容易に認められるため，診断をする上で有用なことが多いと考えられる．POCUSに期待されるのは，患者背景（主訴，現病歴，既往歴，飲酒・喫煙などの嗜好歴）から鑑別疾患に上がった際のスクリーニングであり，CT所見にて詳細な治療方針を決定していくまでの橋渡しと考えたほうが良い．大動脈解離の詳細な評価はCTに譲り，それに合併した心タンポナーデ・大動脈弁逆流・分枝への解離の進行や血流状態・心機能を評価しておくことがPOCUSでは非常に重要である 表1 ．

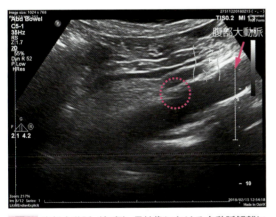

図6 腹部大動脈（矢印）長軸像における大動脈解離によるフラップ（点線：判断しづらいことが多い）

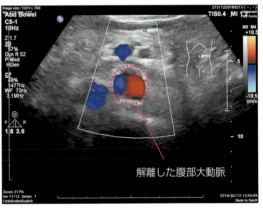

図7 腹部大動脈短軸像におけるドプラ上の解離所見

表1 POCUSで評価しうる大動脈解離に合併する病態

心エコー	心タンポナーデ 大動脈弁逆流 心筋梗塞
胸部エコー	胸腔内出血
腹部エコー	腹腔内出血 後腹膜血腫 腸管虚血・イレウス 腎不全
下肢エコー	下肢虚血

■文献

1) EVAR Trial Participants. Endovascular aneurysm repair versus open repair in patients with abdominal aortic aneurysm (EVAR trial 1): randomized controlled trial. Lancet. 2005; 365: 2179-86.

2) Nienaber CA, et al. Endovascular repair of type B aortic dissection: long-term results of the randomized investigation of stent grafts in aortic dissection trial. Circ Cardiovasc Interv. 2013; 6: 407-16.

3) 蝶野喜彦, 金岡祐司, 大木隆生. 大動脈瘤に対するステントグラフト手術. 診断と治療. 2016; 104: 1127-35.

4) Nakamura, K, et al. Cardiac variation of inferior vena cava: new concept in the evaluation of intravascular blood volume. J Med Ultrason. 2013; 40: 205-9.

5) 循環器病の診断と治療に関するガイドライン（2010 年度合同研究班報告）. 大動脈瘤・大動脈解離診療ガイドライン（2011 年改訂版）.

6) Catalan O, et al. Ruptured abdominal aortic aneurysm categorization of sonographic findings and report of 3 new signs. J Ultrasound Med. 2005; 24: 1077-83.

〈石井浩統〉

第 Ⅵ 章　腹部

5 — 消化管

要旨

① 消化管 POCUS は，腸管ガスや腸管運動などの観察の悪条件があるため，解剖の把握と描出のコツを身につける必要がある．

② 3.5〜5 MHz コンベックスプローブと 7.5〜12 MHz リニアプローブを使い分けることで迅速な検索と詳細な観察が可能となる．

③ 消化管 POCUS は腸閉塞を迅速に発見することができ，その病態の推定にも役立つ可能性がある．

④ 虫垂炎に対する POCUS では虫垂の描出が困難な場合も少なくないが，描出できれば診断能力は高い．

　消化管疾患への超音波検査に関する報告は 1980 年代から多く見られており，歴史が浅いわけではない．しかしながら，消化管の超音波検査は他部位の検査と比較すると特殊であり手技的な難易度が高く，救急外来などでの使用はまだ一般的ではない．最初にこの特殊性を十分に理解する必要がある．まず，空腸，回腸，横行結腸，S 状結腸は後腹膜に固定されておらず，腹腔内における位置が一定ではない．このため観察している対象がどの腸管なのかという基本的な解剖情報が不確かとなることが多い．次に観察を困難とする要因に腸管ガスの影響がある．グリセリン浣腸および生食注腸を行うことで虫垂の描出が改善するという報告もあるが，煩雑であるため急性腹症への利用は限られる．プローブによる圧迫や体位変換などのガスを排除する工夫が必要となる[1]．また，腸管は常に運動し内容物も移動するため，観察所見の再現性が乏しい．心エコー同様に運動をリアルタイムで観察できるのは利点でもあるが，腸管は蠕動運動以外にも食物を混和する分節運動，振り子運動があり，不規則である．さらに食事や薬剤による腸管運動への影響も考慮しなければならない．計測により数値化することはできず，評価は主観的なものとなりやすい[2]．

　これらの特徴から消化管 POCUS においては対象となる腸管を描出することが困難な場合が少なくない．救急外来において超音波検査で虫垂を描出できたのは 30％程度という報告もある[3,4]．経験的には肥満症例，腸管ガスの多い症例，虫垂炎の可能性の低い症例（つまり正常虫垂）は虫垂の描出が困難である可能性が高い．

　良好な観察のためには腸管の解剖の把握と描出のコツの理解が求められる．対象腸管が描出できれば，「腸管の拡張」「腸管壁の肥厚」「腸管運動」の 3 点の評価が重要である．

205

5. 消化管

1 正常解剖

　上行結腸と下行結腸は後腹膜に固定され上下方向に走行している．すなわち，最も右側かつ背側にある腸管が上行結腸であり，最も左側かつ背側にある腸管が下行結腸である．結腸にはハウストラ（結腸隆起）が存在し，これは超音波検査でも縦断像で確認可能である 図1 ．空腸は主に左上腹部〜腹部正中，回腸は右腹部〜下腹部に存在することが多い．

　回腸に比べると空腸は腸管壁が厚く Kerckring 襞が目立つ．回盲部の位置はかなりばらつきが大きく，臍より頭側の場合もあれば上前腸骨棘より尾側にある場合も認められる．虫垂根部もこれに伴い位置が移動するので常に McBurney's point に存在するわけではない．虫垂根部は通常回盲部よりも尾側に認められるので回盲部がメルクマールになる．虫垂先端の位置はかなりバリエーションが大きいが，虫垂根部からいきなり腹側に向かうことは少なく，いったん腸腰筋，外腸骨動静脈などの直前を通過していることが多いので，ここで発見しやすい．

　腸管壁の厚さは腸管の拡張の程度により左右されるが，正常小腸においては3 mm 以下である．大腸も通常は同様に3 mm 以下とされるが，収縮時には6〜8 mm の厚さになることが報告されており計測時には注意が必要である．腸管壁は超音波上5層の白黒の縞模様として描出される 図2-1 ．最も内側の層は高エコーであり，粘膜表面，つまり粘膜と腸管内容物の境界を示している．内側から2番目の低エコー層は粘膜深層（粘膜筋板）である．虫垂においては組織学的な差異のためかこの低エコー層を「粘膜層」として記載している文献が多い 図2-2 ．3番目の高エコー層は粘膜下層に相当する．この高エコー層は最も観察しやすく，この層の破綻が腸疾患の重症度を表す指標となるので重要である．次の低エコー層は固有筋層であり，最外層は高エコーの漿膜層となる[1,2]．

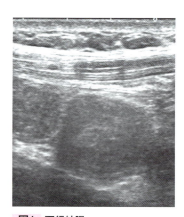
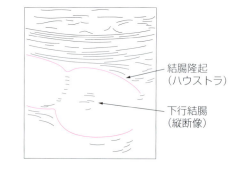

図1　下行結腸

2 操作と画像の描出

　まずは急性腹症に対する POCUS の一環として消化管スクリーニングを行う場合を想定して記載する．腹痛，特に体性痛を訴える患者においてはプローブによる圧迫が苦痛に感じられるかもしれないため，十分な鎮痛後に施行するのが望ましい．

　最初に3.5〜5 MHz のコンベックスプローブを用い，腹部全体の走査を行う．肝胆道系や腎臓，腹部大動脈の観察については他項を参考にされたい．大動脈の観察時に心窩部において上腸間膜動

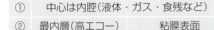
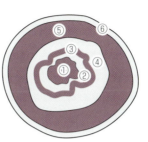
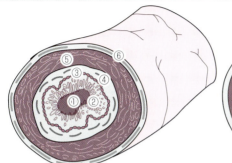

図2-1 腸管壁の層構造

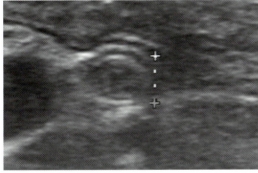
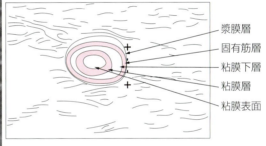

図2-2 正常虫垂

脈の血流を確認しておくとよい．同動脈の閉塞は動脈起始部より3～10 cmに生じやすいとされており，できるだけ末梢まで観察する．また，FASTの要領で腹水の有無を確認しておく．引き続き腸管の観察を行う．まずは最も右外側・背側を上下方向に走行する上行結腸を確認する．次に左側で同様に下行結腸を確認し，両結腸に挟まれた腸管全体の様子を大まかに確認する．腸閉塞患者ではこの段階で小腸の拡張が即座に認められる．拡張が強い場合にはコンベックスプローブのまま腸管径の計測を行っておく．次に7～12 MHzのリニアプローブに持ち替え腸管の詳細な観察・評価を行う．プローブを回転させ，腸管の横断像，長軸像を描出する．プローブで観察部を強く圧迫することにより，腸管ガスおよび腸管そのものを避けることができ，対象腸管の描出能を改善する[1]．可能な範囲で空腸からS状結腸まで描出し，それぞれの腸管において腸管拡張の程度，腸管壁肥厚の程度，腸管蠕動の3点について評価を行う．

　次に虫垂炎疑いの患者について述べる．最初にコンベックスプローブを用い，骨盤内の観察を重点的に行う．腹水の有無を確認し，さらに女性においては子宮・子宮付属器の観察を行う．骨盤内の観察後はいったん鼠径部に近いところで腸骨，腸骨筋，大腰筋，外腸骨動静脈などの虫垂発見の

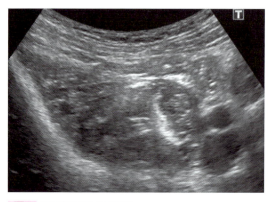 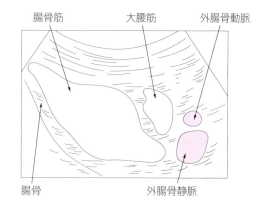

図3 鼠径部に近い下腹部

メルクマールとなる構造を確認しておくことを推奨する 図3 ．これらを目印に頭側にプローブを水平移動させ，盲腸，上行結腸を確認し，リニアプローブに持ち変える．盲腸付近でプローブによる圧迫を行い，回腸を避け盲腸付近の腸管ガスを追い出すことで回盲部を確認する．虫垂は通常回盲部よりも尾側の後腹膜前方に存在するので，先に確認しておいた腸骨筋，大腰筋，外腸骨動静脈の直前で虫垂を探すと良い．盲腸からの連続性を探してもよい 図4-1 図4-2 ．このようにリニアプローブによる圧迫を利用し虫垂を探す graded compression sonography と呼ばれる方法が一般的であるが，これで発見できない場合には以下の3つの方法が虫垂の描出を改善すると報告されているので試してみるとよい．

1) Posterior manual compression technique

右下腹部前方からのプローブの圧迫に加えて後方からも用手的な圧迫を行う．つまり右腰部を左手で前方に向けて圧迫することで右下腹部の腸管を移動させる．

2) **体位変換**

左右に体位を変えてみることも有用で，特に左斜側臥位にすることで盲腸が腹部中央に移動し盲腸後面にある虫垂を発見しやすくなるという報告がある．

3) 排尿

膀胱が緊満している場合には排尿後の方が虫垂を描出しやすいという報告もある．

虫垂は正常であれば約5mm前後の太さで，プローブによる圧迫で若干潰すことのできる管状の構造物である．正常虫垂では腸管壁同様の層構造も認められ，内腔に高エコーのガスを含んでいることが多い．虫垂と思われる構造物を見つけたら，プローブをそのまま動かさずにしばらく観察する．蠕動運動が認められなければ虫垂の可能性が高いが，虫垂と血管を見誤る場合もありえるため，迷う場合にはカラードプラエコーを施行して血管を除外する．盲腸との連続性や虫垂先端の盲端を確認できれば確実に虫垂である．横断像・縦断像を観察し，虫垂の径を測定しておく[5]．

なお，虫垂炎疑いに対する超音波検査で虫垂を発見できなかったケースの22%においてCTで虫垂炎が確認されたという報告がある[3]．この結果は検査者の技量や患者の体型など様々な要因で異なる値となることが予想されるが，正常な虫垂を発見できない場合は安易に「エコーで腫れた虫垂は見えないから異常なし」と判断すべきではない．

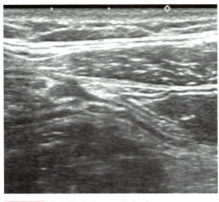

図4-1 大腰筋前方の正常虫垂

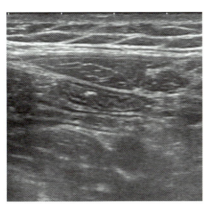

図4-2 外腸骨動静脈直前の正常虫垂（図4-1とは別の症例）

3 疾患・病態別の解説

■腸閉塞

　POCUSにより小腸に腸管拡張が認められれば腸閉塞を疑うきっかけとなる[6]．腸管径のカットオフ値は報告により異なるが2〜3 cmを境界領域とし，2 cm以下は概ね正常，3 cm以上は病的として捉えるとよいだろう 図5-1 ．大腸であれば6 cm以上を拡張とするのが一般的であるため，観察している腸管が小腸であることを確認する必要がある．上行結腸，下行結腸は観察位置と走行で決定することができ，これらとの連続性からS状結腸，横行結腸もある程度は追跡可能である．ハウストラやKerckring襞の存在などから大腸と小腸を鑑別できることもあるが 図5-2 ，描出が不明瞭な場合は判断が難しいこともある．

　腸管拡張をきたす病態は，癒着などによる単純型小腸閉塞（small bowel obstruction），小腸閉塞に血行障害を伴う絞扼性腸閉塞（strangulation obstruction），大腸癌が主たる原因となる大腸閉塞（large bowel obstruction），腸管運動の低下による麻痺性イレウス（adynamic ileus）の4パターンがある．これらの病態をエコーで推定するためにはPOCUSで得られた所見を 表1 と照らし合わせて考えるとよいだろう．

　小腸の吻側が拡張し肛側が拡張していなければ小腸閉塞を疑う．小腸閉塞において，拡張腸管内容物の沈殿を伴う腸管運動の減弱があり，早期から腸管壁肥厚が目立つようであれば絞扼性腸閉塞

5. 消化管

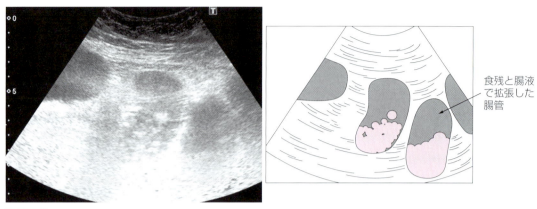

図5-1 癒着性腸閉塞

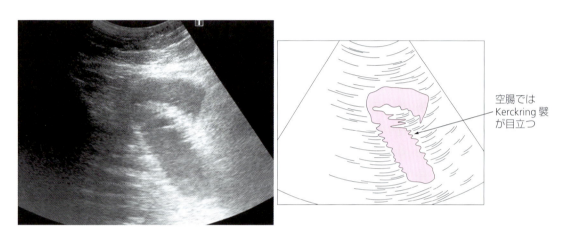

図5-2 癒着性腸閉塞

表1 腸閉塞の鑑別

	腸管拡張	腸管壁	腸管運動	腹水
単純型小腸閉塞	小腸の一部	長時間経過すれば肥厚してくる	亢進（長時間経過すれば低下）	±
大腸閉塞（多くは大腸癌）	全小腸～大腸の一部			
絞扼型腸閉塞	小腸の一部	比較的短時間で肥厚 Kerckring襞の消失	低下	++
麻痺性イレウス	全腸管	shock bowelなど原因によっては肥厚	低下	±

の可能性が高い．絞扼性腸閉塞の画像所見として腹水貯留は有名であるが，単純型小腸閉塞でも多くの症例で少量の腹水は認められる．絞扼性腸閉塞では腹水の量が急激に増加することが特徴である[7,8]．小腸から大腸にかけて広範な拡張がある場合には大腸閉塞か麻痺性イレウスが疑われる[9]．これらは大腸に閉塞部位が確認できれば大腸閉塞，全般的な腸管運動の低下があれば麻痺性イレウスと推定可能である．麻痺性イレウスは大手術後や，多発外傷，敗血症などの集中治療患者に見られ，広範な腸管運動の低下が特徴である．ショック由来の腸管麻痺の場合には小腸を中心に腸管壁の肥厚を伴うこともありshock bowelと呼ばれる　図6-1　図6-2　．

腸閉塞を画像のみで鑑別することは限界が指摘されており，臨床経過や身体所見，採血所見など

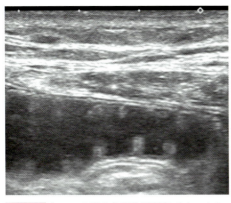

図6-1 ショック後の麻痺性腸閉塞（shock bowel）

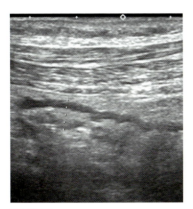
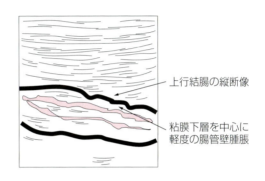

図6-2 ショック後の麻痺性腸閉塞（shock bowel）

と合わせて総合的に判断することが必要となるが，POCUSにより素早く病態の推定ができることは大きな武器となる．なお麻痺性イレウスなどの病態においては連日消化管POCUSを施行し腸管拡張の程度，蠕動運動の改善を評価することで，経口摂取の開始時期，栄養投与量，消化管運動改善薬の使用などの臨床判断に役立つことも期待できる．つまり，診断だけではなく「消化管モニタリング」としてのPOCUSの利用が可能であると考えている．

さらに，腸閉塞を中心に述べたが，このように腸管全体をスクリーニングし各部位における腸管拡張，腸管壁肥厚，腸管運動を評価することにより，各種の腸炎の鑑別や重症度把握に役立つことも報告されている．例えば急性腸炎において回盲部から上行結腸に壁肥厚が目立てば細菌性腸炎の可能性が疑われ，高齢者の腹痛で下行結腸に壁肥厚が目立てば虚血性腸炎を疑うことができる．

■急性虫垂炎

A．虫垂腫大

まずは虫垂の腫大を確認する．虫垂径 6〜7 mm 以上を境界領域とし，6 mm 未満は正常，7 mm 以上は腫大として評価するのがよい **図7-1** ．計測における注意点として，正常虫垂では多くの場合，内腔にガスが含まれており，このガスが多いと虫垂径が 7 mm を超えてしまうこともある．超音波で観察し内腔に強い高エコーのガスを含んでいる場合には計測に注意が必要である．圧迫でガスの影響を排除できなければ虫垂径ではなく虫垂壁の測定で代用することを推奨する報告もある．

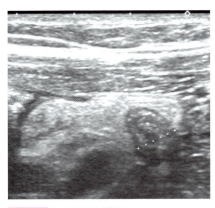 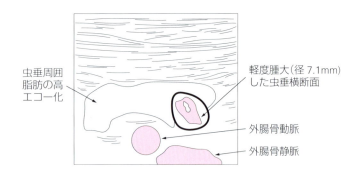

図7-1 カタル性虫垂炎

この場合は壁の厚さ3mm以上を陽性とする．なお，虫垂炎においては虫垂内腔のガスがほとんど見られないことも所見の一つである．

B．虫垂の硬さの変化

エコーで圧迫したときの虫垂の変化を見る．正常虫垂では圧迫によりわずかに潰されるが虫垂炎では潰されなくなる．

C．層構造の変化

炎症による虫垂壁の浮腫と内腔への液体貯留が生ずることからか，低エコー，高エコー，低エコーの3層構造として報告されることが多い．このうち最も重要なのは高エコーの粘膜下層である．炎症が進むとこの高エコー層が不整となり，最終的には破綻するので虫垂炎の重症度判定に有用である[10]．図7-2 図7-3．

D．糞石

糞石は急性虫垂炎の30％程度に存在するといわれ，超音波検査では虫垂内腔のacoustic shadowを伴う高エコー像として認められる．糞石は虫垂炎を強く疑う所見であるが，正常虫垂にも糞石を認めるという報告もあるため，他の所見と合わせて総合的に判断すべきである．

E．Sonographic McBurney's sign

胆嚢炎におけるsonographic Murphy's signほど有名ではないが，考え方は同じである．描出できた虫垂を直接圧迫し，圧痛を確認する方法である．プローブごと圧迫する方法が紹介されることが多いようだが，圧迫する幅が広くなってしまう．著者はエコー下穿刺の要領で示指1本を用い腹壁から虫垂をピンポイントで圧迫し，圧痛の最強点に一致するかどうかを確認している．

F．その他

その他，虫垂周囲の脂肪織の高エコー化，虫垂周囲の液体貯留，虫垂壁の充血（ドプラエコーでの確認）などが虫垂炎を疑う参考所見として挙げられる[5]．図7-1 図7-2 図7-3．

最後に

本稿では消化管POCUSとして腸閉塞と虫垂炎を中心に述べたが，急性腹症に対する利用を考えた場合は，他のPOCUSの手技と併用して行うことを想定している．

重篤な急性腹症の場合には，来院後に全身状態の安定化を行い早急にCT検査を施行することが一般的であろう．この場合はCT検査に移動するまでの時間，つまり他のスタッフがバイタルを測

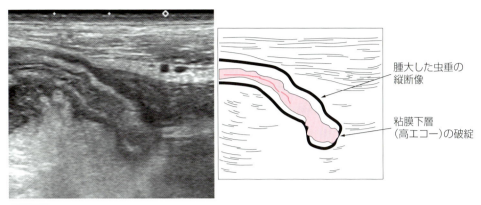

図7-2 壊疽性虫垂炎

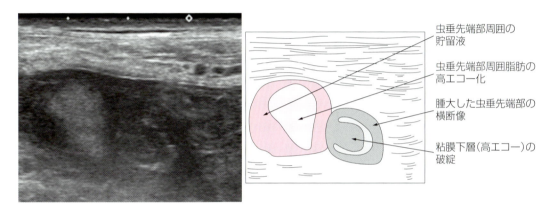

図7-3 壊疽性虫垂炎

定し採血や末梢静脈路確保に費やしている時間がPOCUSの出番と考えている．RUSHや肺エコーで全身状態の安定化に必要な情報を集め，その後に消化管POCUSを含む腹部エコー手技により腹部の病態の推定ができれば，CT施行前の早い段階で診療の戦略を決定することができる．

より安定した軽症な急性腹症においては，腹部エコーで十分に観察できればCT検査を省略することが可能な場合もある．よって，急性腹症においては軽症から重症まで全例においてPOCUSをまず施行することが有用であると考えている．

虫垂炎に対するPOCUSに限定すると，その難易度から多少方針は異なると考えられる．肥満体型の成人症例では腹腔内脂肪のため単純CT検査でも非常に明瞭に虫垂が描出される．このような場合は超音波検査では観察が難しいこともあり，最初からCT検査を考慮してもよいかもしれない．痩せた体型の患者では造影CT検査でも虫垂の確認が難しい場合があり，むしろ超音波検査において観察が容易であるためPOCUSの良い適応である．また，医療被曝を少しでも避けたいという観点からは妊婦や小児症例はまずPOCUSを第一選択にすべきであろう．特に小児は体型的にも超音波検査が容易であり，症例によっては造影CT検査よりも明瞭に描出可能であるので，ぜひ挑戦してみていただきたい．

■文献

1) Wilson SR. The Gastrointestinal Tract. In: Rumack CM, et al, editors. Diagnostic ultrasound. 5th ed. Philadelphia: Elsevier Health Sciences; 2017. p.256-309.

2) Muradali D, Goldberg DR. US of gastrointestinal tract disease. Radiographics. 2015; 35: 50-68.

3) Alter SM, Walsh B, Lenehan PJ, et al. Ultrasound for diagnosis of appendicitis in a community hospital emergency department has a high rate of nondiagnostic studies. J Emerg Med. 2017; 52 (6): 833-8.

4) Mittal MK, Dayan PS, Macias CG, et al. Performance of ultrasound in the diagnosis of appendicitis in children in a multicenter cohort. Acad Emerg Med. 2013; 20: 697-702.

5) Quigley AJ, Stafrace S. Ultrasound assessment of acute appendicitis in paediatric patients: methodology and pictorial overview of findings seen. Insights Imaging. 2013; 4 (6): 741-51.

6) Jang TB, Schindler D, and Kaji AH. Bedside ultrasonography for the detection of small bowel obstruction in the emergency department. Emerg Med J. 2011; 28: 676-8.

7) 鈴木修司，原田信比古，林　恒男，他．絞扼性イレウスにおける超音波検査の有用性と問題点．日腹部救急医会誌．2004; 24: 1009-13.

8) 山田和彦，松元仁久，吉嶺　巡，他．癒着性腸閉塞症の超音波による重症度分類と治療方針の決定．日臨外会誌．1993; 54: 2735-42.

9) Frager DH, Baer JW, Rothpearl A, et al. Distinction between postoperative ileus and mechanical small bowel obstruction: value of CT compared with clinical and other radiographic findings. AJR Am J Roentgenol. 1995; 164: 891-4.

10) 伊神　剛，山口晃弘，磯谷正敏，他．虫垂炎の超音波所見と組織学的所見の比較検討．日消外会誌．1999; 32: 825-9.

〈大西新介〉

第 Ⅵ 章　腹部

6 ▶ 小児腹部

要旨

① 小児の超音波では「いかにリラックスさせるか」が鍵である.
② 小児の腹痛では，年齢によって想起すべき鑑別疾患が違う.
③ 腸重積症に対しては，診断から非観血的治療まで超音波が使える.
④ 適応と限界を知れば，小児の腹部領域での POCUS は非常に有用である.

　緊急で救急外来を受診する小児のうち，腹痛を主訴とする患児は約 5％と言われる．ある単一施設の研究では，救急外来を受診する小児の急性腹症の原因として，急性虫垂炎が最多であり，腹部外傷，鼠径ヘルニア嵌頓，腸重積症がそれに続いていた [1]．また，**表1** に示したように腹痛の原因疾患は年齢ごとに異なり，成人と比べると消化管疾患が多いことに留意する必要がある [2]．

　北米では 2009 年に成人救急医に対する POCUS の教育ガイドラインが発表された後，2013 年に小児救急フェローのための教育ガイドラインが発表され，その中で小児の救急超音波の適応やフェローシップの教育プログラムが示された [3]．各ガイドラインにも記載があるが，小児患者に対する腹部の POCUS は，他の画像検査と比べて侵襲が少なく，放射線被曝を避けるという点で有用であることは間違いない.

　本稿では，救急外来において比較的頻度が高いと思われる疾患を中心に，小児腹部の POCUS について解説する.

表1　小児の腹痛の鑑別疾患

年齢を横軸，腹部内外を縦軸として，見逃すと致死的な原因疾患，予後不良な原因疾患をまとめた．これらの疾患を想起しつつ，病歴聴取や解剖学的なアプローチを行うことで鑑別をさらに絞っていく.

	幼児期	学童期	思春期
腹部内	外傷（身体的虐待を含む） 腸重積 鼠径ヘルニア嵌頓 虫垂炎 中腸軸捻転　など	外傷（身体的虐待を含む） 虫垂炎　など	外傷（身体的虐待を含む） 虫垂炎 胆管炎・膵炎 子宮外妊娠 腹腔内膿瘍 卵巣茎捻転　など
腹部外	心筋炎・心膜炎 中毒 DKA　など	心筋炎・心膜炎 中毒 DKA　など	心筋炎・心膜炎 中毒 DKA 精巣捻転　など

DKA: diabetic ketoacidosis（糖尿病ケトアシドーシス）

6. 小児腹部

❶ 正常解剖

臓器の位置異常を伴う先天奇形を除けば，腹部の解剖は成人と同様である．成人と比べて小児の腹壁は薄く，筋肉量・脂肪量が少ないため，超音波で観察しやすい[4]．充実臓器の観察がしやすい一方で，疫学的に急性腹症の多くが消化管疾患であるため，啼泣などによる呑気のために容易に腹部膨満となり，観察しづらいときがある．

乳児期は靱帯の固定性が弱い[5]ため，胃内容物の量によって幽門部が容易に移動する．また胃内のガスを圧排し，腹腔内ガスを避けるために右側臥位とすることで，肝臓を音響窓として幽門部が観察しやすくなる．

❷ 走査と画像の描出

プローブ走査については成人の腹部超音波と同様であるが，使用するプローブについて POCUS という観点では主にリニアプローブが推奨されている[4]．筆者は，場合によってはリニアプローブに加えてコンベックスプローブ（乳児であればマイクロコンベックス）も併用して観察している．

成人と異なり，小児患者に対する腹部超音波検査は「いかにリラックスさせるか」が重要である．乳幼児の診察の際，腹部の触診を本格的にはじめる前に，診察者の手全体を小児の腹部に置いたまま気をそらす話をして緊張をとくテクニックがある[6]が，腹部超音波でも身体診察法の応用でリラックスさせる．乳幼児であれば，母の膝の上で臥位姿勢のまま検査を行うのも有用である．幼児より上の年齢では，患児本人と会話をしながら検査を行ってもよい．筆者は，保育園や小学校のこと，年間行事（夏休み，クリスマス），テレビ番組など，どんな小児でも使える普遍的な話題で会話をしながらプローブを走査している．他にも，玩具で遊ばせる，DVD 鑑賞，母と会話してもらうなどの方法で患児をリラックスさせる．使用するゼリーを事前に温めておくこと[4]，あらかじめゼリーを使うことを説明し，できればゼリーの感覚を直接肌で共有しておくことも重要である．

❸ 疾患・病態の解説

■ 腹腔内出血および腹水貯留 ……………………………………………………………………

FAST は，外傷初期診療において，ショックの原因となる血胸，腹腔内出血，心嚢液貯留を検索するのが目的である．成人のショックを迅速に評価するための RUSH exam の一部にも取り上げられており[7]，必ずしも外傷患者のみで実施するものではない．

FAST の有用性について，Fox らの報告によると，小児患者に対する感度は 52％にとどまるものの特異度は 96％と高い結果であった[8]．小児の鈍的腹部外傷に対する腹部超音波についてもメタ分析でも，感度は 80％と限界はあるものの，特異度は 96％と高い結果であり，外傷初期診療では小児患児にも有用であるとされている[9]．成人の外傷初期診療においては FAST 導入により手術までの時間短縮，入院期間の短縮，医療費削減に関連があったとされている[10]が，Holmes らにより報告された鈍的腹部外傷の小児における RCT では，腹部外傷患者に対してルーチンの FAST は支持されないという結果であった[11]．単一施設での研究であり，限界もあるのは事実だが，検査前確率の低い患者の方針決定には有効であるとも考察されており，病歴や身体診察を含めた患者情報も考慮して小児外傷患者における FAST の適応を判断すべきであろう．

【評価方法】
　コンベックスまたはセクタプローブを使用し，心窩部，Morrison窩，脾周囲，骨盤内の4か所を中心に観察し，胸部外傷の場合には肋間から大量血胸の検索を行う．

1）心窩部　図1A
　心嚢液の貯留があれば異常である．

2）Morrison窩　図1B
　右上腹部では，液体はまずMorrison窩に貯留し，過剰になると右傍結腸溝に沿って骨盤内へと下降する．したがって，肝臓と腎臓の間（Morrison窩），腎周囲にecho free spaceがないかを確認する．肝臓をウインドウにすると良い．外傷の場合，200〜500 mL以上の出血があれば陽性になるとされている．腎臓下極周囲まで観察する．

3）脾周囲
　左上腹部では，液体はまず脾と左横隔膜の間に貯留し，脾腎間へ移動して，その後左傍結腸溝に沿って骨盤内へと下降する．したがって，脾腎間に加え左横隔膜下までecho free spaceがないかを確認する．脾臓をウインドウにすると良い．右上腹部よりも後上方からの走査を意識すると描出しやすい．さらに腎臓下極周囲まで観察する．

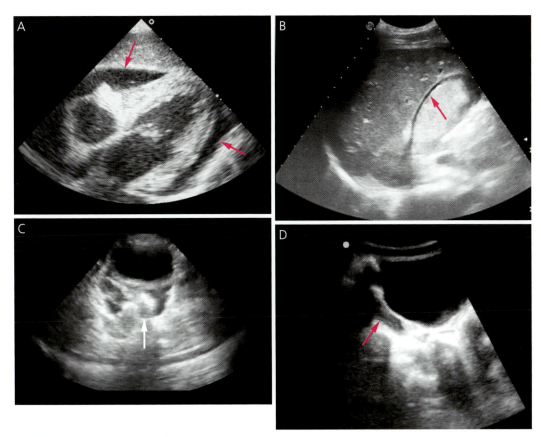

図1　FASTの超音波所見（矢印：echo free space）
A．心窩部：心臓周囲に心嚢液の貯留を認める（FAST陽性）．
B．Morrison窩：肝腎間にecho free spaceを認める（FAST陽性）．
C．骨盤内（短軸）：膀胱直腸窩にecho free spaceを認める（FAST陽性）．
D．骨盤内（長軸）：膀胱直腸窩にecho free spaceを認める（FAST陽性）．

4）骨盤内　図1CD

膀胱直腸窩・Douglas窩にecho free spaceがないかを確認する．膀胱に尿が満たされていない場合には評価が難しいことがある．必ず短軸，長軸の両走査を行い，扇走査で観察する．

■腸重積症

口側腸管が肛門側腸管に引き込まれ，腸管壁が重なり合った状態が腸重積であり，腸重積によって引き起こされる腸閉塞が腸重積症である．腸重積症は2歳未満に多く，嘔吐，間欠的腹痛（啼泣），不機嫌，意識障害，血便などの症状により腸重積症を疑われた患児に腹部超音波を実施する．3徴候と言われる間欠的腹痛（啼泣），嘔吐，血便が全て揃うのは15〜20％であると言われる．

腸重積症の超音波診断に関しては，1990年代から多数報告があり，感度，特異度ともに90％以上と高く，超音波検査はその診断の第一選択である．POCUSという観点では，Rieraらにより2012年に小児救急医による超音波診断の有用性が報告された．彼らの報告によると，消化管超音波経験のない小児救急医が集中的なトレーニングを受けた後，腸重積症を疑われた患者への超音波診断を実施し，感度85％，特異度97％であった．

【評価方法】

腸重積症を疑われる患児は不機嫌で暴れていることが多く，できるだけ気をそらせる工夫が必要であり，先に述べた母の膝の上で行うなどの工夫が必要である[4]．使用するプローブは主にリニアプローブだが，全体像を把握するためにコンベックスプローブも併用する．

腸重積症の90％以上が回腸結腸型であり，多くは右側腹部から右上腹部にかけて重積した腸管を認める．まれに結腸結腸型や，先進部がS状結腸まで達することがあるため，腹部全体をくまなく丁寧に検索していく．走査方法として，上行結腸，横行結腸，下行結腸に沿ってプローブをスライドさせる方法[12] 図2A や，芝刈り機のように上下にプローブをスライドさせる方法[13] 図2B がある．筆者は前者を使用している．

短軸像としてtarget sign, doughnut signを描出することが診断の基本 図3A である．腸間膜の嵌入が，crescent-in-doughnut signとして描出されることもある．短軸像だけでは，腸炎など

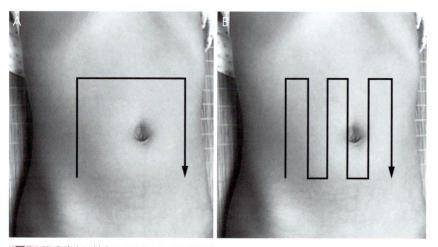

図2　腸重積症に対するPOCUSでの評価法
A．上行結腸，横行結腸，下行結腸に沿ってプローブをスライドさせる方法
B．上下にプローブをスライドさせる方法

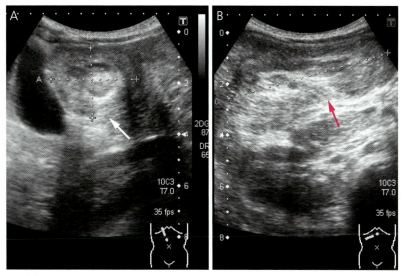

図3 腸重積症の超音波所見
A. 短軸像：腸重積症に特有の target sign がみられる（矢印）．
B. 長軸像：腸重積症に特有の pseudokidney sign がみられる（矢印）．

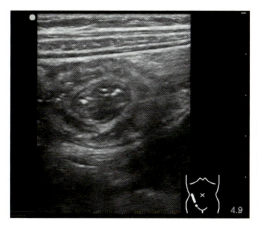

図4 回腸末端炎の超音波所見
4歳女児　発熱4日目，間欠的腹痛，頻回の嘔吐で救急外来を受診した．回盲部に腸管重積像にもみえる超音波所見を認めたが，pseudokidney sign は明らかでなかった．外科医と所見を共有の上で，慎重に外来フォローを継続した．結果的に，診断はエルシニア腸炎であった．

で肥厚した腸管像を腸重積症と誤診する可能性も示唆されている　図4　ため，必ず pseudokidney sign　図3B　と呼ばれる長軸像を同時に確認する．また，周囲に腹水がないか，層構造が明瞭か，重積腸管の血流が保たれているか，重積部の液体貯留（trapped fluid collection）がないか，病的先進部がないかまで評価できると良い[14]．それぞれの項目が腸重積症の重症度と相関するという報告が散見するが，確定的ではないのが現状である．したがって，以上の超音波所見をもって小児科医や外科医と重症度を共有し，患児の治療方針を決定すべきである．

【超音波ガイド下整復】

　超音波ガイド下整復については，1980年代から報告が散見される．最大の利点は被曝がないことであり，整復時間や整復回数に制限がない．また，透視室に限らず救急外来でも実施できること，整復時に病的先進部を同定できる可能性があることも利点の一つである．一方で，プローブで重積の先進部をリアルタイムに描出する必要があるため技術と経験が必要であり，注腸整復を担当する医師と，超音波で先進部を描出する医師の最低2名で行う必要があるという欠点もある．X線透視

下整復と，超音波ガイド下整復で整復率を比較検討した研究はないが，超音波ガイド下整復では整復率が高い報告が多い．理由としては，整復時間や整復回数の制限がなく整復を繰り返し実施できることや delayed repeat enema を行っていることが挙げられる．現時点では，施設による医療環境の違い，習熟している医師の存在などを考慮し，施設ごとで慣れた方法が望ましいとされている[14]．

＊delayed repeat enema（DRE）とは

　非観血的整復が不成功であった場合，初回の整復が成功しなくても一定の時間をおいて再度非観血的整復を行うこと．初回整復が不成功であった症例のうち，50〜85.7% が DRE により整復されたとの報告がある．患児の全身状態が安定しており，初回の整復で先進部が部分的に移動（partial reduction）した症例がその適応となるが，DRE をどのタイミングで何回まで行うのかの明確なコンセンサスはない．DRE は非観血的整復の成功率を上げるとの報告が多く，患児にとってメリットがある治療方針ではあるが，一般的に外科的対応が可能な施設で行うことが望ましい[14]．

　ガイドライン上では静脈鎮静下で行うべきかどうかのコンセンサスは得られていないため，本稿では静脈鎮静の方法については割愛する．整復処置は痛みを伴う処置であり，適切なモニタリングと気道呼吸管理を行う人員さえ確保できていれば，筆者は鎮静下で処置を行うべきと考えている．

＜方法[5]＞

① 24G バルーンカテーテルをイリゲーターに接続し生理食塩水をイリゲーターに注ぎバルーン先端まで生理食塩水を満たす．

②カテーテルを直腸内に挿入し，バルーン内に生理食塩水を 20 mL 注入する．

③臀部から下腿までを一つの棒のように合わせ，幅の広いテープで強固に固定する（固定が緩徐であれば，患者の体動でバルーンが自然に抜けることがある）．

④リニアプローブを用いて pseudokidney sign を描出する．

⑤ 100 cmH$_2$O 未満の低めの圧（筆者は 50 cmH$_2$O から開始している）で生理食塩水の注入を開始する．注入を開始すると，先進部が生理食塩水に押され徐々に口側へ移動していくが，その先進部を見失わないようにプローブを走査する．

⑥先進部が回盲部でいったん停止すると，円形の腫瘤が描出される（ **図5A** peninsula sign）．徐々に隆起部分がその中央部から落ち込むように口側へ整復される様子が観察できる．

⑦整復後，浮腫状に腫大した回盲弁が観察できる（ **図5B** crab-claw sign）．回盲弁に続く回腸を短軸像で観察すると，回腸の腸管壁が浮腫状に肥厚している（ **図5C** post reduction doughnut sign）．

⑧整復後，下腹部全体を観察すると，回腸内に液体が貯留した腸管ループが多数確認できる（ **図5D** honeycomb sign）．左上腹部に同所見が認められると，上部小腸まで十分に生理食塩水が流入したことを示しており，整復の完了を意味する．

⑨整復完了後，結腸から小腸までを観察し，残存する重積の有無，先進部病変（ポリープ，腫瘍，重複腸管，大腸憩室など）の有無を検索することもできる．

＜実際に行う際のコツ[5]＞

• 6倍希釈ガストログラフィンを用いることで，整復後に腹部臥位単純 X 線検査を行い，整復完了を確認することも可能である．筆者の所属する施設では超音波ガイド下整復を行う際には，6倍希釈ガストログラフィンを使用し，整復完了後に単純 X 線検査で確認している．

• 腸管内に空気がないとアーチファクトが出現せず，超音波による観察が容易なため，バルーンカ

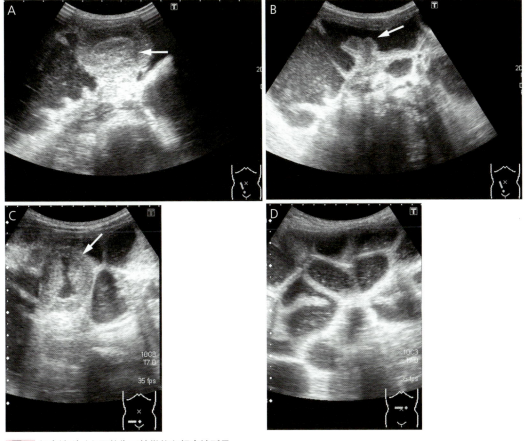

図5 超音波ガイド下整復で特徴的な超音波所見
A. peninsula sign：超音波ガイド下整復の途中過程で，回盲部において先進部が円形に突き出た腫瘤として描出される（矢印）．
B. crab-claw sign：整復後に認められる浮腫状に腫大した回盲弁（矢印）．
C. post reduction doughnut sign：整復後，回盲弁に続く回腸を観察していくと，浮腫状に肥厚した回腸の腸管壁が描出される（矢印）．
D. honeycomb sign：整復後，回腸内に液体が貯留した腸管ループが蜂の巣のように描出される．

テーテル先端まで十分に生理食塩水を満たし，空気の混入を防ぐ．
- 生理食塩水注入の初圧を低く設定することで，整復過程がゆっくりとなり，観察が容易となる．

■ 急性虫垂炎

　急性虫垂炎は学童期以降の急性腹症で最多である．腹痛が先行して発熱，嘔気症状が出現した場合や，右下腹部へ移動する腹痛，踵落とし試験陽性は急性虫垂炎を疑う所見である．下痢の有無で急性虫垂炎を否定できるとは言えないため注意が必要である．2010 年に米国救急医学会から，救急外来における急性虫垂炎の評価と介入に関して clinical policy が発表された[15]．その中で，超音波による急性虫垂炎の診断精度は，感度 78〜100％，特異度 88〜98％と有用性が報告された[15]．Sivitz らは，消化管超音波の経験のない小児救急医 13 名を対象に前向き観察研究を行い，集中的な超音波のトレーニングを受ければ小児救急医でも急性虫垂炎の診断は可能である（感度 85％，特異度 93％）と報告した[16]が，POCUS で虫垂が描出できない場合には，急性虫垂炎を除外するに

十分な根拠とならない．最新のシステマティックレビューでも，虫垂炎を否定するには正常な虫垂の完全描出が必須と結論づけられている[17]．したがって，急性虫垂炎の際の虫垂の位置の頻度を把握しておくことが重要である．文献によってばらつきはあるものの，虫垂の位置は骨盤内と盲腸背側に多いと報告されており[18]，POCUSでは骨盤内と盲腸背側を中心にアプローチすると良い．

【評価方法】

急性虫垂炎診断のための超音波で使用するプローブは主にリニアプローブだが，腸腰筋の同定までは全体像を把握するためにコンベックスプローブも併用する．まず上行結腸外側を同定し，上行結腸のハウストラを描出しながら結腸に沿って盲腸末端までプローブをスライドさせる．腸腰筋と腸骨動静脈を指標にその周囲を精査する[16]　図6 ．

特に腸腰筋周囲を精査する際，プローブによる腹部の圧迫が重要である．腹部の圧迫法であるが，患児の呼気相にあわせてプローブをゆっくりと皮膚に垂直に入れていくとよい　図7 ．患児が数回呼吸を繰り返す間により深くプローブを潜らせていき，その深さを保つようにしながら周囲を精査する．急性虫垂炎は疫学的に年長児に多く，患児の呼吸を調節することは比較的容易である．プローブで徐々に圧迫することで腸管がつぶれ，ガスを避けることができるため虫垂が明瞭に描出されやすくなる（graded compression technique）．

腸腰筋と腸骨動静脈を指標にして周囲を精査していき，骨盤腔内に落ち込むように走る虫垂は

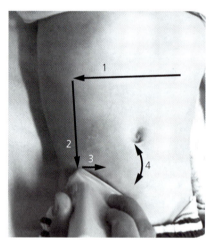

図6 急性虫垂炎に対するPOCUSでの評価法
1　上行結腸外側を同定する．
2　プローブを盲腸末端までスライドさせる．
3　腸腰筋と腸骨動静脈を同定する．
4　上下に振りながら，腸腰筋を超えてプローブを移動させ，周囲に炎症所見を伴った虫垂を同定する．

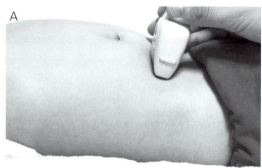
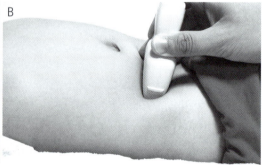

図7 プローブによる腹部の圧迫の仕方
A．圧迫前
B．圧迫後：患児の呼吸に合わせてプローブを深く潜らせていくことで徐々に圧迫する．

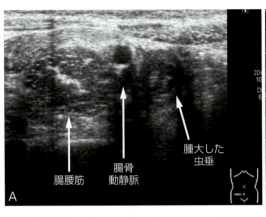 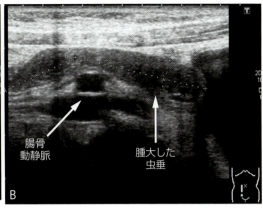

図8 急性虫垂炎の超音波所見（直接的所見）
A．短軸像：腫大した虫垂が腸腰筋と腸骨動静脈を越えて骨盤腔内に落ち込んでいる．
B．長軸像：腫大した虫垂が腸腰筋と腸骨動静脈を越えて骨盤腔内に落ち込んでいる．

表2 虫垂と回腸の見分け方

虫垂	回腸
蠕動運動がない	蠕動運動がある
圧迫でつぶれない	圧迫するとつぶれる
盲端で終わる	盲端で終わらない

図8 のように描出される[16,19]．これが腫大した虫垂を描出する基本像である．盲腸末端・回盲部付近では虫垂と回腸の見分け方が重要であり，表2 を参考に虫垂を同定する．短軸像と長軸像を描出し，虫垂に一致した圧痛（sonographic McBurney's sign）を確認する[19]．虫垂の最大径を計測し，6 mm 以上で異常とするのが一般的である．

層構造や血流を評価し，間接的所見として周囲の液体貯留，糞石，周囲脂肪組織の炎症所見の有無を確認する[19]　図9．急性虫垂炎が強く疑われれば，可及的速やかに外科医に相談するのが原則となる．

ある研究では急性虫垂炎の診断が遅れるリスク因子として，前医受診，下痢症状，炎症反応低値が挙げられている[20]．穿孔性虫垂炎であれば虫垂の描出が困難となることは知られており[21]，虫垂炎を疑う病歴や理学所見があるにもかかわらず虫垂が描出できない場合には安易に虫垂炎を否定しないことが重要である．その際には，時間をあけての再評価，CT 検査などの診断学的検査，専門医への相談などを考慮する必要がある．

■肥厚性幽門狭窄症

生後3～5週の患者の嘔吐という主訴で疑う疾患である．男児に多く，第1子に多いという疫学的特徴がある．哺乳後の噴水状嘔吐，頻回の嘔吐（hungry vomiter），オリーブ様腫瘤の触知などの病歴・身体所見を認め，嘔吐が続くと低Cl性代謝性アルカローシス，体重増加不良を呈する．上記のような病歴の生後1か月前後の患児に対しては，肥厚性幽門狭窄症を疑ってPOCUSを実施する．

肥厚性幽門狭窄症に対する超音波診断の有用性については1980年代後半から報告があり，感度・特異度ともに95～100％と高く，診断には超音波検査がスタンダードであった．POCUSとい

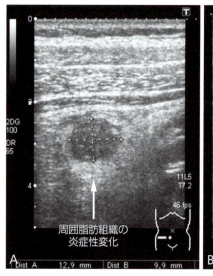 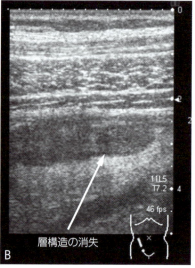

図9 急性虫垂炎の超音波所見（間接的所見）
A．短軸像：周囲脂肪組織の炎症を認める．
B．長軸像：粘膜下層構造が消失している．

う概念が広まるにつれ，Malcom らにより，救急医によって診断された肥厚性幽門狭窄症の症例がまとめて報告され[22]，2013 年の Sivitz らの報告によると，トレーニングを受けた救急医による肥厚性幽門狭窄症の超音波診断の精度は，感度・特異度ともに 100％であり，救急医による正確な診断は可能であると結論づけている[23]．

【評価方法】

主にリニアプローブを使用する．患児を仰臥位とし，プローブを上腹部に横に置く．場合により母の膝の上などで実施する[4]．

幽門を描出するためには，肝臓をウインドウにして観察すると良い．幽門筋の肥厚が描出されれば，幽門筋の厚さ 図10A と幽門管の長さ 図10B を測定する．これらの値のカットオフ値については，文献によりばらつきがあるが，幽門筋の厚さ＞3 mm，幽門管の長さ＞14〜15 mm というのが一般的である[22,23]．胃内の空気で観察が困難な場合 図11A には，右側臥位への体位変換，ミルクなどで胃内を満たすなどの工夫により描出できることがある 図11B ．

■鼠径ヘルニア嵌頓

鼠径ヘルニア嵌頓は，乳児の不機嫌や腹痛の原因として頻度が高く，緊急性も高い．最も問題となるのは，鼠径ヘルニア嵌頓と鼠径部化膿性リンパ節炎，精巣水腫，Nuck 管水腫との鑑別である．鼠径ヘルニア嵌頓であれば，脱出しているヘルニア内容の同定と，脱出臓器の血流障害の有無を評価し[5]，用手整復を行う．なお，鼠径ヘルニアは胎児期に存在した腹膜鞘状突起の遺残とされており，根本的な治療は手術となるため，整復後には小児外科へ紹介する必要がある．

【評価方法】

患者を仰臥位とし，リニアプローブを使用する．皮下組織の観察であるため圧迫は必要としないが，患部が膨隆しているため，ゼリーを多めに付けたり臀部にタオルをいれて体位を調整する必要がある[5]．

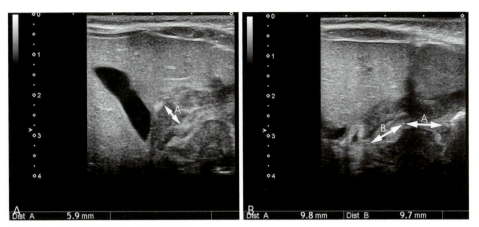

図10 肥厚性幽門狭窄症の超音波所見
A. 幽門筋厚の測定：筋層は low echo である．幽門筋は 5.9mm と肥厚している．
B. 幽門管長の測定：幽門管長は 19.6mm と延長しており異常である．

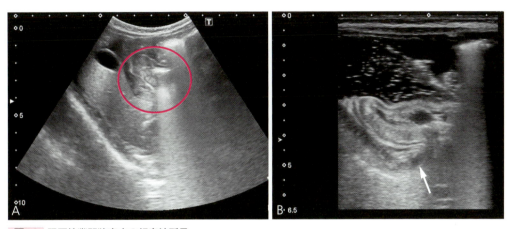

図11 肥厚性幽門狭窄症の超音波所見
A. 胃内の空気によるアーチファクトで，幽門周囲（丸で囲った部分）の観察が困難である．
B. 胃内を液体で満たすと，幽門周囲（矢印）がクリアに描出されることがある．

　脱出臓器として多いのは，腸管 **図12AB** ，卵巣，大網などである．壁の層構造や蠕動運動を注意深く観察することで，腸管であるかどうかは容易に判断できる．腹腔内からの連続性を描出するとさらに信頼度が増す．卵巣滑脱ヘルニア **図12C** の場合，嵌頓をきたすことは少ないが，脱出した卵巣が捻転している場合があるため，脱出した卵巣の腫大の有無，血流信号の有無を観察すべきである．

6. 小児腹部

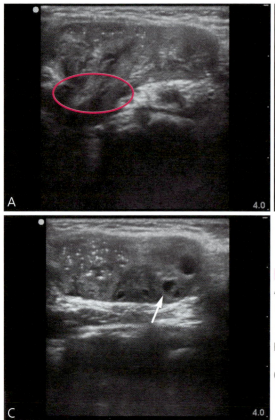
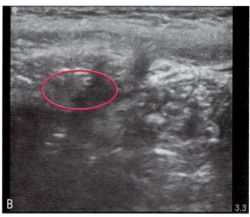

図12 鼠径ヘルニア嵌頓の超音波所見
A. 鼠径ヘルニア嵌頓（腸管脱出）：乳児女児．来院数時間前からの啼泣で救急外来を受診．右鼠径部腫脹を認めた．ヘルニア門（丸で囲った部分）から脱出している腸管を認めた．
B. 用手整復後：ヘルニア門（丸で囲った部分）を同定し，愛護的に用手整復を行い容易に還納された．
C. 鼠径ヘルニア（卵巣滑脱）：乳児女児．すでに卵巣滑脱ヘルニアを指摘されており，来院数時間前からの鼠径部腫脹と不機嫌で救急外来を受診した．腫脹部位にプローブをあてると，脱出臓器に卵胞を認めた（矢印）．

■文献

1) Tseng YC, Lee MS, Chang YJ, et al. Acute abdomen in pediatric patients admitted to the pediatric emergency department. Pediatr Neonatol. 2008; 49 (4): 126-34.
2) 井上信明．小児救急の基本を学ぼう③［症候編］～腹痛のみかた～．レジデントノート．2011; 13 (4): 747-51.
3) Vieira RL, Hsu D, Nagler J, et al. American Academy of Pediatrics. Pediatric emergency medicine fellow training in ultrasound: consensus educational guidelines. Acad Emerg Med. 2013; 20 (3) 300-6.
4) Doniger SJ. Pediatric Emergency critial care and ultrasound. Cambridge University Press; 2013.
5) 金川公夫，河野達夫，編．小児超音波診断のすべて．東京：メジカルビュー社；2015.
6) Bickley LS, Szilagyi PG. ベイツ診察法（第2版）．東京：メディカルサイエンスインターナショナル；2015.
7) Perera P, Mailhot T, Riley D, et al. The RUSH exam: Rapid Ultrasound in SHock in the evaluation of the critically lll. Emerg Med Clin North Am. 2010; 28 (1): 29-56.
8) Fox JC, Boysen M, Gharahbaghian L, et al. Test characteristics of focused assessment of sonography for trauma for clinically significant abdominal free fluid in pediatric blunt abdominal trauma. Acad Emerg Med. 2011; 18 (5): 477-82.
9) Holmes JF, Gladman A, Chang CH. Performance of abdominal ultrasonography in pediatric blunt trauma patients: a meta-analysis. J Pediatr Surg. 2007; 42 (9): 1588-94. Review.
10) Melniker LA, Leibner E, McKenney MG, et al. Randomized controlled clinical trial of point-of-care, limited ultrasonography for trauma in the emergency department: the first sonography outcomes assessment program trial. Ann Emerg Med. 2006; 48 (3): 227-35.
11) Holmes JF, Kelley KM, Wootton-Gorges SL, et al. Effect of abdominal ultrasound on clinical care, outcomes, and resource use among children with blunt torso trauma: A Randomized Clinical Trial.

JAMA. 2017; 317 (22): 2290-6.

12) Riera A, Hsiao AL, Langhan ML, et al. Diagnosis of intussusception by physician novice sonographers in the emergency department. Ann Emerg Med. 2012; 60 (3): 264-8.

13) Doniger SJ, Salmon M, Lewiss RE. Point-of-care ultrasonography for the rapid diagnosis of intussusception: a case series. Pediatr Emerg Care. 2016; 32 (5): 340-2.

14) 日本小児救急医学会, 監修. エビデンスに基づいた小児腸重積症の診療ガイドライン. 東京: へるす出版; 2012.

15) Howell JM, Eddy OL, Lukens TW, et al. American College of Emergency Physicians. Clinical policy: critical issues in the evaluation and management of emergency department patients with suspected appendicitis. Ann Emerg Med. 2010; 55 (1): 71-116.

16) Sivitz AB, Cohen SG, Tejani C. Evaluation of acute appendicitis by pediatric emergency physician sonography. Ann Emerg Med. 2014; 64 (4): 358-64.e4.

17) Benabbas R, Hanna M, Shah J, et al. Diagnostic accuracy of history, physical examination, laboratory tests, and point-of-care ultrasound for pediatric acute appendicitis in the emergency department: a systematic review and meta-analysis. Acad Emerg Med. 2017; 24 (5): 523-51

18) Ahmed I, Asgeirsson KS, Beckingham IJ, et al. The position of the vermiform appendix at laparoscopy. Surg Radiol Anat. 2007; 29 (2): 165-8.

19) Marin JR, Abo AM, Arroyo AC, et al. Pediatric emergency medicine point-of-care ultrasound: summary of the evidence. Crit Ultrasound J. 2016; 8 (1): 16.

20) Choi JY, Ryoo E, Jo JH, et al. Risk factors of delayed diagnosis of acute appendicitis in children: for early detection of acute appendicitis. Korean J Pediatr. 2016; 59 (9): 368-73.

21) Tseng P, Berdahl C, Kearl YL, et al. Does right lower quadrant abdominal ultrasound accurately identify perforation in pediatric acute appendicitis? J Emerg Med. 2016; 50 (4): 638-42.

22) Malcom GE 3rd, Raio CC, Del Rios M, et al. Feasibility of emergency physician diagnosis of hypertrophic pyloric stenosis using point-of-care ultrasound: a multi-center case series. J Emerg Med. 2009; 37 (3): 283-6.

23) Sivitz AB, Tejani C, Cohen SG. Evaluation of hypertrophic pyloric stenosis by pediatric emergency physician sonography. Acad Emerg Med. 2013; 20 (7): 646-51.

〈竹井寛和〉

第 VII 章　血管

1 下肢深部静脈血栓症 〜 2-point ultrasonography

要旨

① 下肢深部静脈血栓症を迅速に検索するためには 2-point ultrasonography が有用.
② 2-point ultrasonography では左右の総大腿静脈と膝窩静脈の合計 4 か所を確認.
③ 観察ポイントは血管内に血栓は見えるか？　圧迫して静脈は完全に潰れるか？　の 2 つ

　急性肺血栓塞栓症（肺塞栓症）は大半が下肢近位の深部静脈血栓症（deep vein thrombosis: DVT）由来の血栓で生じ，閉塞性ショックにより致死的経過をとることがあるため，胸痛，呼吸困難，失神といった症状や，ショックの際の鑑別診断として必ず考慮する.

　下肢 DVT を疑った場合，DVT 用 Wells スコア 表1 [1] でリスク分類し，低リスクであれば血液検査で D-dimer の陰性を確認して否定する. D-dimer が陽性の場合や，高リスクなら下肢静脈エコー検査や造影 CT で血栓を検索する. また，肺塞栓症は血行動態が安定している場合，肺塞栓症用の Wells スコア 表2 [2] や修正 Geneva スコア 表3 [3]，血液検査における D-dimer でリスクを評価し，必要に応じて造影 CT などで確定診断する 図1 [4]. しかし，血行動態が不安定などの理由で造影 CT が撮像できない場合もある. そのような時にはエコー検査が有用となる. すなわち，心エコー検査で右室負荷所見を確認し，下肢静脈エコー検査で静脈血栓を確認することで，間接的ではあるが肺塞栓症を強く疑うことができる.

　通常，下肢静脈血栓をエコーで検索する場合は，大腿から下腿まですべての静脈をスキャンするのが一般的だが，その習得は容易とは言えず，ベテランの検査技師が行っても 10〜15 分を要するのが難点である. これに対し，総大腿静脈と膝窩静脈の 2 か所だけを評価する方法を 2-point ultrasonography（2 ポイントエコー）と呼ぶ. 観察範囲外の血栓は見つけられないが，肺塞栓症を

表1 下肢 DVT の Wells スコア

活動性のある腫瘍（現在治療中，6 か月以内治療歴，緩和ケア）	1
麻痺や最近のギプス固定での下肢安静	1
3 日以上のベッド上安静もしくは手術後 4 週間以内	1
深部静脈に沿った圧痛	1
患肢全体の腫脹	1
下肢径（脛骨粗面より 10 cm 下）の左右差 3 cm 以上	1
患肢の圧痕性浮腫	1
患肢の表在静脈拡張	1
DVT の既往あり	1
他疾患がより疑わしい	−2

合計 2 点以上で高リスクとする
(Wells PS, et al. N Engl J Med. 2003; 349: 1227-35[1] を元に作成)

表2 肺塞栓症の Wells スコア	
肺塞栓以外に疑わしい疾患がない	3
DVT の症状や身体所見あり	3
心拍数＞100回/分	1.5
DVT または肺塞栓症の既往	1.5
4週間以内の長期臥床または手術歴	1.5
癌の治療中	1
喀血	1

合計 5 点以上で高リスクとする（Wells PS, et al. Thromb Haemost. 2000; 83: 416-20[2]）を元に作成）

表3 修正 Geneva スコア	
心拍数＞95回/分	5
心拍数75〜94回/分	3
下肢深部静脈の痛みと片側の下肢浮腫	4
片側の下肢痛	3
DVT または肺塞栓症の既往	3
癌の治療中	2
喀血	2
4週間以内の骨折または手術	2
66歳以上	1

合計 11 点以上を高リスクとする（Le Gal G, et al. Ann Int Med. 2006; 144: 165-71[3]）を元に作成）

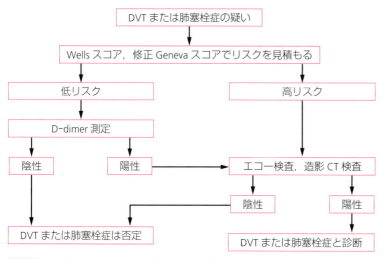

図1 肺塞栓症，DVT を疑った際の診断アルゴリズム
（Wells PS, et al. N Engl J Med. 2003; 349: 1227-35[1]）を元に作成）

きたしうる近位部の血栓のほとんどを数分間程度の時間で指摘でき，習得も容易なことがメリットである．また，下肢 DVT のスクリーニングとしても，時間をあけて繰り返し実施したり，D-dimer 測定と組み合わせたりすることで，下肢全体をスキャンするエコーと同等の精度となることが報告されている[5]．本稿ではこの 2 ポイントエコーの実際について述べる．

1 正常解剖

下肢の主要な静脈を **図2** に示す．深部静脈と平行して同名の動脈があり，エコーで描出する際の重要な指標となる．下腿では一般に 1 本の動脈に 2 本の同名の静脈が伴って走っている．これらの静脈は合流して膝窩静脈となり，内転筋腱裂孔から腹側へ出て浅大腿静脈として上行し，深大腿静脈，大伏在静脈と合流して総大腿静脈となる．

静脈血栓はいずれの血管にも生じうるが，肺塞栓症をきたすほどの血栓は総大腿静脈か膝窩静脈のいずれかを含む範囲で存在することが多い．そこで 2 ポイントエコーではこの 2 か所を観察する．

1. 下肢深部静脈血栓症～2-point ultrasonography

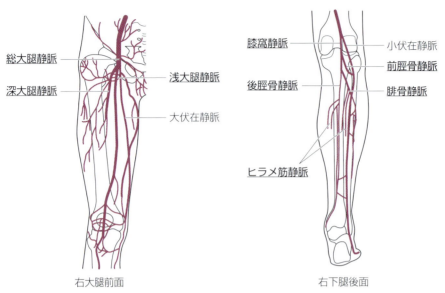

図2 主な下肢静脈
太字下線は深部静脈

❷ 走査と画像の描出

評価にはリニアプローブを使用する．観察するのは両側の総大腿静脈と膝窩静脈の合計4か所である 図3 ．

A．総大腿静脈の描出

患者を仰臥位にさせ，股関節は伸展位かやや外旋させた状態とし，リニアプローブを鼠径靱帯よりやや足側に水平方向にあてて観察する．多くの場合，ほぼ円形の総大腿動脈と横に並ぶようにして楕円形の総大腿静脈が描出される（ 図4 ①）．同部位から足側へプローブをスライドしていくと， 図4 の②③のように血管が分岐していく様子が観察できる．近年の報告では，数％程度の割合で浅大腿静脈や深大腿静脈に単独で血栓が存在するおそれがあるとされている．これらも肺塞栓症の原因になりうるため，可能な限り 図4 ③まで描出するようにしたい[6]．

B．膝窩静脈の描出

仰臥位の患者に膝立てをさせ，下から（背側から）膝窩にリニアプローブをあてて観察する．大腿部では動脈と静脈が横に並んでいることが多いが，膝窩部では縦に並び，画面上側（プローブ側）に静脈が見えることが多い．下からプローブを押し当てる形になるため，描出した時点で静脈が圧排されて虚脱し，動脈しか見つけられないという場合がしばしばある．ゼリーをのせたプローブを「押し当てる」のではなく「当てる」ことを意識して描出する．

C．描出後の観察ポイント 図5 図6

観察部位の静脈を描出したら血管内に血栓を示唆するエコー輝度の高い陰影がないかをまず観察する．ただし，新鮮な血栓の場合は輝度が小さくてわからない場合がある．そこで血管内に異常陰影を認めない場合，プローブで圧をかけ，静脈が完全に虚脱することを確認する．仮に血栓があった場合，圧迫しても静脈は完全に虚脱しない．以上の走査を左右の総大腿静脈および膝窩静脈の合計4か所で行い，いずれにも血栓を認めなければ重症な肺塞栓症を生じる血栓が下肢にある可能性

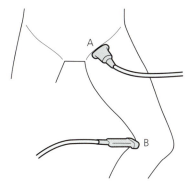

図3 2ポイントエコーの観察部位
A. 総大腿静脈：仰臥位で股関節伸展位または軽度外旋位で観察する．
B. 膝窩静脈：膝立てして下から（背側から）プローブをあてて観察する．患者の状態が許せば腹臥位や座位で観察しても良い．

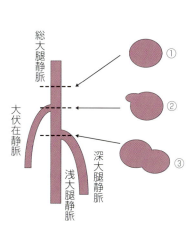
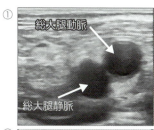
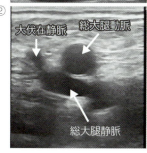
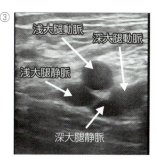

図4 鼠径部（左）の静脈の模式図と実際のエコー画像

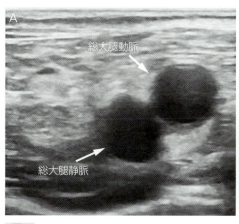
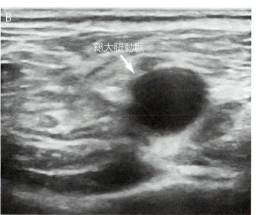

図5 正常大腿静脈のエコー画像
A（非圧迫時）：総大腿動脈と総大腿静脈が平行して見え，内腔に血栓は認めない．
B（圧迫時）：総大腿静脈が完全に虚脱し，総大腿動脈だけが見える．

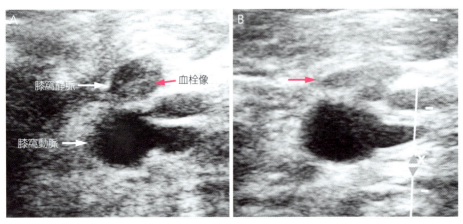

図6　膝窩静脈血栓のエコー画像
A（非圧迫時）：膝窩静脈内に血栓を示す高輝度エコーを認める．
B（圧迫時）：膝窩静脈が完全に虚脱しない（赤矢印）．

は小さくなる．

　なお，血管が同定しにくい場合にはカラードプラを用いてもよい．血流のある部位が動脈であれば拍動性に，静脈であれば持続的にカラーで表示されるため，血管を見つけやすくなる．ただし，血流のうっ滞があれば血栓がなくても血管の内腔とカラーで表示される部分とが完全には一致しないため，カラーの描出程度から血栓の有無を判断することはできない．

■Pitfall とその対策 [7,8]

　2ポイントエコーを活用する上での注意点を以下にまとめた．観察する際に気をつけるべき点のほか，2ポイントエコーが下肢静脈の一部しか見ていないがゆえの注意点もある．結果を拡大解釈しないように気をつけてほしい．

- 2か所の血管（特に膝窩静脈）を正確に描出できておらず血栓を見落とす

　観察すべき2か所の静脈を正確に描出できずに血栓を見落とすことがある．並走する動脈を伴う管状の構造物をしっかりと同定する．

- 圧迫で潰れない静脈を動脈と判断してしまう

　新しい血栓でエコー輝度が小さく，圧迫しても潰れない場合に動脈と誤認するおそれがある．並走する動脈を確認してカラードプラをかけて血流を見たり，プローブをスライドさせて血管の走行を見たりすることで確認する．

- 不十分な圧迫で静脈が虚脱したと誤認し，血栓なしと判断してしまう

　血栓が血管内腔全体を満たすようなものでない場合，プローブの圧迫によりある程度血管がつぶれて見えるため，見落とすおそれがある．通常，静脈内に血栓がなければ圧迫で完全に虚脱するはずであり，しっかり圧迫する．

- リンパ節，動脈などをつぶれない静脈と判断してしまう

　これらの構造物は一見すると静脈とまぎらわしい．リンパ節を血栓で閉塞した静脈と誤認したり，ベーカー嚢胞をプローブで圧迫してもつぶれない静脈と誤認したりすることがある．つぶれない静脈を確認したら，必ずその前後をスキャンするとともに，平行してあるべき動脈との位置関係を再

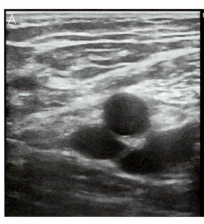
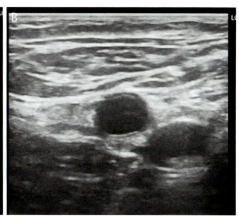

図7 動脈を「つぶれない静脈」と誤認する例
A（非圧迫時）：図4-③再掲
B（圧迫時）：静脈が虚脱して深大腿動脈と浅大腿動脈が平行して見える．プローブを強く当てている認識がないと，一方の動脈を「つぶれない静脈」と誤認するおそれがある．

確認する．リンパ節や囊胞であれば前後のスキャンで管状の構造物ではないことが確認できる．神経であれば，平行しているべき動脈と静脈が観察されるはずである．

　浅大腿静脈と深大腿静脈の分岐部付近では動脈も浅大腿動脈と深大腿動脈に分かれている．この部分を観察中，気付かないうちにプローブで圧迫していると，静脈が虚脱して2本の動脈だけが並んで見えるため，片方をつぶれない静脈と見誤ることがある **図7**．

- 静脈内のエコー輝度上昇を血栓と見誤る

　静脈血流のうっ滞があるとモヤモヤした程度の低エコー領域として描出されることがある．また，静脈弁は高輝度エコーとして描出されることがある．

- 血栓がなくても静脈が完全に虚脱しないことがある

　観察部位よりも中枢側の静脈が腫瘍や血栓で圧迫されているなど静脈圧が高い場合，血管内に何もなくても圧迫で完全に虚脱しない場合がある．

- 2ポイントエコー陰性で下肢静脈血栓症を否定してしまう

　2ポイントエコーはあくまでも直ちに重症な肺塞栓症を生じるような血栓を探すものである．当然，ヒラメ筋静脈や表在静脈だけに存在する血栓は見つけられず，2ポイントエコー陰性をもって下肢静脈血栓症を否定することはできない．これらの評価については従来の下肢全体をスキャンする静脈エコーや造影CTなどが必要である．

- 2ポイントエコー陰性で肺塞栓症を否定してしまう

　肺塞栓症の原因となる血栓は大半が下肢由来であり，2ポイントエコーで指摘できるとされる．しかし，上肢や，中心静脈カテーテルやペースメーカーなどのデバイスから血栓を生じる場合もある．2ポイントエコー陰性のみでは肺塞栓症を否定することはできない．

■文献
1) Wells PS, Anderson DR, Rodger M, et al. Evaluation of D-dimer in the diagnosis of suspected deep-vein thrombosis. N Engl J Med. 2003; 349: 1227-35.
2) Wells PS, Anderson DR, Rodger M, et al. Derivation of a simple clinical model to categorize patients probability of pulmonary embolism: increasing the models utility with the SimpliRED D-dimer. Thromb Haemost. 2000; 83: 416-20.

1. 下肢深部静脈血栓症〜 2-point ultrasonography

3) Le Gal G, Righini M, Roy PM, et al. Prediction of pulmonary embolism in the emergency department: the revised Geneva score. Ann Int Med. 2006; 144: 165-71.

4) Di Nisio M, van Es N, Büller HR. Deep vein thrombosis and pulmonary embolism. Lancet. 2016; 388: 3060-73.

5) Bernardi E, Camporese G, Buller HR, et al. Serial 2-point ultrasonography plus D-dimer vs whole-leg color-coded Doppler ultrasonography for diagnosing suspected symptomatic deep vein thrombosis: a randomized controlled trial. JAMA. 2008; 300: 1653-9.

6) Adhikari S, Zeger W, Thom C, et al. Isolated deep venous thrombosis: implications for 2-point compression ultrasonography of the lower extremity. Ann Emerg Med. 2015; 66: 262-6.

7) Emergency Ultrasound Imaging Criteria Compendium. Ann Emerg Med. 2016; 68: e11-48.

8) Zitek T, Baydoun J, Yepez S, et al. Mistakes and pitfalls associated with two-point compression ultrasound for deep vein thrombosis. West J Emerg Med. 2016; 17: 201-8.

〈入江 仁〉

第 VII 章　血管

2 ── ガイド下血管穿刺

要旨

① エコーガイド下中心静脈穿刺には安全性を立証する質の高いエビデンスがあり，各種ガイドラインで推奨されている．

② とりわけ内頚静脈穿刺では，エコーガイド下穿刺の安全性や成功率の高さから強い推奨となっている．

③ カテーテル挿入時のガイドワイヤーの確認，カテーテル挿入後の気胸の確認を行うことでより安全性が高められる．

④ 末梢静脈路確保困難で末梢挿入中心静脈カテーテル（peripherally inserted central catheter: PICC）挿入する患者にはエコーガイド下血管穿刺が有効である．

1 中心静脈穿刺

　中心静脈穿刺は救急・集中治療領域では必須の手技である．その用途は，大量輸液・輸血・カテコラミン類・完全静脈栄養のための投与経路，末梢静脈路確保困難の場合の投与経路，CRRT（持続的腎代替療法），extracorporeal membrane oxygenation（ECMO: 体外式膜型人工肺）のカニュレーションなど多岐にわたる．しかしながら，中心静脈穿刺には動脈損傷，気胸，血栓形成，不整脈，感染などの合併症があり，そのため救急・集中治療の現場では，全身状態の悪い様々な患者に対して，様々なシチュエーションで安全かつ正確に中心静脈穿刺を行うことが求められる．

　救急領域で行う POCUS は様々な病態の診断や治療の補助にエコーが有用だが，American College of Emergency Physicians（ACEP）が提言するガイドラインでは，習得すべき項目の一つにエコーを用いた「procedural guidance」を挙げている[1]．1990 年代より，エコーガイド下中心静脈カテーテル穿刺は合併症を減らすことが多くの研究で証明されてきた．実際に救急の現場で行われた臨床試験でも，エコーガイド下中心静脈穿刺はランドマーク法と比較して有意に成功率が高く（93.9% vs 78.5%），合併症の発症率が低いこと（4.6% vs 16.9%）が報告された[2]．現在では，エコーガイド下中心静脈穿刺はその安全性の高さから従来のランドマーク法に代わりスタンダードな手技となっている．

　中心静脈穿刺の穿刺部位は内頚静脈，鎖骨下静脈，大腿静脈の 3 つのうちのどれかが選ばれることが多いが，とりわけ内頚静脈穿刺では，エコーガイド下で行うことにより合併症の発生率，初回成功率，穿刺の数などにおいて，ランドマーク法と比較して良い結果を示すことが過去の研究で明らかになっている．残念ながら，鎖骨下静脈や大腿静脈においては，エコーガイド下穿刺を強く推

奨する科学的な根拠は乏しい．実際に，2030例の鎖骨下静脈穿刺を解析したメタ解析では，動脈穿刺および血腫形成の確率はランドマーク法と比較してエコーガイド法では減少を認めたが，全合併症率，初回成功，穿刺回数などは両群で有意差が認められなかった[3]．これは，鎖骨下静脈穿刺ではエコーを用いても穿刺が難しいことや，大腿静脈ではエコーの有無にかかわらず，手技が比較的容易であることに起因しているのかもしれない．欧米の学会から提唱されているガイドラインでも，「リアルタイム」エコーガイド下での内頚静脈穿刺を強く推奨する一方で，鎖骨下静脈や大腿静脈穿刺の場合には推奨度は弱くなっている．本邦では，日本麻酔科学会から中心静脈カテーテル挿入に関するガイドラインが出されているが，エコーガイド下鎖骨下静脈穿刺は熟練者による穿刺のみで高い成功率・低い合併症発生率を示せていることを述べた上で，初学者による安易な穿刺は慎むよう記載している[4]．つまり，エコーガイド下中心静脈穿刺の安全性が叫ばれて久しいが，内頚静脈穿刺だけに確固たるエビデンスが確立しているのである．このような観点から本稿でもエコーガイド下内頚静脈穿刺を中心に述べる．

　エコーガイド下血管穿刺が安全と言われる所以は，ただ単にリアルタイムで針先を確認できるからだけではない．エコーを使用する重要なメリットの一つが，迅速かつ正確に合併症の確認を行える点である．エコーを使っておきながら気胸や誤穿刺の確認をしないなら，全くエコーの利点を活かしきれていない．

　血管穿刺を終えた際には必ずガイドワイヤーの位置を確認することを忘れてはならない．さらに一歩進んで気胸の確認も行えるとなお文句なしである．重大な合併症の一つである気胸を検出する手段として，エコーは胸部X線よりも短時間で正確に判断できたという報告があるが，このメタ解析ではなんと感度と特異度は100％である[5]．また，前述のECMO導入時のカニュレーションに関しては，カニューレの先端位置の確認や下肢血流の確認をエコーで行う方法がある[6]．エコーを用いてリアルタイムで血管を穿刺し，位置を確認し，さらに合併症の有無も診る，というように，ガイド下血管穿刺の際にはエコーは何役もこなすのである．

　この稿では，エコーガイド下中心静脈穿刺の標準的な手技についてまとめる．筆者はなるべく科学的なエビデンスに基づき，「救急・集中治療に従事する医者がベッドサイドで行う超音波手技」という本書の趣旨に沿うような内容を心がけた．

■ 正常解剖

A. 内頚静脈

　内頚静脈はアクセスが容易であり，鎖骨下静脈よりも気胸の合併率が低く，大腿静脈よりも血栓形成の発生率が低いとされている．上肢や内頚静脈の血栓が無症候性の肺塞栓症を引き起こしているとする文献もあるが，実際の臨床では下肢のDVTと異なり自然軽快することが多い．内頚静脈穿刺では，内頚静脈と総頚動脈の位置関係の把握が動脈穿刺を避けるためには不可欠である．エコーガイド下穿刺の際にも，筆者は実際に頚動脈を触知して位置や走行を確認するようにしている．典型的なランドマーク法では，解剖学的な指標や総頚動脈の触知を頼りに穿刺を行う．しかし，2つの血管の位置関係にはバリエーションがあり，ランドマーク法では穿刺が不可能な症例が5.5％存在したという報告がある[7]．また，不可能ではなくとも動脈と静脈がちょうど重なるような位置での穿刺は動脈穿刺のリスクを上昇させる．

　また頚部の位置によっても血管の位置関係は変化する．頚部を穿刺側と反対に回転すると静脈と動脈の重複がより顕著となる一方，静脈径がより拡大すると言われている．エコー所見をもとに頚

部を適正な位置にポジショニングすることが重要である.

B. 鎖骨下静脈

鎖骨下静脈穿刺を選択する利点としては，解剖学的な指標が表在的にわかりやすいこと，患者の苦痛が軽減されること，感染のリスクが低いこと，また総頚動脈と比較すると動脈穿刺による影響が致死的となりにくいことなどが挙げられる．鎖骨下静脈穿刺の際のランドマーク法には，鎖骨の内側 1/3 から胸骨切痕の方向に向けて穿刺するという方法がある．ランドマーク法で穿刺を行う場合，両肩を同じ高さにしてやや後屈させると良い．鎖骨下静脈穿刺の際も Trendelenburg 位をとるが，鎖骨下静脈は周囲の組織に固定されているため，内頚静脈ほど体位による血管径の変化は期待できない．そのため，Trendelenburg 位をとる理由は主に空気塞栓の予防のためである.

C. 大腿静脈

大腿静脈は体外循環を導入する時に選択されることが多い．比較的安全に挿入することができ，解剖学的な指標がはっきりしているためである．大腿静脈は鼠径靱帯，長内転筋，縫工筋からなる大腿三角の中に位置する．大腿静脈と大腿動脈は並走しており，大腿静脈は大腿動脈の内側を走行する.

■ 走査と画像の描出 ……………………………………………………………………|

一般的に，ガイド下血管穿刺の際は 7 MHz 以上の高周波数のリニアプローブを用いる．血管穿刺時のエコーではマーカーの位置が他の領域のエコーと異なる．心臓超音波検査や腹部超音波検査ではスクリーンマーカーは右側，あるいは左側で統一される．しかし，血管穿刺の際には，術者の立ち位置や穿刺部位によって決まる．すなわち，術者の手元の左右と，スクリーン上の左右を一致させるのである（術者の手元の左側の構造物が画面の左側に現れるようにする）．そのため，内頚静脈穿刺のために頭側に立つ場合と大腿静脈穿刺のために尾側に立つ場合でマーカーの位置は相対的に変わる．ガイド下血管穿刺を成功させる鍵は手元の操作と画面の所見をリンクさせること（hand-eye-coordination）にあるので，このような使い方となる．当然，hand-eye-coordination を向上させるためには術者，患者（術野），エコーの配置も重要なファクターであり，一直線上になるのが理想的である．また，穿刺ニードルガイドについては経験年数の浅い術者では初回成功率を上げるが，経験年数によらず動脈穿刺の回数は変わりなかったという報告がある[8]．さらに，ニードルガイドを使用すると微細な動きが取れない点や，角度や断面が限定されてしまう欠点がある．穿刺ニードルガイドの使用には，こだわらなくても良いであろう.

A. 内頚静脈

血管の描出には短軸像と長軸像の 2 通りある．短軸像は，静脈と周囲の組織との位置関係の把握に優れている．しかし，穿刺針を進める際には，走査線に侵入した針の断面しか捉えられず，さらに初学者にはその断面が針先か針の中間かどうかの判断が困難である．対して，長軸像では穿刺針の全長が描出されるので，後壁を貫通するような事態を避けることができる．現在のところ，どちらか一方を推奨するまでの科学的な根拠はない．ただ，短軸像ではカテーテル挿入にかかる時間が短く，初学者での初回成功率が高いことが文献的にもわかっており[9]，経験上も長軸像で常に狭い走査線内に穿刺針を描出し続けるのは非常に難易度が高いと感じる.

動脈と静脈を区別する方法としては，一般的に動脈は拍動しており弾力があり，静脈は拍動性がなくプローブで容易に圧排されることから判断できる **図1AB**．カラードプラを使うことで両者を判断する方法もある **図1C**．心肺停止時や体外循環装置が作動している場合には，判別が困難

2. ガイド下血管穿刺

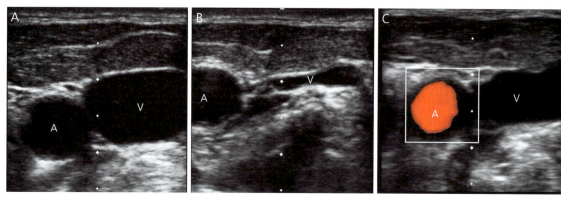

図1 A, B：圧迫による確認法．圧迫され容易に変形する静脈（V）と圧排されない動脈（A）を判別する．
C：カラードプラの拍動とフローにより動脈と静脈を判別する方法．

な場合があるので注意が必要である．

B. 鎖骨下静脈

鎖骨下静脈穿刺には鎖骨下アプローチと鎖骨上アプローチの2通りある．鎖骨上アプローチは気胸の発生率が高いため敬遠されてきたが，近年麻酔科領域ではエコーガイド下での鎖骨上アプローチが神経麻酔の領域で行われるようになった．しかし，救急集中治療領域では鎖骨下アプローチが一般的なので，以下では鎖骨下アプローチについて述べる．

ランドマーク法と同様に鎖骨の内側1/3にエコーを当てる．一般的なリニアプローブでは，操作性が悪いため小型のものがあればより良い．鎖骨下に並走する鎖骨下動静脈を確認する．呼吸性変動の影響を多少なりとも受けるが，拍動性の有無やカラードプラにより静脈と動脈を区別することができる．前述のように，鎖骨下静脈穿刺は内頸静脈穿刺と比較するとエコーガイド法の有効性を示すエビデンスは少ないのが現状であるが，その原因の一つが，エコーでの描出自体が他の部位と比較して難易度が高いためと考えられる．解剖学的な指標の確認が困難な肥満患者などでは，ランドマーク法よりもエコーガイド法の利点を強調する者もいる．

■ ガイド下手技と解説

以下は内頸静脈，鎖骨下静脈，大腿静脈に共通する手技であるが，内頸静脈穿刺を念頭に置いて解説する．

A. 血管の同定

上記の手法を用いて，中心静脈を確認する．一人法で行う場合は，利き手で穿刺やカテーテル挿入操作を行い，非利き手でエコーを把持する．先に述べた方法で，静脈と動脈を同定し，位置関係を把握する．また，この時に中心静脈の血栓閉塞や低形成がないかどうかも確認し，穿刺困難と判断したら他の穿刺部位を考慮する．

次に，穿刺に入る前に血管の走行を確認する．日本麻酔科学会のプラクティカルガイドでは，sweep scan technique と swing scan technique を用いるよう推奨している[4]．Sweep scan technique では，血管の長軸に沿って垂直のままプローブを動かす．常に画面の中央に静脈が描出されるように動かすことで，血管の走行を正しく追うことができる 図2A ．次に行う swing scan technique では，プローブの位置を変えずに扇状に振る 図2B ．ここでも常に画面の中央に静脈を描出することができれば，血管の長軸に対してプローブが垂直であると判断できる．

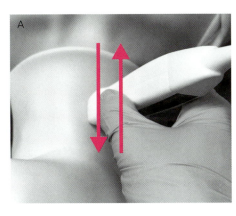
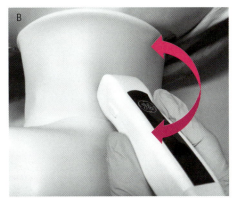
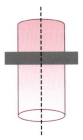
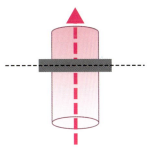

図2 A: Sweep scan technique. 血管の走行に沿ってスキャンし，常に画面中央に血管断面が描出されればプローブの走行方向と血管の走行方向は一致している.
B: Swing scan technique. プローブを同じ面に接触させたまま，扇状に動かす．画面中央に常に血管断面が描出されれば，血管の長軸像に対してプローブは垂直である.
（日本麻酔科学会．安全な中心静脈カテーテル挿入・管理のためのプラクティカルガイド2017. 2017[4]より一部改変）

B．穿刺針の刺入

　穿刺針の挿入にはいくつかの方法があるが，先に述べたように，短軸像で刺入する場合と長軸像で刺入する場合で大きく2通りに分けられる.

　短軸像で穿刺する場合，エコープローブを皮膚に対して垂直に当てて穿刺針を約45度の角度で穿刺する．スクリーン上では，穿刺針は高輝度な点として描出される **図3AB** ．針先を常に描出する方法として「追尾法」と呼ばれるものがある[4]．針先が走査線内に入り，エコー上で確認できたら，プローブを進行方向に少し移動させる．穿刺針を進めると再び走査線内に入ったところでエコー上に現れる．この操作を繰り返すことにより常に針先を描出させることができる.

　長軸像での穿刺は，プローブの走査線を意識して穿刺針の全長が描出されるように針先を進めていく **図3C** ．短軸像では，血管前壁を貫通するときに血管内容量が少ないと後壁まで押し下げられて貫通してしまう可能性があり，誤穿刺の恐れがある．その点，長軸像では後壁を貫通するリスクを減らすことができる．しかし，ニードルガイドを使用しない場合，狭い走査線内で穿刺針を進める技術は熟練が必要である.

　前述のように短軸像の操作は比較的容易だが，確実に針先を描出することが困難である．一方，長軸像では針先を含めた全長を描出することができるが，動脈などの周辺の構造物の把握が困難である．短軸像と長軸像それぞれの弱点を補完する方法としてoblique axisと呼ばれる方法が提案されており，米国のガイドラインにも記載されている．この方法では，穿刺は長軸像と同様にプローブに沿って刺入するが，血管に対して45度の角度でプローブを当てる **図4** ．こうすることによ

2. ガイド下血管穿刺

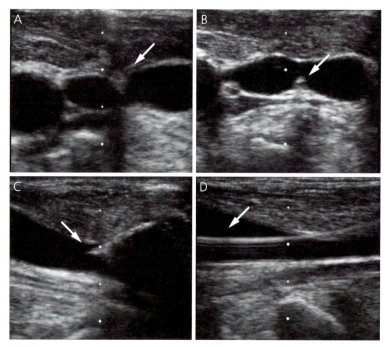

図3 A：短軸像による穿刺方法．穿刺針先端が血管壁を圧迫し，貫通しつつある．
B：血管壁を貫通後．血管内に針が高輝度の点として描出されるが，針先であるかどうかの判断は困難である．
C：長軸像による穿刺方法．針の全長が描出され，針先が血管後壁を貫通していないことが一目でわかる．
D：ガイドワイヤーが目的とする血管内に留置されており，隣接する血管と穿通していないことを確認する．

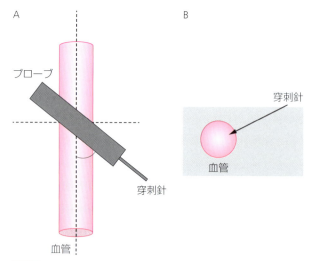

図4 A：血管，プローブ，穿刺針の位置関係．血管に対して斜めにプローブを当て，長軸像と同様に穿刺針を進める．
B：描出されるエコー画像．短軸像と同様に周囲の構造物が把握できる上，針先を常に描出することができる．

って血管の横断面（斜めの断面）と針の全長を両者とも描出させることができ，より安全性が高いとする見方がある．一般的な方法ではないが，参考までに紹介しておく[10,11].

C．ガイドワイヤー・カテーテルの確認

エコーガイド下血管穿刺の際，忘れてはならないのはガイドワイヤーの確認である．ガイドワイヤーが目標とする静脈内に存在することを確認し，さらにガイドワイヤーが心臓に向かって挿入されているかどうかも確認する（鎖骨下静脈穿刺の場合特に重要）　**図3D**．その他，中心静脈に正しく挿入されていることを確認する方法に，生理食塩液をフラッシュし，エアが右心房内に流入することをエコーで確認する方法などがある（この方法では，右房内の乱流を確認するが，心エコーのプローブを用いて別の術者により心窩部アプローチで右房を確認してもらう）．

ここまでが，各種ガイドラインやマニュアルに記載されている基本的な項目であるが，さらに一歩進んで重要な合併症の一つである気胸の有無をエコーで確認するとより良い．気胸のエコーについては別項に詳細が書かれているので，ここでは簡単に述べるにとどめる．気胸を発症すると，正常肺では見られるはずの lung sliding sign が観察できなくなる．血管穿刺後に，同じリニアのプローブを用いて穿刺側で lung sliding sign を確認し，気胸を発症していないことを確かめる．筆者らの施設では気胸の確認は，内頚静脈穿刺の後に，皮膚への固定を行っているときに，清潔野からエコーを引き上げて穿刺側の気胸の有無を確認している．2017 年に行われたメタ解析では，エコーを用いた気胸の診断は感度，得意度ともにほぼ 100％であり，胸部 X 線による診断よりも 58.3 分早く診断できたという報告がある[5].

❷ 末梢動静脈穿刺

エコーガイド下末梢動静脈穿刺については様々な見解がある．末梢動静脈穿刺を困難にする要因に，肥満，浮腫，血管走行異常，血腫形成，拍動触知困難などがある．このような困難症例では，エコーが有用であるという考えがある．しかし，エコーガイド下での末梢動脈，末梢静脈いずれも初回穿刺成功率，穿刺回数，患者満足度などを調べた研究では異なる結果が出ており，一致した見解は得られていない．末梢動脈穿刺（橈骨動脈穿刺）に関しては，エコーガイド下での初回成功率が高いことがわかっている．米国のガイドラインでは，ルーチンでのエコーガイド下手技は推奨しないが，橈骨動脈での穿刺や動脈触知困難な患者では推奨度が高くなっている．

上記のような穿刺困難症例だけではなく，末梢挿入中心静脈カテーテル（peripherally inserted central catheter：PICC）挿入時にはエコーガイド下穿刺はほぼ必須の手技である．PICC は中心静脈カテーテルに伴う様々な合併症の回避がメリットであり，完全静脈栄養投与のための静脈路確保などが良い適応である．PICC はエコーガイド下で上腕の静脈に挿入する場合，目視下で肘関節近辺の皮静脈に挿入する場合と比較して，局所感染，血栓形成，静脈炎の発生率が低いとも言われている．また，エコーを用いることで試験穿刺の必要がなく，血腫の形成も抑えられる．このような背景があり，静脈経腸栄養ガイドライン第 3 版では PICC とエコーガイド下穿刺法が初めて推奨された[11].

■走査と画像の描出

中心静脈の場合と同様に，動脈と静脈の判断を行う．つまり，拍動性，圧排可能かどうか，ドプラによる血流の評価などを確認する．末梢動静脈を描出する際，プローブの重みで容易に血管が圧

排されてしまうため，プローブのハンドリングに熟練が必要である．PICC の挿入部位は上腕の尺側皮静脈または上腕静脈への穿刺が第一選択となる．橈側皮静脈は腋窩静脈との合流部でカテーテル通過困難なことが多いため，PICC 留置のための血管として避けられことが多い．また正中静脈は成功率は高いが，患者の腕の伸展・屈曲を制限することが多く，避けられる．

■ガイド下手技と解説

末梢動静脈穿刺の場合にも，穿刺前の血管の確認が非常に重要である．清潔操作に入る前に穿刺可能な血管を定め，プローブを血管に沿って動かし走行を確認する．動脈穿刺の場合は，通常の手技と同様に 45 度の角度で挿入し，短軸像または長軸像で針先が血管内に進入することを確認しながら穿刺針を進める．血管内に刺入できたことを確認したら，ガイドワイヤーを挿入し，続けてカテーテルを挿入する．ガイドワイヤーを使用しない場合は，外筒を進めて血管内に留置する．

■文献

1) American College of Emergency Physicians. Emergency ultrasound imaging criteria compendium. Ann Emerg Med. 2006 ; 48: 487-510.

2) Leung J, Duffy M, Finckh A. Real-time ultrasonographically-guided internal jugular vein catheterization in the emergency department increases success rates and reduces complications: a randomized, prospective study. Ann Emerg Med. 2006; 48: 540-7.

3) Brass P, Hellmich M, Kolodziej L, et al. Ultrasound guidance versus anatomical landmarks for internal jugular vein catheterization. Cochrane Database Syst Rev. 2015; 1: CD006962.

4) 日本麻酔科学会．安全な中心静脈カテーテル挿入・管理のためのプラクティカルガイド 2017．2017．

5) Enyo A. Ablordeppey; Anne M. Drewry, et al. Diagnostic accuracy of central venous catheter confirmation by bedside ultrasound versus chest radiography in critically ill patients: a systematic review and meta-analysis. Critical Care Medicine. 2017; 45: 715-24.

6) Zhongheng Z. Echocardiography for patients undergoing extracorporeal cardiopulmonary resuscitation: a primer for intensive care physicians. J Intensive Care. 2017; 5: 15.

7) Gordon AC, Saliken JC, Johns D, et al. US-guided puncture of the internal jugular vein: complications and anatomic considerations. J Vasc Interv Radiol. 1998; 9: 333-8.

8) John GA, Jiri H, Andrew EO, et al. A randomized controlled clinical trial of real-time needle-guided ultrasound for internal jugular venous cannulation in a large university anesthesia department. J Cardiothorac Vasc Anesth. 2005; 19: 310-5.

9) Blaivas M, Brannam L, Fernandez E. Short-axis versus long-axis approaches for teaching ultrasound-guided vascular access on a new inanimate model. Acad Emerg Med. 2003; 10: 1307-11.

10) Christopher A. Troianos, MD, Gregg S, et al. Guidelines for Performing Ultrasound Guided Vascular Cannulation: Recommendations of the American Society of Echocardiography and the Society of Cardiovascular Anesthesiologists. J Am Soc Echocardiogr. 2011; 24: 1291-318.

11) Phelan M, Hagerty D. The oblique view: an alternative approach for ultrasound-guided central line placement. J Emerg Med. 2009; 37: 403-8.

12) 日本静脈経腸栄養学会，編．静脈経腸栄養ガイドライン第 3 版．東京: 照林社; 2013．

〈伊藤亜紗実　川本英嗣　今井 寛〉

第 VIII 章　神経

1 ▶ 視神経鞘と頭蓋内圧亢進

要旨

① 眼球エコーを用いた視神経鞘の測定は，救急・集中治療領域において，頭部外傷や脳出血などの意識障害を伴う中枢神経疾患における頭蓋内圧の推定に役に立つ．

② リニアプローブを使用し，眼球に当てる際には出力に注意をし，できるだけ検査時間を短くして超音波による眼球への影響を最小限して検査を行うのが望ましい．

③ 視神経鞘径の変動は頭蓋内圧の変動と相関しその反応も迅速であることから，ONSDの計測でICPを非侵襲的にモニタリングすることが可能であるが，限界もあるので，臨床状況を合わせた総合的な判断が求められる．

　眼球エコーは救急および集中治療領域において，眼外傷，眼球内異物の診断[1]に有用であるだけでなく，視神経鞘径（optic nerve sheath diameter: ONSD）を測定することで頭蓋内圧（intracranial pressure: ICP）の亢進の診断に役立つとされ[2]，近年注目を浴びている．従来であれば脳室内ドレーンの挿入や，ICPモニター装着といった侵襲的処置をしなければ計測できなかったものが超音波診断機器を用いてベッドサイドで迅速かつ簡便に施行できるという点では，救急外来や集中治療室において非常に有用であると考えられる．ICPの亢進と関連する身体所見として乳頭浮腫が挙げられるが，乳頭浮腫を観察するためには眼底鏡を用いる必要があり，観察するためには眼底鏡に対しての習熟が必要である．また乳頭浮腫はICPが亢進してからその所見が出るまでに時間がかかり，視神経鞘の変化の方がより早いとされる[3]．よって，ONSDの測定はICP亢進の診断に有用であると考えられており，ONSDの拡大がICPの亢進を示唆する感度は90%，特異度は85%であるとする近年のメタアナリシスの結果から[4]も，その診断的価値は高いことがうかがえる．

　本稿では，ONSDを測定する適応のある病態や画像の描出における注意点について概説していく．

1 正常解剖

　正常眼球の解剖の水平断 **図1** と矢状断 **図2** を示す．眼球そのものは球体に近い形態をしており，その前後径は成人であれば概ね24〜25 mmであるとされる．水分に富んだ組織であり，超音波検査で撮影すると高エコー領域で描出される角膜や水晶体の辺縁，強膜が描出され，前房や水晶体内部，硝子体は低エコー領域で描出される **図3** ．視神経は視交叉から眼球へと繋がっていくので，眼球の内側下方に認められることが多い **図4** ．また，視神経自体は屈曲などにより直線的に

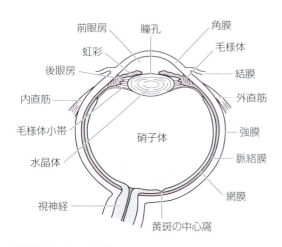

図1 水平断の眼球解剖

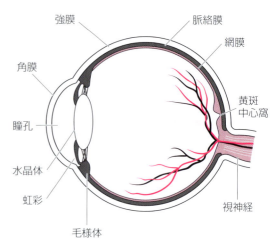

図2 矢状断の眼球

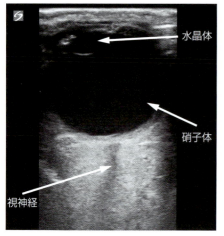

図3 眼球エコーの画像

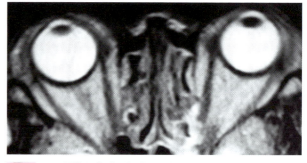

図4 MRI画像における眼球と視神経の関係
水平断では右眼球から内側方向に接続する視神経を確認できる．左眼球の視神経は1スライス下の断面から認められるようになり，下方に伸びていることがわかる．

眼球と接続しているわけではない 図5 ．これらの正常解剖については，眼球に超音波を当てる時に注意する点としておさえておくべきであろうと思われる．

視神経鞘は超音波所見上高エコーで描出され，視神経は低エコーで描出される．視神経鞘の外側組織は低エコーで描出されることから，視神経鞘は低エコー領域に囲まれた高エコーの線で描出される 図6 ．

② 走査と画像の描出

■使用する機材

超音波のプローブはリニアプローブを用い，7.5 MHz以上の高周波数のものを用いるのが望ましい 図7 ．超音波には熱的作用という超音波を吸収することによって起こる生体組織の温度上昇がある．また，臨床の現場における超音波メスなどに代表される，超音波そのものによって引き起こされる組織損傷としての非熱的作用もある．超音波診断機器は生体に直接切開や穿刺を加えないことから非侵襲的とされるが，熱的作用および非熱的作用に関しては十分に考慮しなければならない．

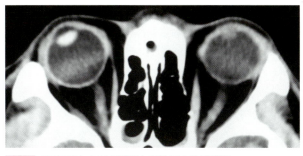

図5 CT画像における眼球と視神経の位置関係
図ではいずれの視神経も眼球の内側方向に接続されている．またいずれも屈曲や変形を認めており，必ずしも直線的に接続しているわけではないことに注意が必要であり，エコーで画像を描出する上でも重要なポイントである．

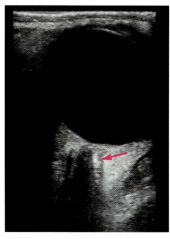

図6 超音波で確認できる，視神経鞘．矢印で示しているのが，視神経鞘である．

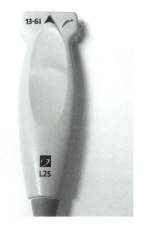

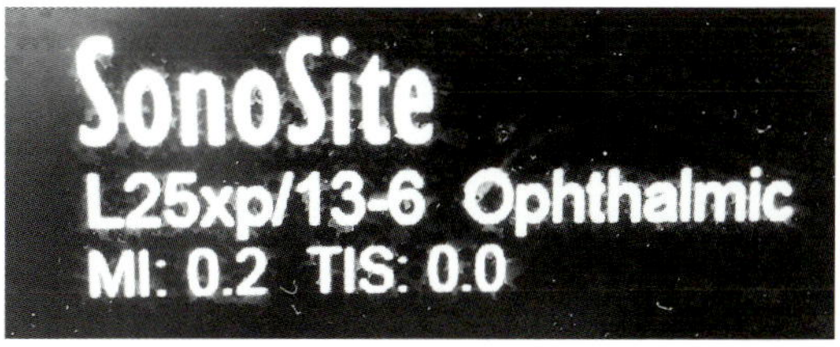

図8 眼球エコーのプリセット
眼球に対応したプリセットが設定してあるのは富士フイルムソノサイト社の製品に認められる．

図7 リニアプローブ

眼球へ超音波を当てる際には，熱的作用や非熱的作用によって水晶体や硝子体を損傷しないようにすることが重要になる．このため，超音波出力の安全性の指標として，熱的作用に関する thermal index（TI）と非熱的作用に関する mechanical index（MI）とがそれぞれ決められている[5]．2008年の米国食品医薬品局（Food and Drug Administration: FDA）の勧告では眼球用途における超音波の MI は 0.23 以下，TI は 1.0 以下と規定されており，眼球に関してはかなり出力を制限するような勧奨がなされている[6]．眼球に超音波を当てるための設定があらかじめ超音波機器の中で規定されていれば良いが**図8**，一部の機械を除き多くの超音波機器では眼球に当てることを前提にされていないので，MI を 0.23 以下，TI を 1.0 以下になるように超音波の出力をできるだけ小さくした状態で観察すればより安全に施行できると思われる．また，視神経および視神経鞘を描出できたら速やかにフリーズして画像を保存し，眼球に超音波を当てる時間をできる限り最小限度にして，超音波による眼球への影響を避けることが望ましい．

■ 具体的な観察方法

まず患者を仰臥位にし，閉眼した状態で上眼瞼の上にゼリーを乗せる 図9．眼球の圧迫を避ける意味でも，十分な量のゼリーを使用することが望ましい．この場合に，ゼリーが眼球内に入ってしまって眼球に何らかの悪影響を及ぼす懸念があるが，現時点において超音波検査用のゼリーが眼球に入ったことで眼球に障害が出たという報告はない．また，検査用ゼリーの中には細菌が繁殖しなかったとする報告もあることから[7]，ゼリー自体を直接上眼瞼に乗せても大きな問題にはならないのではないかと考えられる．より安全性を高めるのであれば，滅菌されたゼリーを用いたり，特に意識状態が悪かったり，浮腫が強くて閉眼困難な患者においてフィルムドレッシング剤で眼瞼を保護して[8]眼球にゼリーが入らないようにすることで 図10，ゼリーによる眼球への刺激や感染などの危険性をより低くすることができるだろうと思われる．意識があって従命の入る患者であれば，眼球を正中位に保つことを指示することで観察しやすくなる．画像の描出に集中するあまり，過度に眼球を圧迫して眼心臓反射を起こして徐脈や不整脈を起こす恐れや，意識のある患者の場合には疼痛や不快感により検査へ協力が得られなくなってしまう恐れもある．眼球への圧迫を回避するためにも検査部位を適宜観察しながら描出し，なおかつプローブを当てる時間を最小限度にし，患者の快適性に配慮しながら検査を進めることが望ましい．

解剖の項目でも触れているが，視神経は眼球から見たら内側下方に向かっていく．患者を仰臥位にし，プローブを眼瞼に水平に当てると 図11，視神経鞘の描出が直線的ではなくなる 図12 ので，正しい計測ができない可能性があり注意が必要である．したがって，プローブを眼球の外側から当てること 図13 で，視神経鞘を直線的に描出できるようになり 図14，より正しい計測を行うことが可能になる．

実際の現場においては，まずはプローブを眼瞼に水平に当てて，眼球を描出してから，プローブを外側へ移動させながら上下に微調整をし，眼球の後方から直線的に伸びる帯状の低エコー領域，すなわち視神経を探しながらプローブ操作を行っていくのが一般的であると思われる．そして視神経の外側に位置する視神経鞘を描出できるようにプローブの位置や向きを微調整しながらもっともよく観察できたところで画像をフリーズさせる．

視神経および視神経鞘が描出されたら，ONSDの計測を行う．計測については，キャリパーを用

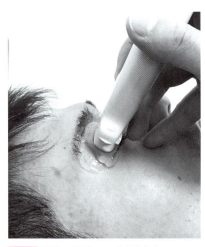

図9 眼球へのプローブの置き方

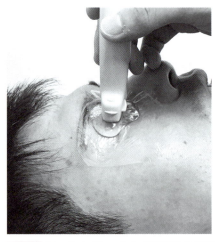

図10 フィルムドレッシングで眼瞼を保護する．

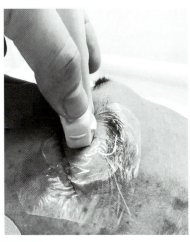

図11 眼球に垂直にプローブを当てる.

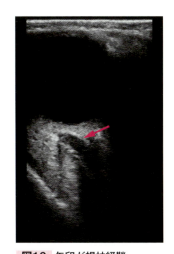

図12 矢印が視神経鞘
斜めになってしまっている.

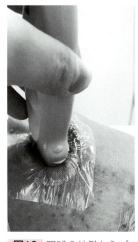

図13 眼球の外側からプローブを当てる.

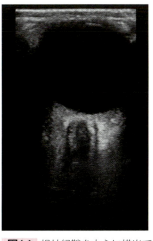

図14 視神経鞘を中心に描出できているので計測が容易である.

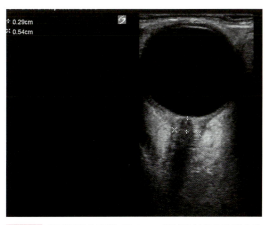

図15 視神経鞘の計測. 高エコー領域の外側を計測する.

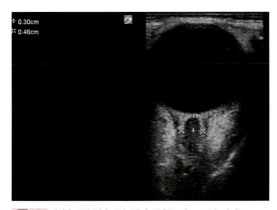

図16 内側で計測すると過小評価になってしまう.

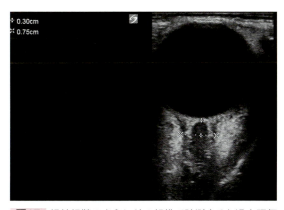

図17 視神経鞘のさらに外の組織で計測すると過大評価になってしまう.

いて視神経の中心から 3 mm 後方にマーキングを行い，そこから垂直に ONSD を計測する[9]．視神経鞘は低エコー領域に囲まれた高エコーの線で描出されていることから，ONSD を計測するときには高エコーの線の外側を用いる 図15．高エコーの線の内側で計測してしまうと過小評価となり 図16，視神経鞘のより外側で計測すると過大評価になってしまう 図17．このことからも，ONSD の計測のためには「低エコー領域に囲まれた高エコーの線」である視神経鞘を正確に描出する必要が出てくる．また単回の計測では誤差が発生する可能性があり，左右差を確認するためにも左右複数回計測することが望ましいとされるが[10]，特に回数は決められていない．

❸ 疾患・病態別の解説

■ONSD の診断的意義

　健常成人ボランティアの ONSD は男性で 3.78 mm，女性で 3.6 mm であるとされている[11]．よって，ONSD の拡大は ICP の亢進を示唆する所見になりうる．

　ONSD の拡大と ICP との関連については，ICP モニターが装着されている頭部外傷患者対象とした前向き観察研究があり[12]，Glasgow Coma Scale（GCS）8 点以下で鎮静および人工呼吸器管理がされ，かつ ICP モニターが装着されている頭部外傷患者を対象に ONSD を計測し，ICP ≧ 20 mmHg の ICP 亢進群，ICP < 19 mmHg の正常群，頭部外傷のない患者との 3 群で比較した．その中で ICP 亢進群の ONSD は有意に拡大を認めており（右：6.2 ± 0.4 mm vs 5.1 ± 0.7 mm vs 4.9 ± 0.3 mm，左：6.3 ± 0.6 mm vs 5.0 ± 0.7 mm vs 4.8 ± 0.5 mm），ONSD と ICP とに関連があることがわかった．また，画像上明らかな ICP 亢進の所見（3 mm 以上の midline shift，脳浮腫，水頭症など）を認めた患者の ONSD は 6.27 mm と拡大していたが，所見のない患者の ONSD は 4.42 mm であったという報告[13]からも，ONSD の拡大は ICP の亢進を相関することが理解できる．またその感度および特異度も良好であることからも[4] ONSD の計測は非侵襲的でかつ簡便な ICP 測定ツールになりうることを示唆している．しかしそのカットオフの値については様々な研究で報告されてはいるが，4.8～6.0 mm とばらつきがあり[14]，確実な値に関してはいまだにわかっていない．

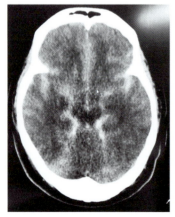

図18　くも膜下出血の CT 画像

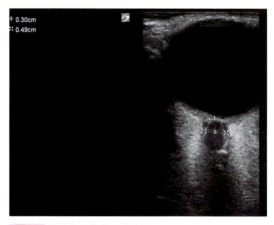

図19　図 18 の患者の ONSD

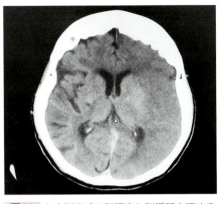

図20 左大脳半球に脳梗塞と脳浮腫を認める.

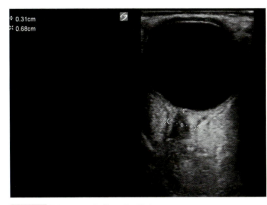

図21 図18の患者のONSD
径の拡大を認めている.

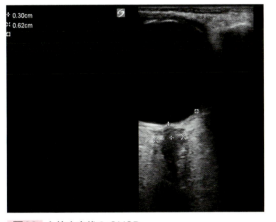

図22 心停止直後のONSD
拡大している.

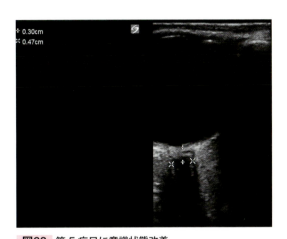

図23 第5病日に意識状態改善
従命も入るようになる. ONSDの拡張は改善している.

■実際の症例におけるONSD計測の実際

A. くも膜下出血

　意識障害もありCT画像上も著明な出血を認めているくも膜下出血の患者 **図18** に対して眼球エコーを行い，ONSDを計測したところその径が4.9 mmであった **図19** ．この症例では女性であり，成人女性のONSDの平均値が3.6 mmであることを考慮すると拡大していると考えられ，ICPの亢進を示唆すると考えられる．この症例からもわかるように，ONSDの具体的なカットオフ値を持ってICPの亢進を判断することは難しく，性別，人種，体格，測定する機器や検査者の技量などによって変化することを考慮しながら総合的な判断が求められると考えられる．

B. 脳梗塞

　頭部CT画像上で左大脳半球に脳梗塞および脳浮腫の所見が認められている患者 **図20** において，左眼球の超音波所見をとると，ONSDの径が6.8 mmと拡大していた **図21** ．この症例では意識障害も合併しており，脳梗塞によって脳浮腫をきたしICPが上昇していたと考えられ，ONSDの拡大の所見に矛盾しないと考えられる．

C. 心停止後

　心停止後の患者においても，ONSDの径が拡大することがあり **図22** ，これが予後に相関する

という報告がある．頭蓋内に明らかな原因のない心停止蘇生後の患者において，機能予後良好群のONSDは5.0 mmであったのに対して機能予後不良群では6.1 mmと拡大していることがわかっており，予後予測に有用な可能性が示唆されている[15]．また，神経学的な状態が改善してきたときにはONSDも縮小してくることからも **図23** ，ONSDと神経学的機能予後に相関があることが理解できる．また，心停止後は経皮的心肺補助装置（percutaneous cardio-pulmonary support: PCPS）や体温管理療法（target temperature management: TTM）を行っていると容易にはCTやMRIなどの画像検査の撮影に行くことは困難になるので，ベッドサイドでONSDを測定することは神経学的管理を行う上でも有用であろうと考えられる．

D．その他の疾患

ONSDとICPの関連についての研究は，頭部外傷や頭蓋内出血，心停止後などが多いのだが，子癇，高山病，肝性脳症，髄膜炎などでもONSDとICPに関する臨床研究の報告がなされており，意識障害を有する患者におけるICPの評価や，ICP上昇の有無をスクリーニングすることでCTなどの画像診断を行う臨床判断をより迅速にすることができる．

■ONSDをICPのモニタリングとして使用する可能性······································|

図22 と **図23** で示した症例のように，ONSDがICPと相関し，神経学的予後などを関連してくることがわかると，ONSDをICPのモニタリングツールとして用いることができる可能性が考えられる．ONSDの拡張が視神経鞘にかかる圧の変動によるものであることから考えると，ICPが上昇すればONSDは拡大する．そしてその反応は比較的迅速であると考えられる．したがって，**図22** の時は心停止後で意識状態も悪いときであり，ICPが上昇していると考えられ，ONSDも拡張していたが，ICPが低下して意識状態も改善してきたらONSDも正常値に近い値となっている．このことからもONSDを計測することがICPの経時的なモニタリングに活用できる可能性を示している．しかし，ONSDの拡張とICPの値とに一定の相関はあるものの，明確なカットオフ値が存在しないために，ONSDを計測することでICPの上昇を推定することは可能であるが，具体的なICPの値にまで言及することは難しい．ICPの変動が10 mmHgを超えるような大きな変動の時は，ICPの変動が10 mmHg未満の小さな変動の時と比べて，OSNDの拡張がICPの上昇（ICP＞20 mmHg）を示すことのできる感度・特異度が低下するという報告[16]があり，経時変化を見る上でも注意が必要になる．さらに視神経鞘に対して45 mmHg以上の高い圧が持続した場合にはONSDの径が拡張したままになって元に戻らないという報告[17]もある．これらのことからも，ICPの経時的変化を捉える上ではONSDの測定は簡便で非侵襲的ではあるものの，ICPの定量的変化を捉えるには限界があることを十分に理解しながら，患者の意識状態やバイタルサインなどと合わせて，治療や検査の方針に活用してくことが重要になると考えられる．

まとめ

ONSDを計測することはICPと相関し，ONSDの拡張はICPの増大を示唆する重要な所見である．意識障害のある患者に対しての治療や検査の方針を決定づけるツールとしてベッドサイドや外来で簡便に行えることからも，積極的に活用していくことが望ましい．

■文献

1) Roque PJ, Hatch N, Barr L, et al. Bedside ocular ultrasound. Crit Care Clin. 2014; 30 (2): 227-41.

2) Robba C, Cardim D, Tajsic T, et al. Ultrasound non-invasive measurement of intracranial pressure in neurointensive care: a prospective observational study. PLoS Med. 2017; 14 (7): e1002356.

3) Hansen HC, Helmke K, Kunze K. Optic nerve sheath enlargement in acute intracranial hypertension. Neuro-Ophthalmology. 1994; 14: 345-54.

4) Dubourg J, Javouhey E, Geeraerts T, et al. Ultrasonography of optic nerve sheath diameter for detection of raised intracranial pressure: a systematic review and meta-analysis. Intensive Care Med. 2011; 37 (7): 1059-68.

5) 紺野　啓. 超音波検査法の基礎〜原理，モード，走査方式，アーチファクト〜. INTENSIVIST. 2017; 9 (1): 3-14.

6) ter Haar G, 編. 日本超音波医学会機器及び安全に関する委員会訳. 診断用超音波の安全な使用. 第3版. 東京: 日本超音波医学会; 2016. <https://www.jsum.or.jp/committee/uesc/pdf/download.PDF>

7) Lawrence MW, Blanks J, Ayala R, et al. Hospital-wide survey of bacterial contamination of point-of-care ultrasound probes and coupling gel. J Ultrasound Med. 2014; 33 (3): 457-62.

8) Roth KR, Gafni-Pappas G. Unique method of ocular ultrasound using transparent dressings. J Emerg Med. 2011; 40 (6): 658-60.

9) Chen H, Ding GS, Zhao YC, et al. Ultrasound measurement of optic nerve diameter and optic nerve sheath diameter in healthy Chinese adults. BMC Neurol. 2015; 15: 106.

10) Bäuerle J, Schuchardt F, Schroeder L, et al. Reproducibility and accuracy of optic nerve sheath diameter assessment using ultrasound compared to magnetic resonance imaging. BMC Neurol. 2013; 13: 187.

11) Goeres P, Zeiler FA, Unger B, et al. Ultrasound assessment of optic nerve sheath diameter in healthy volunteers. J Crit Care. 2016; 31 (1): 168-71.

12) Geeraerts T, Launey Y, Martin L, et al. Ultrasonography of the optic nerve sheath may be useful for detecting raised intracranial pressure after severe brain injury. Intensive Care Med. 2007; 33 (10): 1704-11.

13) Blaivas M, Theodoro D, Sierzenski PR. Elevated intracranial pressure detected by bedside emergency ultrasonography of the optic nerve sheath. Acad Emerg Med. 2003; 10 (4): 376-81.

14) Shevlin C. Optic Nerve Sheath Ultrasound for the bedside diagnosis of intracranial hypertension: pitfalls and potential. Critical Care Horizons. 2015; 1: 22-30. <http://www.criticalcarehorizons.com/wp-content/uploads/2016/05/optic-nerve-sheath.pdf>

15) Ueda T, Ishida E, Kojima Y. et al. Sonographic optic nerve sheath diameter: a simple and rapid tool to assess the neurologic prognosis after cardiac arrest. J Neuroimaging. 2015; 25 (6): 927-30.

16) Rajajee V, Fletcher JJ, Rochlen LR, et al. Comparison of accuracy of optic nerve ultrasound for the detection of intracranial hypertension in the setting of acutely fluctuating vs stable intracranial pressure: post-hoc analysis of data from a prospective, blinded single center study. Crit Care. 2012; 16 (3): R79.

17) Hansen HC, Lagrèze W, Krueger O, et al. Dependence of the optic nerve sheath diameter on acutely applied subarachnoidal pressure - an experimental ultrasound study. Acta Ophthalmol. 2011; 89(6): e528-32.

〈小室哲也〉

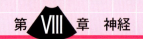

2 超音波ガイド下神経ブロック

要旨

① POCとして行われる外傷に対する早期の末梢神経ブロックは，高い鎮痛効果をもたらし，オピオイドの使用量を減らし，外傷に伴う合併症を減少させうる．
② 腕神経叢ブロック腋窩アプローチ，大腿神経ブロック，坐骨神経ブロック膝窩アプローチは効果と安全性のバランスが良く，POCとして取り組みやすい手技である．
③ 安全性は高いものの侵襲を伴う手技であるので，十分なトレーニングを受けてから施行するべきである．

　末梢神経ブロックは旧来より麻酔科医や外科医によって周術期の鎮痛法として用いられてきた．神経近傍に局所麻酔薬を届ける方法として，ランドマーク法，神経刺激法などが用いられてきたが，成功率には術者のスキルが大きく影響し，いわば職人芸のような側面があった．それを普遍的な技術にしたのは超音波診断装置の発展であった．ヨーロッパを中心として始まった超音波ガイド下末梢神経ブロック（US-PNB）はその後世界中に広がり，2010年頃から本邦においても麻酔科医を中心として技術の向上と応用が急速に進んだ．そのような経緯から現在でも神経ブロックの主な活躍の場は専ら手術麻酔および術後における鎮痛である．四肢の手術であればほとんどが区域麻酔（regional anesthesia）単独で行えるレベルに達しており，体幹部の神経ブロックは小児から成人まで多様な状況下で効果的なバランス麻酔や術後鎮痛を行うことができる．US-PNBは成功率を向上させただけではなく，合併症リスクも低減させたことが示されており[1]，神経同定法としては他に勝るものはない．このことが，麻酔を専門としない医師にとっても神経ブロックを比較的取り組みやすいものにした．

　ブロック手技や，神経描出に特化した実用に耐えうる画質の携帯型超音波装置が目覚ましい発展を遂げた理由として，2000年代の9.11以降のアフガニスタンおよびイラク戦争におけるニーズがあった．現場でのdamage control surgery（DCS）の麻酔，苦痛緩和のための鎮痛，安全な後方病院への搬送（evacuation）において，呼吸・循環に与える影響が少ない末梢神経ブロックは絶大な効果を発揮した[2]．このように手術室外での外傷鎮痛は神経ブロックの得意とする分野であったにもかかわらず本邦では未だ一般的とはいえず，そもそも鎮痛自体が，救命と生理学的・解剖学的リカバリを第一の目的とする外傷初期診療の中で重要視されてきたとは言い難い．しかし，POCとしてのUS-PNBは，初期診療からの効果的な鎮痛により患者の苦痛を取り除くだけでなく，処置を安全かつ容易にし，疼痛に伴う合併症を低減させることで，診療の質を劇的に向上させるポテンシャルを持っている[3]．特にドクターヘリや災害医療などのプレホスピタルにおいては使える鎮痛

薬も限られており，効果の面でも US-PNB が今後有力な鎮痛法となる可能性がある．

　数多くの利点が挙げられる US-PNB であるが，それ自体合併症を伴いうる侵襲的処置であることを忘れてはならない．これは他の診断目的の POCUS とは大きく異なる点である．局所麻酔薬中毒，神経傷害などの重篤な合併症リスクもあり，これらをよく理解し，十分なトレーニングを受けた上で有効に活用することが求められる．

　本稿では主に手術室外での鎮痛として救急初期診療担当医が行うことを想定し，POC として取り組みやすく，安全性と効果が高いと思われる末梢神経ブロック法について解説する．

1 総 論

■ POC としての超音波ガイド下末梢神経ブロック

　特に外傷に対する鎮痛法として US-PNB を用いる場合，患者はすでに痛みを感じている状態である．痛みがある状態から末梢神経をブロックして「鎮痛」することと，無痛の状態で神経ブロックを行い手術侵襲のような侵害刺激に対する「麻酔」を行うことは大きな違いがある．後者はわずかな侵害刺激でも新規の痛みとして感じうるため，完全な神経ブロックとそれを達成できる程度の時間が必要になる．それに対して痛みのある状態からの鎮痛であれば，部分的なブロックでも患者は「楽になった」と感じ，効果発現も速い．また，例えば一肢全体の完全な鎮痛を得ようとすれば体位を変えつつ複数の神経をブロックしていく必要があり，これは手術麻酔ではしばしば取られる方法であるが POC では痛みや周囲の環境のために極端な体位の変換は現実的ではない．この場合は鎮痛の程度と手技による侵襲のどこでバランスをとるかが重要になる．鎮痛が目的であれば部分的な効果でも良い場合もあり，POC ではモニタリングやリソースが手術室に比べて不十分であることが想定されるため，例えば針を神経の近傍や深部まで進めて完全なブロックを追求するよりも 図1 ，短時間で神経の片面や浅い面のみに局所麻酔薬を投与するのみとし，合併症を低減させることに主眼を置いた安全な方法をとることもできる．

　すなわち，ブロックによる手術麻酔は高度な不動化と鎮痛を要し患者に痛みを感じさせないことが前提であるのに対して，POC としてのブロックは痛みの緩和の一つの手段と捉えるべきである．

　両者の違いを規定する要素を挙げると，

1. 支配神経をすべてブロックするかどうか
2. 完全な運動・知覚ブロックが得られるような手技を行うかどうか
3. 局所麻酔薬の選択（種類，濃度，量）

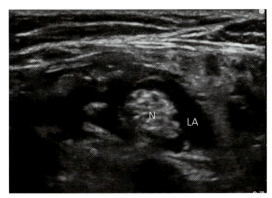

図1 確実で早い効果発現のためには局所麻酔薬が神経を取り囲むように投与する．ドーナツサインと呼ばれる．
N: 末梢神経，LA: 局所麻酔薬

2. 超音波ガイド下神経ブロック

となる.

多角的鎮痛法（multimodal analgesia）という，複数の鎮痛法を組み合わせることで効果を高め，副作用を低減させようとする考え方がある．神経ブロックもあくまで鎮痛法の選択肢の一つであって，極めて有用な手段ではあるが過度に固執することは好ましくない.

■ブロック計画と準備，モニタリング

まず患者あるいは家族に十分な説明を行い，同意を得る．麻酔に準じた書面での同意を得ることが理想的である．後述するように外傷による神経障害をマスクし評価自体が困難になったり，既存の神経障害を悪化させる可能性もあるため，患者への十分な説明はもちろんであるが，初期診療担当医とその後の治療に当たる専門医の間での十分な意思疎通・合意ができていないとトラブルを招く可能性があることに十分留意する必要がある.

目的とする外傷や処置の部位に必要な鎮痛領域を判断し，ブロックする神経とアプローチを決定する．体位の制限も十分考慮する．局所麻酔薬の濃度，投与量を決定するにあたっては必要最小限にする．侵襲的な処置を行うのではなく，鎮痛だけであれば麻酔の場合より低濃度で目的を達することができる.

ブロック針の刺入方法としては平行法（in plane 法）と交差法（out of plane 法）の 2 つがある．平行法は超音波ビーム内を針の全長を視認しながら進めていく方法で，先端位置を常時確認できることから安全性が高い．多くの末梢神経ブロックで用いられる基本的な方法であるが，常に薄い超音波ビーム内に針を維持するためには訓練を要する．一方，交差法は超音波ガイド下の中心静脈カテーテル挿入などにも用いられており，経験のある医師も多いと思われる．末梢神経ブロックでは，ターゲットとなる神経が深部にあり，刺入角度が大きいため平行法が適さない場合などに用いられることがある.

ブロック手技中は合併症を早期に発見し対処する観点から，十分な患者の観察が必要となる．末梢静脈ルートの確保と心電図および動脈血酸素飽和度モニタはほぼ必須であり，酸素投与や気道確保，痙攣への対応や蘇生処置ができるように準備をしておく．特にプレホスピタルでは観察が不十分になりがちであるので注意する.

神経ブロックは基本的に可能な限り清潔手技で行う．刺入部を中心にプローブの走査範囲を広めにクロルヘキシジンアルコールやポビドンヨードで消毒する．プローブは超音波用ゼリーを入れた滅菌プローブカバーをかぶせて用い **図2** ，皮膚との間には滅菌の超音波用ゼリー，あるいは生理食塩液を用いる.

表1 救急・プライマリケアでよくみられる四肢外傷と，対応する神経ブロック

手の外傷 橈骨遠位端骨折	腕神経叢ブロック腋窩アプローチ
大腿骨骨幹部骨折 大腿骨頚部・転子部骨折 膝の外傷	大腿神経ブロック
脛骨・腓骨骨折 足関節骨折/脱臼 足の外傷	坐骨神経ブロック膝窩アプローチ
足底の外傷/異物	足首ブロック（脛骨神経ブロック）

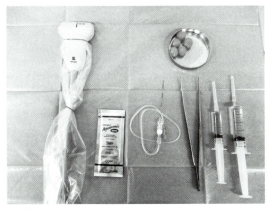

図2 末梢神経ブロックは可能な限り清潔操作で行う.

■ 超音波ガイド下末梢神経ブロックの合併症とその対策

A. 神経ブロックによる神経障害

　神経ブロック手技後の神経障害は様々な要因が関係している．外傷後の場合やそれに対して外科的手技が行われた場合は原疾患や手技による神経障害と紛らわしい場合もある．そのような中で神経ブロックに伴う神経障害の直接の要因となるのは

- 神経ブロック針による機械的障害
- 神経内（神経周膜内）注入に伴う神経虚血
- 局所麻酔薬の神経毒性

などである．

　特に，もともと障害を受けている神経に対してブロックを行う場合留意する必要があるとされているのが，double crush とよばれる現象である[4]．神経の複数の部位が軽微な損傷を受けた場合，損傷の程度から想定されるよりもはるかに高度な症状が顕在化することがあり，これは軸索輸送の障害のためと考えられている．このような場合のブロックの安全性については確立しておらず，適応を慎重に検討する必要がある．ブロック前の詳細な神経所見の記録が必要であり，神経の機械的損傷を防ぐために神経を突き通しにくいショートベベル（鈍針）のブロック専用針を用いること，注入抵抗が高いときは注入を中止して神経内（神経周膜内）注入を防ぐこと，局所麻酔薬の濃度や量を必要最小限とすることなどが予防法として挙げられる．

B. コンパートメント症候群（ACS）の診断遅延

　大腿や下腿の外傷では ACS を合併しやすい．強い痛みや知覚障害が特徴であり，それら自身が診断の手段ともなる．診断の遅れは非可逆的な筋壊死や神経障害を引き起こし患肢の喪失にもつながりかねない．ACS の診断方法として「痛み」は感度が低く[5]，鎮痛法が診断の遅れにはつながらないとする報告も散見されるが[6,7]，ブロックによる鎮痛がリスクとなる可能性について否定できているわけではない．

　ACS をきたす可能性がある外傷に対して US-PNB を施行する際には必要性について十分検討を行い，局所所見，コンパートメント圧，突発的な痛みの増強に細心の注意を払い，減張切開の時期を逸しないようにする．ブロックを行う場合の工夫としては，処置時単回のブロックのみとすることや，完全な神経遮断を行うのではなく，低濃度の長時間作用性局所麻酔薬の持続投与に短時間作

用性局所麻酔薬のボーラス投与を組み合わせる方法，また選択的な神経ブロックにより，ブロックされていない神経からの痛みでモニタを行うことが考えられる[5]．

C. 局所麻酔薬中毒

　局所麻酔薬は細胞膜のNaチャネルをブロックすることによって，末梢神経の活動電位の発生と伝達を抑止する．作用が臓器非特異的であるため，末梢神経以外の様々な細胞膜にも影響を与え，多彩な臨床症状をもたらす．

　その中で重要なのは中枢神経および心血管系の症状である．中枢神経系への作用は大脳皮質の抑制系の遮断により，舌・口唇のしびれ，多弁，興奮，痙攣などの刺激症状として発症し，その後抑制症状として意識障害，呼吸停止などが起こる．心血管系も同様に頻脈や期外収縮から，循環虚脱，心停止へと進行する．血中濃度上昇のスピードにより，症状が徐々に進行することもあるし，急激であれば直ちに痙攣や心停止として発症することもある．

　予防のためには，局所麻酔薬の使用量を低減させること，超音波画像内で針先の位置を確実に把握すること，注入前に吸引を行って血管内投与でないことを確認すること，少量ずつ分割投与することなどが挙げられる．

　一旦中毒症状が疑われた場合は，蘇生に準じて気道確保，人工呼吸を行い，呼吸循環を維持する．ベンゾジアゼピンなどを用いて痙攣のコントロールを行う．バソプレシン，カルシウムチャネル拮抗薬，β遮断薬，リドカインの投与は避けるべきで，アドレナリンの投与も1μg/kgにとどめる．循環不全が重篤な場合はV-A ECMO（veno arterial extracorporeal membrane oxygenation）も考慮する．

　特に行うべき処置は20%脂肪乳剤（イントラリポス®，イントラリピッド®）の投与であり"Lipid rescue"と呼ばれ，米国区域麻酔学会のガイドラインでも推奨されている[8]．1.5 mL/kgを1分かけてボーラス投与し，その後0.25 mL/kg/minでの持続静注を行い，循環動態が安定しないようであれば，投与上限（12 mL/kg）に注意して追加投与も検討する．この製剤は常備しておく必要がある．

D. 出血・血腫形成

　近年では抗凝固，抗血小板薬が投与されている患者も多く，このような状況で安全に末梢神経ブロックを行えるかどうかについては確たる基準があるわけではないが，米国区域麻酔学会のガイドラインでは圧迫止血の困難な深部のブロックでは硬膜外，くも膜下ブロックに準じて行うことを推奨している[9]．この稿で紹介するブロックはすべて体表面のものであり，圧迫止血が容易なこれらのブロックで重篤な出血合併症を起こしたとする報告はほとんどないが，risk/benefitのバランスを個々に判断し，行う場合は十分な説明と施行後の観察が必要である．

❷ 各　論

■ 上肢の末梢神経ブロック

A. 解剖

　上肢の知覚は，第2肋間神経の枝である肋間上腕神経に支配される上腕内側の皮膚知覚を除き，腕神経叢に支配される．腕神経叢は主にC5〜T1の5本の脊髄神経前枝に由来する．これらは3本の神経幹（上，中，下）を形成し，前斜角筋と中斜角筋の間隙を通過する．神経幹は鎖骨背側で前枝と後枝に分かれ，その後3本の神経束（外側，後，内側）を形成する．上・中神経幹の前枝は外

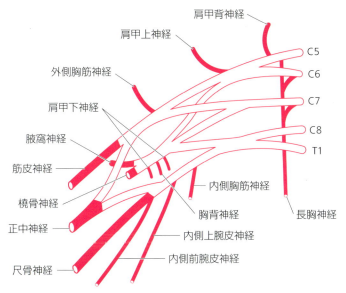

図3 腕神経叢の解剖

側神経束，下神経幹の前枝は内側神経束となり，3つすべての神経幹の後枝が後神経束となる．神経束の名前は腋窩動脈との位置関係に由来している．神経束は最終的に5本の神経となる．外側神経束からは筋皮神経，外側神経束と内側神経束からは正中神経，内側神経束からは尺骨神経，後神経束からは腋窩神経と橈骨神経が分岐する　図3　．

　正中神経は腋窩を出るとほぼ上腕動脈の外側に沿って内側二頭筋溝を下行するが，上腕の半ばで上腕動脈の前面を横切り，動脈の内側を通って肘窩に至る．前腕では円回内筋を貫き，浅指屈筋の深側を正中に沿って下降する．尺骨神経は腋窩から上腕にかけて上腕動脈の内側に沿っているが，上腕中部では後面に向かい，上腕骨内側上顆の後ろにある尺骨神経溝を通過する．前腕に達すると前面に出て尺骨動静脈に接近し，その内側を通って手根部に至る．橈骨神経は腋窩動脈の後面から上腕深動脈とともに上腕骨の後側に達し，橈骨神経溝を上腕骨に対して斜めに下行する．外側上顆の上方で前面に回り込み上腕筋と腕橈骨筋の間を通って肘窩に達する．前腕では深枝と浅枝に分かれ，深枝は主として運動線維からなり，筋枝をすべての伸筋に出した後，前腕の後側に出て後骨間神経となる．浅枝は一時的に橈骨動脈の橈側を下行するが，前腕の下部1/3で橈骨動脈から離れ腕橈骨筋腱と橈骨の間を走行し，手背に達して背側指神経となる　図4　図5　．

　上肢の鎮痛の基本は必要とする範囲に応じて，この長大な腕神経叢あるいはその枝をどのレベルで，またどの範囲でブロックするかを決めることである　図6　．原則として，腕神経叢は中枢でブロックすると頚神経叢の神経が付随してブロックされるため肩関節や鎖骨の鎮痛を得ることができる代わりに，末梢の効果発現が遅くなるのが特徴である．

B．腕神経叢ブロック　腋窩アプローチ

＜適応：手，橈骨遠位端骨折，前腕など肘以遠の外傷＞

　腕神経叢が収束しているうちでは最も遠位でのアプローチであり，肘より遠位の鎮痛が得られる．最大の利点は血管以外に誤穿刺をする構造物が存在せず，気胸のような重篤な合併症が発生し得ないことであり，腕神経叢ブロックの中で最も安全なアプローチである．手と前腕は完全にカバーすることができるが，肩，上腕，肘にかけての鎮痛が必要な場合はより近位での腕神経叢ブロックが

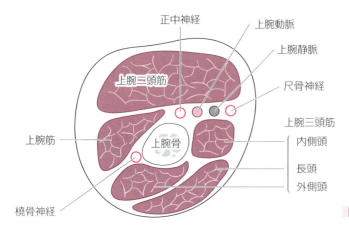

図4 上腕の横断面図

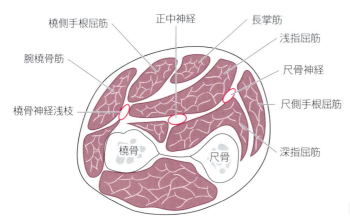

図5 前腕の横断面図

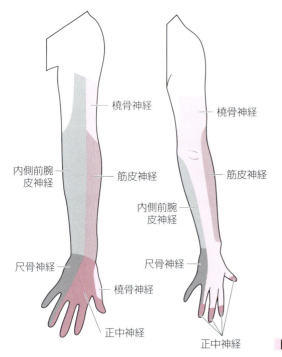

図6 上肢の神経支配

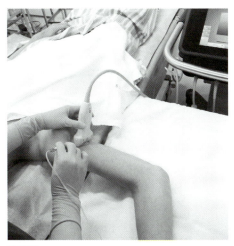

図7 腕神経叢ブロック腋窩アプローチのための体位

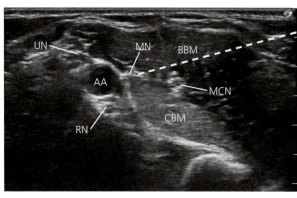

図8 腋窩の横断面超音波画像
MN：正中神経，UN：尺骨神経，RN：橈骨神経，MCN：筋皮神経，AA：腋窩動脈，BBM：上腕二頭筋，CBM：烏口腕筋，点線は穿刺ラインの例．

必要になる．

1）体位

体位は仰臥位とし，患側の上肢を体幹と直角になるように外転させる．前腕は軽度回外させ，肘関節は伸展でも屈曲でも良い **図7**．外傷のある部位はシーネで固定し枕で支えるか，介助者が保持するなど手技の途中に痛みの少ない方法をとる．術者は患者の頭側に立ち，上腕を挟んで足側に超音波装置を置く．

2）操作と画像の描出

高周波数（5〜15 MHz）のリニアプローブを用い，腋窩の体幹寄りで上腕長軸と垂直にプローブを当てて，腋窩動脈を同定する．腋窩静脈が近傍にあるので，プローブによる圧迫やカラードプラを用いて判別する．各神経は腋窩動脈の周囲に低エコー性の円形構造物として認められる **図8**．通常正中神経は動脈外側，尺骨神経は動脈内側，橈骨神経は動脈背側に存在することが多いが，解剖学的に個人差が大きく，各神経を完全に同定できないこともある．筋皮神経は動脈からやや離れ，上腕二頭筋と烏口腕筋の間に位置している．神経を同定するにはプローブを上腕に沿って動かしながら連続する構造物として神経を認識する方がわかりやすい．上腕動脈に最後まで伴走するのが正中神経で，動脈から離れ尺側を肘の内側に向かって下行するのが尺骨神経，上腕骨の背側に回り込むのが橈骨神経である．

時間をかけてすべての神経を同定しなくても，腋窩動脈を取り囲むように局所麻酔薬を注入する方法でも良い．筋皮神経は前腕橈側の皮神経なので，患者によってはブロックが必要ないこともある．

3）手技と解説 ▶24

頭側から平行法でブロック針を刺入する **図9**．超音波画像内で上腕二頭筋を貫いて神経に向かって針を進めていく．放散痛を生じさせないよう，神経を直接狙うのではなく，神経と動脈の間に局所麻酔薬を入れるように神経の接線を目標にする．動脈の手前側へのアプローチは比較的容易であるが，動脈の裏側に局所麻酔薬を投与するために針が動脈を乗り越えていく必要がある．この手技には若干の慣れを要する．局所麻酔薬注入前および投与中にも超音波画像で針の先端を認識し，吸引をして血液逆流がないことを確かめる．注入時抵抗が高い場合や，注入痛がある場合は神経内

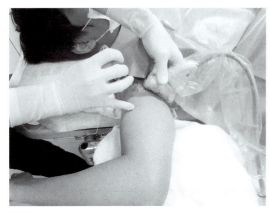

表2 局所麻酔薬の選択例（腕神経叢ブロック腋窩アプローチ）

局所麻酔薬	鎮痛持続時間	投与量
0.2〜0.375% ロピバカイン	10〜20時間	10〜20 mL
1〜1.5% リドカイン	2〜4時間	10〜15 mL

図9 腕神経叢ブロック腋窩アプローチの穿刺方法

注入の可能性があるため，針先の位置を変える．超音波画像で低エコー性の局所麻酔薬の広がりを確認しつつ，神経を局所麻酔薬が取り囲むように1神経当たり約5 mL投与する．

C. 上肢末梢神経（橈骨・尺骨・正中）の個別ブロック

＜適応：不十分な腕神経叢ブロックのレスキュー，各神経の支配領域の選択的鎮痛＞

（正中神経ブロック）手掌橈側と母指から環指1/2までの掌側の鎮痛

（尺骨神経ブロック）小指と環指1/2および前腕の尺側の鎮痛

（橈骨神経ブロック）母指から中指の背側と手背から前腕橈側の鎮痛

腕神経叢が上腕以遠で各末梢神経に別かれた後に行う個別のブロックは，限られた領域の外傷に対する選択的な鎮痛のほか，効果が不十分に終わった腕神経叢ブロックのレスキューとしても用いることができる．

様々な位置でのブロックがあるが，代表的なものとして上腕からの正中・尺骨・橈骨神経ブロック，前腕での正中・尺骨神経ブロックを取り上げる．

（正中・尺骨神経ブロック　上腕アプローチ）

1）体位

仰臥位で肩関節を外転し，肘関節を軽度屈曲か，前腕をやや回外とする．

2）操作と画像の描出

上腕の中間で上腕骨に対して垂直にプローブを当てる 図10 ．上腕動脈は拍動により容易に見つけることができる．上腕動脈の外側に隣接して円形から卵円形の高エコー性構造物として正中神経が認められ，内側にやや離れて尺骨神経を同定することができる 図11 ．

（橈骨神経ブロック　上腕アプローチ）

1）体位

仰臥位で上腕を体幹につけ，肘を屈曲して前腕を胸の前に置く 図12 ．

2）操作と画像の描出

上腕の中間で伸側に，上腕骨に対して垂直にプローブを当てる．ほぼ上腕骨に接して，高エコー性の幅広い楕円の構造物として，橈骨神経が同定できる 図13 ．

（正中神経ブロック　前腕アプローチ）

1）体位

仰臥位で前腕を回外位とする 図14 ．

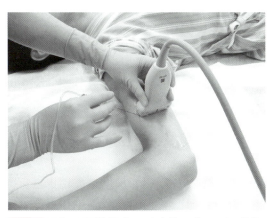

図10 正中・尺骨神経ブロック上腕アプローチの体位およびプローブ位置

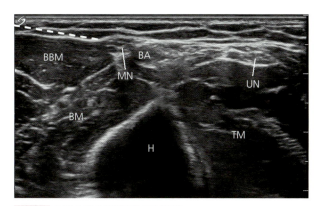

図11 上腕中部の横断面超音波画像
MN: 正中神経, UN: 尺骨神経, BBM: 上腕二頭筋, BM: 上腕筋, TM: 上腕三頭筋, BA: 上腕動脈, H: 上腕骨. 点線は穿刺ラインの例.

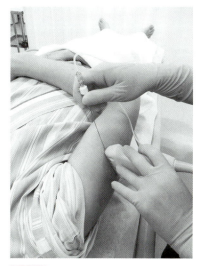

図12 橈骨神経ブロック上腕アプローチの体位およびプローブ位置

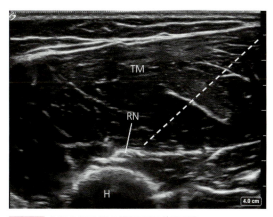

図13 上腕中部伸側の横断面超音波画像
RN: 橈骨神経, H: 上腕骨, TM: 上腕三頭筋. 点線は穿刺ラインの例.

2）操作と画像の描出

前腕の中間で，腕に対して垂直にプローブを当てる．ほぼ中央に高エコー性の円形の構造物として正中神経が同定できる 図15 ．周囲には数本の腱が走行しているが，プローブを長軸方向にスライドさせて神経の連続性や腱の筋肉への移行を確認して区別する．

（尺骨神経ブロック　前腕アプローチ）

1）体位

仰臥位で前腕を回外位とする 図16 ．

2）操作と画像の描出

前腕下部の尺側で，腕に対して垂直にプローブを当てる．拍動する尺骨動脈に隣接して高エコー性構造物として尺骨神経が同定できる 図17 ．

3）手技と解説

平行法でブロック針を刺入する．超音波画像内で神経に向かって針を進めていく．放散痛を生じさせないよう神経近傍まで針を進める．局所麻酔薬注入前および投与中にも超音波画像で針の先端を認識し，吸引をして血液逆流がないことを確かめる．注入時抵抗が高い場合や，注入痛がある場

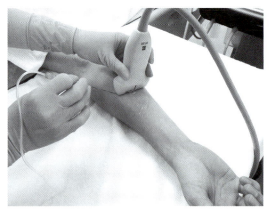

図14 正中神経ブロック前腕アプローチの体位およびプローブ位置

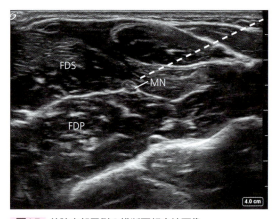

図15 前腕中部屈側の横断面超音波画像
MN：正中神経，FDS：浅指屈筋，FDP：深指屈筋．点線は穿刺ラインの例．

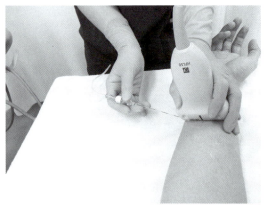

図16 尺骨神経ブロック前腕アプローチの体位およびプローブ位置

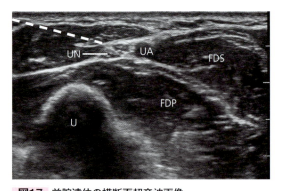

図17 前腕遠位の横断面超音波画像
UN：正中神経，UA：尺骨神経，FDS：浅指屈筋，FDP：深指屈筋，U：尺骨．点線は穿刺ラインの例．

表3 局所麻酔薬の選択例（橈骨・尺骨・正中神経ブロック）

局所麻酔薬	鎮痛持続時間	投与量
0.2〜0.375% ロピバカイン	5〜10時間	5 mL
1〜1.5% リドカイン	3〜4時間	5 mL

合は神経内注入の可能性があるため，針先の位置を変更する．筋肉内に局所麻酔薬が広がる場合は神経周囲のコンパートメントに注入できていないので，やはり針先の位置を変更する．超音波画像で低エコー性の局所麻酔薬の広がりを確認しつつ，神経を局所麻酔薬が取り囲むように約5 mL投与する．

COLUMN 1

肩関節脱臼と腕神経叢ブロック

　腕神経叢ブロック斜角筋間アプローチは肩関節周囲の鎮痛も得られることから，肩関節脱臼の整復に対して用いることができる．脱臼整復の麻酔としては，静脈麻酔薬による鎮静であっても末梢神経ブロックであっても，必要な効果は十分得られるが，リカバリに必要な時間や必要とするスタッフは末梢神経ブロックの方が少ないとされ，推奨する文献も多い[10]．

　問題点は斜角筋間アプローチの合併症の多さである．このアプローチは神経根ブロックに近く，全身麻酔下に非超音波ガイドで施行し頚髄損傷をきたした症例も報告されている．気胸のリスクがあるほか，ブロック側の横隔神経麻痺は必発であり，呼吸機能低下例では問題となることがある．十分に習熟した医師であればリスクは高くなく有用な方法であるが，難易度の比較的高いブロックに分類されており，容易に行える手技とは言い難い．

　整復後は痛みがほぼ消失するという疾患の特徴もあり，施設の状況や担当医の習熟度などを考慮して安全に手技を達成できるような麻酔方法を選択すれば良いと考える．

■ 下肢の末梢神経ブロック

A. 解剖

　下肢の神経は腰神経叢と仙骨神経叢の2つの神経叢に由来する　**図18**．

　腰神経叢はL1-L4の脊髄神経前枝から成り，大腿神経，外側大腿皮神経，閉鎖神経，腸骨下腹・鼠径神経，陰部大腿神経に分岐する．腸骨下腹・鼠径神経および陰部大腿神経は下肢とは関係なく，外側大腿皮神経は大腿外側部の皮膚知覚のみであり，閉鎖神経は内転筋と大腿内側の知覚を支配しているが範囲が限局的である．それに比べて大腿骨の大部分，大腿前面と膝，下腿内側の知覚を司る大腿神経はアプローチが容易なわりに支配範囲が広く最も重要なターゲットとなる．大腿神経は大腰筋を貫通後，大腰筋と腸骨筋の間を下行し鼠径部に至る．鼠径管を通って大腿に達した後，縫工筋，恥骨筋，大腿四頭筋への枝を出し，皮枝は大腿前面へ分布した後伏在神経となり，下腿内側および足背内側の知覚を司る．また，大腿骨および股関節の大部分の知覚も支配している　**図19**．

　仙骨神経叢はL4〜S4の前枝から成る神経叢である．坐骨神経，上臀神経，下臀神経，後大腿皮神経が主要な枝であり，その中でも最大の支配領域を持ちアプローチしやすいのは坐骨神経である．坐骨神経は大坐骨孔から梨状筋腹側を通って大腿後面に達する．大腿屈筋群と大内転筋を支配し，膝窩に達する直前で脛骨神経と総腓骨神経に分岐する　**図20**．脛骨神経は内果に向かって下行し，

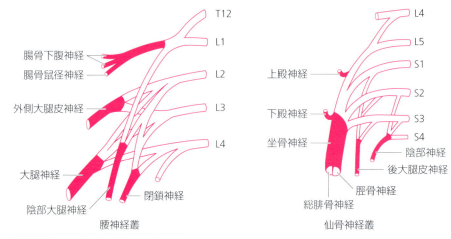

図18 腰神経叢と仙骨神経叢の解剖

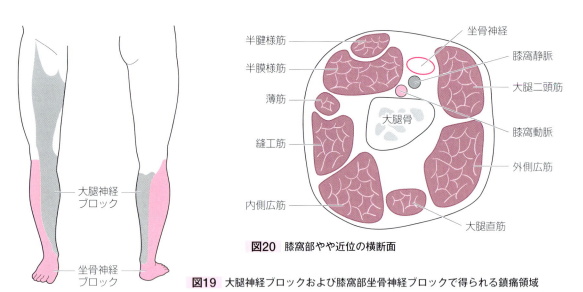

図19 大腿神経ブロックおよび膝窩部坐骨神経ブロックで得られる鎮痛領域

図20 膝窩部やや近位の横断面

主として下腿骨と下腿外背側，足底の知覚を支配する．一方で総腓骨神経は腓骨頭を回って下腿の前面に進み浅腓骨神経と深腓骨神経に分岐し，主として下腿外側から前面にかけての知覚を司る 図19 ．

B．大腿神経ブロック

＜適応：大腿前面，大腿骨，膝，下腿内側の外傷に対する鎮痛，大腿骨頚部・転子部骨折の鎮痛＞

大腿神経は鼠径部で体表面の極めて近くを走行し，隣に大腿動脈が存在することから超音波画像でも明瞭で同定がしやすい．ブロック手技が容易で，血管以外に誤穿刺をする構造物がないため安全性も高い．神経支配が広範囲に及び，大腿骨や膝などの主要な部位の知覚を司るため使用頻度も高い．まず習得するべきブロックである．

1）体位

仰臥位で行う．下腿は軽度外旋位とする 図21 ．側臥位しかとれない場合でも施行できなくはないが，股関節は屈曲させず伸展位とする必要がある．術者は患者の横に立ち，患者の反対側に超音波装置を置く．

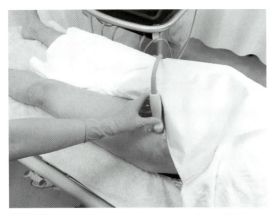

図21 大腿神経ブロックの体位およびプローブ位置

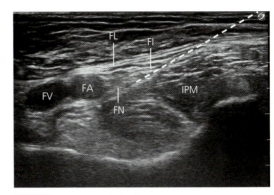

図22 鼠径部の超音波画像
FN：大腿神経，FA：大腿動脈，FV：大腿静脈，IPM：腸腰筋，FI：腸骨筋膜，FL：大腿筋膜．点線は穿刺ラインの例．

2）操作と画像の描出

　高周波数（5〜15 MHz）のリニアプローブを用いる．大腿動脈の直上で，鼠径靱帯と並行でやや遠位に存在する鼠径溝（inguinal crease）に，プローブを垂直に当てる．まず大腿動静脈を見つけるが，大腿神経は大腿動脈のすぐ外側に，三角形の高エコー性の構造物として同定できる 図22．プローブを大腿の長軸に沿ってスライドさせると，鼠径靱帯のやや遠位で大腿動脈から大腿深動脈が分岐するのがわかる．大腿深動脈からはさらに外側および内側大腿回旋動脈が分岐するが，これらの誤穿刺を防ぐため，大腿動脈から大腿深動脈が分岐する位置よりも近位で穿刺する．

3）手技と解説 ▶25

　プローブの外側約 1 cm から，平行法でブロック針を刺入し，超音波画像内を進めていく 図23．大腿神経は大腿筋膜と腸骨筋膜の 2 層の筋膜の下にあり，腸骨筋と同一のコンパートメントとなる．これらの筋膜を確実に貫通しなければ効果は得られずブロックは失敗する．針の角度が浅いと表面を滑ってしまうので，一旦角度を付けて筋膜を貫通した後に神経に向けて針を進めていく感覚で行うと良い．針が大腿神経に近接したら吸引を行って血液逆流がないことを確かめる．注入中にも 5 mL ごとに血液逆流を確認する．注入時抵抗が高い場合や，注入痛がある場合は神経内注入の可能性があるため，針先の位置を変える．超音波画像で低エコー性の局所麻酔薬の広がりを確認しつ

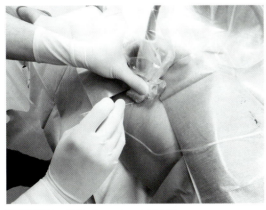

図23 大腿神経ブロックの穿刺方法

表4 局所麻酔薬の選択例（大腿神経ブロック）

局所麻酔薬	鎮痛持続時間	投与量
0.2〜0.375％ ロピバカイン	10〜20時間	10〜20 mL
1〜1.5％ リドカイン	3〜5時間	15〜20 mL

つ，神経を局所麻酔薬が取り囲むように約15〜20 mL 投与する．

C．坐骨神経ブロック　膝窩アプローチ
＜適応：下腿骨，下腿外側，足関節，足，足底の外傷に対する鎮痛＞

　坐骨神経へのアプローチは臀部，前方，膝窩部など複数の方法があるが，坐骨神経の主たる知覚支配領域である下腿から足を十分にカバーし，かつ手技が容易で安全性が高いのは膝窩アプローチである．さらに膝窩アプローチは側方からの穿刺が可能であるので，仰臥位からの体位変換を行わなくて済むという利点がある．

1）体位
　仰臥位，患側を上とした側臥位，腹臥位のいずれでも可能である．仰臥位で行う場合は下腿の下に枕を入れて膝窩の裏にプローブを挿入できるだけの隙間をつくる 図24 ．術者は患者の横に立ち，患者を挟んで反対側に超音波装置を置く．

2）操作と画像の描出
　高周波数（5〜15 MHz）のリニアプローブを用いる．膝窩のしわ（popliteal crease）で下腿と直交する向きに垂直にプローブを当て，膝窩動静脈を同定する．この位置から近位にプローブをスライドさせていくと，そのレベルに個人差はあるが，動静脈の外側浅層に脛骨神経と総腓骨神経が認められ，その2つが合流して坐骨神経になり一つの大きな円形の高エコー性の構造物として認識できる 図25 ．ブロックを行う位置は2つの神経の合流部のやや近位で，神経の深さは皮膚から概ね5 cm 以内である．

3）手技と解説 ▶26
　仰臥位で行う場合は，穿刺位置がプローブと離れているので消毒は大腿外側面だけでも良い．前述のように坐骨神経を同定し，大腿遠位外側で，大腿二頭筋と外側広筋の間から，超音波画像内を通過するようにブロック針を平行に刺入する 図26 ．針は画像では真横から現れるが，他の手技と異なりプローブが上下反転しているため，画像設定を変更しない限り針の操作と超音波画像上の

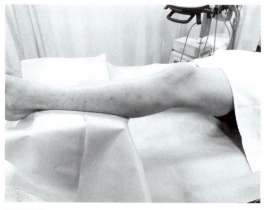

図24　坐骨神経ブロック膝窩アプローチの体位

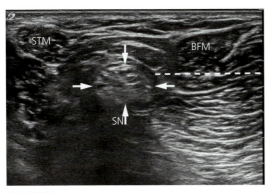

図25-1 大腿後面遠位の横断面超音波画像
SN：坐骨神経，STM：半腱様筋，BFM：大腿二頭筋．
点線は穿刺ラインの例．

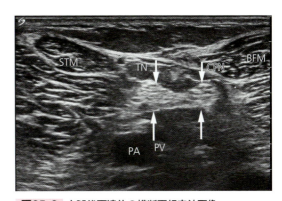

図25-2 大腿後面遠位の横断面超音波画像
坐骨神経分岐後．TN：脛骨神経，CPN：総腓骨神経，PA：膝窩動脈，PV：膝窩静脈，STM：半腱様筋，BFM：大腿二頭筋

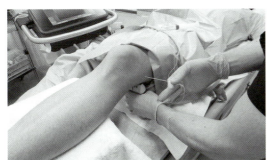

図26 坐骨神経ブロック膝窩アプローチのプローブ位置および穿刺方法

表5 局所麻酔薬の選択例（坐骨神経ブロック膝窩アプローチ）

局所麻酔薬	鎮痛持続時間	投与量
0.2〜0.375％ ロピバカイン	10〜20時間	20〜30 mL
1〜1.5％ リドカイン	3〜5時間	20〜30 mL

動きが逆（mirror image）となる．あらかじめ上下を反転させておくと良い．針が坐骨神経に近接したら超音波画像で針の先端を認識し，吸引をして血液逆流がないことを確かめる．注入中にも5 mLごとに血液逆流を確認する．注入時抵抗が高い場合や，注入痛がある場合は神経内注入の可能性があるため，針先の位置を変える．坐骨神経は末梢神経の中でも最も太い神経であり，周囲の組織も疎であるので，比較的多量の局所麻酔薬を要する．超音波画像で低エコー性の局所麻酔薬の広がりを確認しつつ，なるべく神経を局所麻酔薬が取り囲むように約20〜30 mL投与する．

D．足首ブロック（脛骨神経ブロック）

＜適応：足底の異物除去，足底の外傷の鎮痛＞

足の知覚は大腿神経に由来する伏在神経と坐骨神経に由来する脛骨神経，深腓骨神経，浅腓骨神経，腓腹神経により支配されている．その中で，足底の主要な知覚は坐骨神経の枝である脛骨神経から分岐した外側足底神経，内側足底神経，内側踵骨枝により支配されている．脛骨神経は膝窩動静脈，後脛骨動脈と伴走して下行し，内果の後方を通り足底に至る．下腿中央レベルでは深層を走行しているが，足首のレベルでは浅層に移行するため超音波ガイド下でのブロックが容易になる．これにより足底の鎮痛が得られる上に，坐骨神経ブロックと異なり総腓骨神経がブロックされないため下垂足が発生しないことがメリットである．足底に刺さった異物の除去などが良い適応となる．

1）体位

仰臥位で行う．下腿は軽度外旋とする **図27** ．

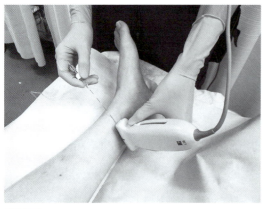

図27 足首ブロック（脛骨神経ブロック）の体位およびプローブ位置

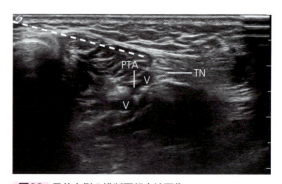

図28 足首内側の横断面超音波画像
TN：脛骨神経，PTA：後脛骨動脈，V：静脈．
点線は穿刺ラインの例．

局所麻酔薬	鎮痛持続時間	投与量
0.2〜0.375％ ロピバカイン	10〜20時間	5 mL
1〜1.5％ リドカイン	3〜6時間	5 mL

表6 局所麻酔薬の選択例（脛骨神経ブロック）

2）操作と画像の描出

高周波数（5〜15 MHz）のリニアプローブを用いる．足関節内果のすぐ上で神経と直交するようにプローブを当てる．カラードプラを用いて後脛骨動脈を同定しその後外側に卵円形の脛骨神経を見つけることができる **図28**．長趾屈筋腱や後脛骨筋腱が近傍を走っているが，動脈との位置関係や長軸方向にスキャンを行って筋への移行を確認して神経と区別する．

3）手技と解説

平行法で前方から針を刺入し，動脈を避けつつ神経周囲に局所麻酔薬を約 5 mL 投与する．動脈と神経の間が近接している場合は交差法で行ってもよい．

《謝辞》
動画の作成にあたってご尽力いただいた，島根大学医学部附属病院手術部教授佐倉伸一先生，島根大学医学部附属病院麻酔科医科医員青山由紀先生に深謝する．

■文献

1) Neal JM, Brull R, Horn JL, et al. The Second American Society of Regional Anesthesia and Pain Medicine Evidence-Based Medicine Assessment of Ultrasound-Guided Regional Anesthesia: Executive Summary. Reg Anesth Pain Med. 2016; 41: 181-94.
2) Stojadinovic A, Auton A, Peoples GE, et al. Responding to challenges in modern combat casualty care: innovative use of advanced regional anesthesia. Pain Med. 2006; 7: 330-8.
3) Gadsden J, Warlick A. Regional anesthesia for the trauma patient: improving patient outcomes. Local Reg Anesth. 2015; 8: 45-55.
4) Upton AR, McComas AJ. The double crush in nerve entrapment syndromes. Lancet. 1973; 2: 359-62.
5) Fleming I, Egeler C. Regional anaesthesia for trauma: an update. Contin Educ in Anaesth Crit Care Pain. 2014; 14: 136-41.
6) Mar GJ, Barrington MJ, McGuirk BR. Acute compartment syndrome of the lower limb and the effect of postoperative analgesia on diagnosis. Br J Anaesth. 2009; 102: 3-11.

7) Cometa MA, Esch AT, Boezaart AP. Did continuous femoral and sciatic nerve block obscure the diagnosis or delay the treatment of acute lower leg compartment syndrome? A case report. Pain Med. 2011; 12: 823-8.

8) Neal JM, Bernards CM, Butterworth JF 4th, et al. ASRA practice advisory on local anesthetic systemic toxicity. Reg Anesth Pain Med. 2010; 35: 152-61.

9) Horlocker TT, Wedel DJ, Rowlingson JC, et al. Regional anesthesia in the patient receiving antithrombotic or thrombolytic therapy: American Society of Regional Anesthesia and Pain Medicine Evidence-Based Guidelines (Third Edition). Reg Anesth Pain Med. 2010; 35: 64-101.

10) Blaivas M, Adhikari S, Lander L. A prospective comparison of procedural sedation and ultrasound-guided interscalene nerve block for shoulder reduction in the emergency department. Acad Emerg Med. 2011; 18: 922-7.

11) 佐倉伸一, 編. 周術期超音波ガイド下神経ブロック改訂第2版. 東京: 真興交易; 2014.

〈石田亮介〉

第 Ⅸ 章　運動器・軟部組織

1 ▸ 骨折

要旨

① 超音波装置の改良により超音波検査で骨折診断が行えるようになった．特に超音波ガイド下の骨折徒手整復は，不必要なX線被曝を避けられる可能性がある．
② 長管骨など左右対象に認められる部位については，患側と健側を比較して評価することが大切である．
③ 超音波検査は特異度が高い検査だが，感度は必ずしも高くないので，超音波検査だけで診断が除外できない場合は他の検査も考慮することが必要である．

　骨折は従来，受傷機転と身体診察で病変部位を推定し，単純X線写真を撮影することで診断を行ってきた．例えば，足関節損傷に対して，Ottawa ankle rule といったような診断指針は，どういった患者に単純X線を撮影するかに役立ち，必要のない単純X線検査を省くことができる[1]．しかし，単純X線単独ではその診断能に限界がある．例えば，小児の骨折は若木骨折や膨隆骨折，骨端線損傷など単純X線写真では診断が困難な骨折形態を示すことも少なくない．単純X線で診断困難な場合，従来は単純CT検査が選択されているが，被曝の問題がある．2012年に複数回以上の単純CT検査により生涯の発がん性が高まるという報告がなされ，可能な限りCTの撮像を控えたい[2]．

　そのため，近年，骨折診断に超音波検査が応用されてきている．症例の蓄積により，頭蓋骨や長管骨，肘関節の骨折評価や関節内血腫の診断に関しての研究がなされ高い感度，特異度を示している[3,4]．また，鼻骨骨折や舟状骨骨折といった微細な部位の診断にも超音波検査が応用されるようになってきた[5,6]．さらに，骨折診断だけではなく，超音波ガイド下手技も行われるようになり，転位のある骨折の徒手整復に超音波検査が応用され，単純X線と遜色ない正確性が示された[7]．

　以下に頭蓋骨骨折や長管骨骨折，肘関節（上腕骨顆上骨折，関節血腫）の評価方法と超音波ガイド下骨折整復法について紹介する．

❶ 正常解剖

　四肢は表層から表皮，皮下組織，筋肉，骨で構成されている．

　筋肉では，筋束は低エコー像を示し，筋束を包んでいる筋膜は高エコー像を示す．短軸像では，筋膜が線状高エコー像を示し，長軸像では筋束の低エコー像と筋膜の高エコー像が層状に観察される．一方，骨は超音波を通さないため，線状の高エコー像として観察される **図1** **図2**．骨折を診断

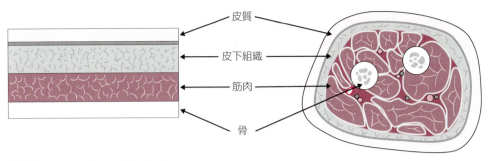

図1 骨・軟部組織の正常解剖のシェーマ

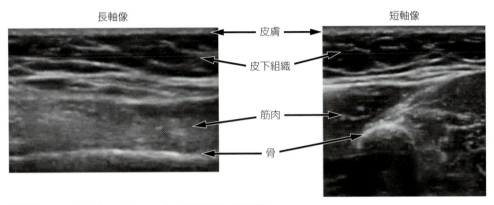

図2 骨・軟部組織の正常エコー像（前腕長軸・短軸像）

する際には，この線状高エコー像の連続性や周囲の軟部組織の変化（血腫形成や筋・靱帯損傷）を観察することになる．

2 走査と画像の描出

■骨折（頭蓋骨，長管骨）の評価方法

①患者の体位の限定はないが，患者の負担がなく，病変部位が適切に走査できる体位を確保する．
②高周波リニアプローブを使用する．
③患側の創や血腫の直上にプローブをあてる 図3 図4 ．
④正常では皮下組織，筋肉の下に高エコーの線がみえる．これが骨皮質である 図2 ．

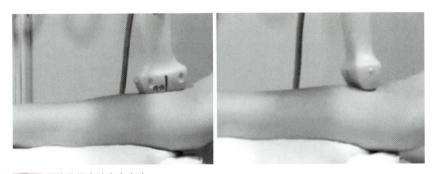

図3 長管骨超音波走査方法
腫脹や血腫のある部位の直上から縦・横走査する．

1. 骨折

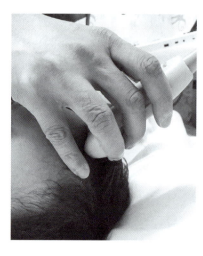

図4　頭蓋骨超音波走査方法
腫脹や血腫のある部位の直上から縦・横走査する．

⑤頭蓋骨や長管骨の連続性を確認し，不連続や段差があれば骨折を考える．
⑥頭蓋骨の場合，縫合線が，長管骨の場合は骨端線で骨折と同じように不連続を呈するため，縫合線や骨端線の解剖学的位置と照らし合わせること，健側の同じ部位と比較することで骨折を鑑別する．

■疾患・病態別の解説

A. 長管骨骨折

　先に示したように，骨折診療のゴールドスタンダードは単純 X 線であるが，単純 X 線では骨折診断が困難な場合がある．Bentohami らの報告によると，前腕外傷で救急外来を来院し，単純 X 線を撮影された患者のうち骨折が認められたのは 50％であり[1]，Heyworth らは，足関節損傷に関しては 15％の患者にしか骨折が認められなかったと報告している[8]．そのため，超音波検査が骨折診療に応用されるようになった．近年の報告では，超音波検査の有効性が示され四肢骨折に対する超音波検査の感度は 85〜100％，特異度 73〜100％であった[9]．

　以下，評価法について解説する．
①患者の体位の限定はないが，患者の負担がなく，病変部位が適切に走査できる体位を確保する．
②高周波リニアプローブを使用する．
③患側の創や血腫の直上にプローブをあてる．
④前腕の長軸像と短軸像を示す 図5 ．線状の高エコーを呈する骨皮質の途絶を認める（図5 赤矢印）．転位の方向や程度を評価する．

B. 関節内血腫

　四肢外傷では，骨折や靱帯などの損傷により関節内に血腫を認めることがある．
　単純 X 線で骨折が認められなくても，関節内血腫があれば，微細な骨折や靱帯損傷が疑われるためその診断は重要である．関節内血腫診断に対しても超音波検査は有効であり，例えば，小児の骨折で最も多い上腕骨顆上骨折の診断に関して X 線で認められる関節内血腫を示唆する fat pad sign を超音波検査で評価し X 線写真よりも特異的に関節内血腫を検出することができると報告された[4]．

　以下，関節内血腫の診断について説明する．
①患者の体位の限定はないが，患者の負担がなく，病変部位が適切に走査できる体位を確保する．
②高周波リニアプローブを使用する．

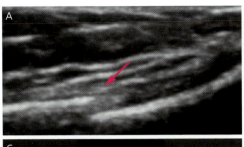
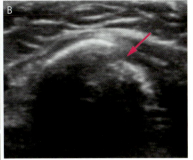
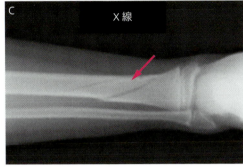

図5 橈骨遠位骨折のエコー像
A. 橈骨長軸像：深部の骨皮質を示す高エコーが途絶している．その部位で骨折している．
B. 橈骨短軸像：長軸と同様に高エコーの骨皮質の途絶を認める．
C. 同部位の単純X線写真；橈骨遠位の斜骨折を認める．

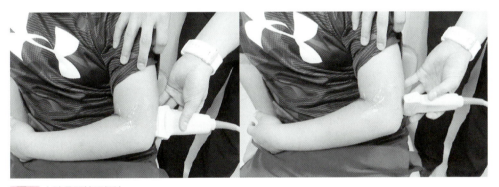

図6 上腕骨関節評価法
図のように肘関節背側・側面から縦・横走査する．

③受傷した関節の直上にプローブをあてる 図6 ．
④線状の高エコーを呈する骨皮質を包むように認められる関節を評価する．正常肘関節と肘関節内血腫を示す 図7 図8 ．

C. 頭蓋骨骨折

意識障害をきたす原因として頭部外傷は代表的なものの一つである．

頭蓋内出血の評価は頭部CT検査で行われることが多いが，小児頭部外傷診療では，頭部CT検査は相当量の被曝を伴うためそれを避けるためprediction ruleが報告されている[10]．また，小児の頭蓋内出血をきたした症例の多くが頭蓋骨骨折を合併していることから英国のガイドラインでは頭蓋内骨折が疑われることがCT適応の一項目とされている[11]．このような背景から数年前から頭蓋骨骨折の超音波診断の報告が認められるようになり，頭部CT検査と比較して感度88％，特異度97％と高い有効性が示されている[12]．

頭蓋骨評価法

①血腫が認められる部位で縦・横走査を行う．

1. 骨折

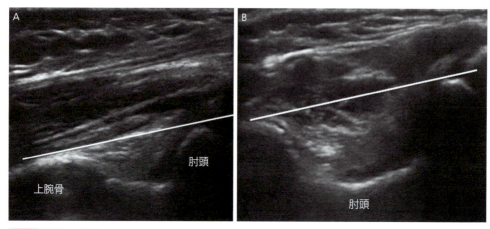

図7 肘関節正常像
A. 肘関節背面長軸像：高エコーを示す骨皮質は連続性を保つ．また，骨皮質外側にある脂肪織は上腕骨と肘頭を結ぶ線を超えることはない．
B. 肘関節背面短軸像：高エコーを示す骨皮質は連続性を保つ．また，骨皮質浅部にある脂肪織は外顆と内顆を結ぶ線を超えることはない．

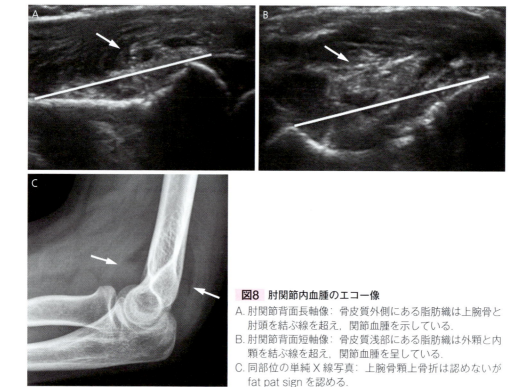

図8 肘関節内血腫のエコー像
A. 肘関節背面長軸像：骨皮質外側にある脂肪織は上腕骨と肘頭を結ぶ線を超え，関節血腫を示している．
B. 肘関節背面短軸像：骨皮質浅部にある脂肪織は外顆と内顆を結ぶ線を超え，関節血腫を呈している．
C. 同部位の単純X線写真：上腕骨顆上骨折は認めないがfat pat signを認める．

②縫合線と骨折線が鑑別困難な場合があるため，健側と比較して評価する．

D. 鼻骨骨折

鼻骨骨折は顔面外傷の中で比較的多い損傷であるが，診断が遅れると整容的合併症を生じ，また比較的早期の整復が望まれるため，その診断は重要である．

診断は従来単純X線や単純CT検査で行われているが，単純X線の診断精度は十分とは言えな

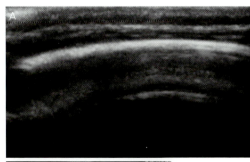
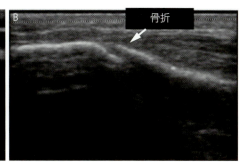
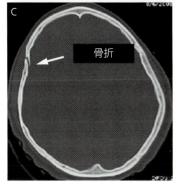

図9
A. 右側頭骨　正常像：高エコーを示す骨皮質は連蔵性を保つ．
B. 頭蓋骨骨折のエコー像：高エコーを示す骨皮質の途絶を認める．
C. 同部位に骨折（右側頭骨骨折）を認める．

い．一方単純 CT 検査は詳細な診断が可能であるが，被曝の問題があるため，なるべくなら撮像は控えたい．Mohammadi らの報告では，成人の鼻骨骨折診断に関して，単純 CT と比較した時の感度，特異度は，単純 X 線で 79％，95％，超音波検査で 100％，91％と超音波検査の方が優れている[13]．また，小児患者においても感度 91.7％，特異度 92.3％と超音波検査は鼻骨骨折の診断に有効である[5]．

鼻骨評価表　図10　図11　図12
①高周波リニアプローブを用いて，鼻骨の頭側から尾側へ横走査を行う．
②頭側から順に鼻骨，外側鼻軟骨，鼻中隔，鼻翼軟骨が観察される．
③長管骨骨折の診断同様，高エコー像を示す骨皮質の連続性を評価する．
④腫脹部位を中心に，左右を比較しながら評価するのが大切である．

E．ガイド下長管骨骨折整復

　長管骨骨折治療は，外傷により転位した骨を生理的な解剖学的位に戻し，骨融合を促すことであるが，その方法には観血的治療と徒手整復がある．救急外来診療ではしばしば骨折の徒手整復を行うことがあるが，X 線透視画像を見ながら整復位を確認するのが一般的である．しかし，近年，骨折の診療を超音波検査で行えるという報告がなされてから，徒手整復も超音波画像をガイドにして行われるようになってきた．Kodama らの報告では成人の前腕骨折において，超音波ガイド下の骨折整復法の成功率は 95％で X 線透視（94％）と比べて遜色ない結果であった[14]．また，小児患者においても，X 線と比較して感度 97％，特異度 100％と高い有効性を示した[7]．これらの結果により，超音波ガイド下徒手整復の有効性が示され，X 線透視による不必要な被曝が避けられる可能性がある．

①徒手整復の準備が整ったのち，整復前に骨折部位を評価する．受傷部位の前面，後面，側面から縦走査（必要があれば横走査）を行う．転位の方向と程度を記録する　図13　図14．

1. 骨折

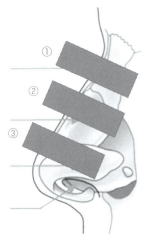
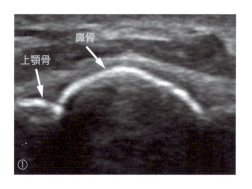

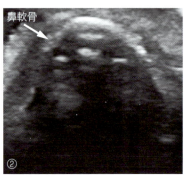
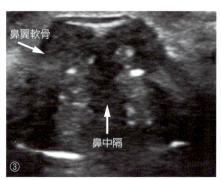

図10 鼻骨の解剖
鼻骨．上に凸の半円状の高エコー像を呈する．
尾側にプローブをスライドさせると鼻翼軟骨と鼻中隔が認められる．
鼻骨の高エコー像の連続性や途絶を評価する．また，鼻中隔の変形も観察する．

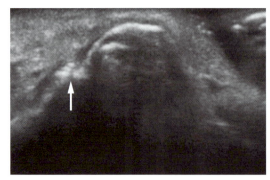
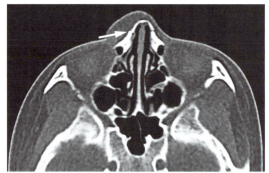

図11 鼻骨骨折．高エコー像を呈する鼻骨の途絶が認められ，鼻骨骨折が疑われる．

図12 同症例の顔面CT写真
エコーで観察された部位に鼻骨骨折を認める．

②適切な鎮痛（±鎮静）を行い，徒手整復を行ったのち，同部位を再度走査して，整復位が良好であることを確認する **図15** ．
③整復位が良好であれば，ギプス固定を行い処置を終了する．必要に応じて整復処置後のX線を撮影する．

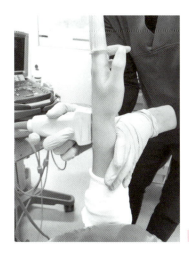

図13 「長管骨骨折」で示したように骨折部位直上から走査する.

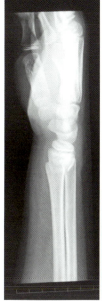
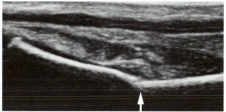
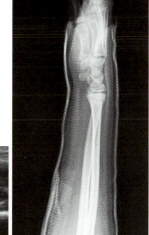

図14 橈骨遠位端骨折の男児例
（左）単純 X 線：背側転位を伴う橈骨遠位端骨折を認める.
（右）超音波検査（橈骨背側長軸像）：X 線と同じように背側転位を伴う骨折を認める.

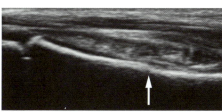

図15 徒手整復後の単純 X 線と超音波画像
（左）単純 X 線：整復後，背側転位は改善し整復位は良好である.
（右）超音波検査（橈骨背側長軸像）：整復前に認められた背側転位は改善している.

1. 骨折

　以上，骨折診療における超音波検査を解説した．超音波検査は低侵襲で繰り返し行うことができる検査であるため，救急領域（POC）での有効性は高いと考えられる．本稿がよりよい診療の一助となれば幸いである．

■文献

1) Bentohami A, Walenkamp MM, Slaar A, et al. Amsterdam wrist rules: a clinical decision aid. BMC Musculoskelet Disord. 2011; 12: 238.

2) Pearce MS, Salotti JA, Little MP, et al. Radiation exposure from CT scans in childhood and subsequent risk of leukaemia and brain tumours: a retrospective cohort study. Lancet. 2012; 380 (9840): 499-505.

3) Chartier LB, Bosco L, Lapointe-Shaw L, et al. Use of point-of-care ultrasound in long bone fractures: a systematic review and meta-analysis. CJEM. 2017; 19 (2): 131-42.

4) Eckert K, Janssen N, Ackermann O, et al. Ultrasound diagnosis of supracondylar fractures in children. Eur J Trauma Emerg Surg. 2014; 40 (2): 159-68.

5) Tamada I, Mori T, Inoue N, et al. An algorithmic approach using ultrasonography in the diagnosis of pediatric nasal bone fracture. J Craniofac Surg. 2017; 28 (1): 84-7.

6) Tessaro MO, McGovern TR, Dickman E, et al. Point-of-care ultrasound detection of acute scaphoid fracture. Pediatr Emerg Care. 2015; 31 (3): 222-4.

7) Chen L, Kim Y, Moore CL. Diagnosis and guided reduction of forearm fractures in children using bedside ultrasound. Pediatr Emerg Care. 2007; 23 (8): 528-31.

8) Heyworth J. Ottawa ankle rules for the injured ankle. BMJ. 2003; 326 (7386): 405-6.

9) Douma-den Hamer D, Blanker MH, Edens MA, et al. Ultrasound for distal forearm fracture: a systematic review and diagnostic meta-analysis. PLoS One. 2016; 11 (5): e0155659.

10) Kuppermann N, Holmes JF, Dayan PS, et al. Identification of children at very low risk of clinically-important brain injuries after head trauma: a prospective cohort study. Lancet. 2009; 374 (9696): 1160-70.

11) Davis T, Ings A, National Institute of Health and Care Excellence. Head injury: triage, assessment, investigation and early management of head injury in children, young people and adults (NICE guideline CG 176). Arch Dis Child Educ Pract Ed. 2015; 100 (2): 97-100.

12) Rabiner JE, Friedman LM, Khine H, et al. Accuracy of point-of-care ultrasound for diagnosis of skull fractures in children. Pediatrics. 2013; 131 (6): e1757-64.

13) Mohammadi A, Ghasemi-Rad M. Nasal bone fracture—ultrasonography or computed tomography? Med Ultrason. 2011; 13 (4): 292-5.

14) Kodama N, Takemura Y, Ueba H, et al. Ultrasound-assisted closed reduction of distal radius fractures. J Hand Surg Am. 2014; 39 (7): 1287-94.

〈森　崇晃〉

第 IX 章　運動器・軟部組織

2　軟部組織感染・異物

要旨

① 皮膚軟部組織感染を疑った場合には，身体所見に加えて超音波を使用することで診断を確実につけることができる．

② 特に侵襲的加療を要する皮下膿瘍の有無を判断するときには，積極的に超音波を使用した方がよい．

③ 壊死性筋膜炎を示唆する超音波所見として STAFF（subcutaneous thickening, air, fascial fluid：皮下肥厚・空気・筋膜周囲の液貯留）といったものが参考所見となる．

④ 壊死性筋膜炎を疑う場合は，超音波は有用だが，CT/MRI などの感度の高い検査および治療を遅らせないことが重要である．

⑤ 皮下異物は，X 線検査で異常がなくても，皮下異物を疑う場合は超音波を使用した方がよい．

⑥ 異物除去の際には，超音波ガイド下に除去を行うことでより確実に除去することができる．

　皮膚軟部組織感染の中でも特に蜂窩織炎は頻度が高く，米国の研究では下肢の蜂窩織炎の罹患率は 10 万人当たり約 200 人と報告されている．蜂窩織炎の診断は基本的には皮膚所見で臨床的に診断され，皮膚の発赤・腫脹・熱感・疼痛・発赤部位に一致した圧痛といった所見にて診断がなされている．蜂窩織炎の治療において臨床家を悩ませるものとしては皮下膿瘍を合併している場合である．皮下膿瘍を疑った場合にはドレナージなどの処置を要するため，蜂窩織炎単独なのか皮下膿瘍を合併しているのか診断に苦慮しているのが現状である．昨今超音波を使用することで，皮下膿瘍の有無の診断が正確にできるようになっている．2016 年のシステマティックレビューにおいて，超音波を使用した皮膚軟部組織感染・皮下膿瘍の診断について感度 97%・特異度 83%，陽性尤度比 5.5・陰性尤度比 0.04 といった結果が出ている[1]．超音波による診断の有用性は明らかであり，特に臨床所見から皮下膿瘍と蜂窩織炎の区別がつきにくい時には積極的に超音波を使用することが勧められる[2]．

　臨床医を悩ませる皮膚疾患として，皮下異物がある．皮下異物の診療を難しくしているものが，異物の同定が難しいことである．診察上で異物を触知できる患者であればいいが，患者が異物感を訴えていても触知できないこともしばしば経験する．

　皮膚科緊急疾患でもある壊死性筋膜炎については，超音波に関するエビデンスが乏しく，超音波のみでの診断を行うことはできないものの，超音波を行うことで得られる所見も認められており，

ベッドサイドで行う価値は十分あると思われる．

1 正常解剖

軟部組織のベッドサイド超音波で画像化される構造体は，主に皮膚，皮下組織，筋膜および筋肉である ．

皮膚は2つの層からなる：表面の表皮とより深く，より厚い真皮．真皮の下に位置する皮下組織は，結合組織中隔および脂肪小葉からなる．靱帯は，より深い構造であり，緻密で繊維状の膜である．筋肉は，長い筋肉繊維が束ねられて束縛されている．結合組織の様々な層が，個々の筋肉繊維，束，および筋肉全体を取り囲んでいる

ベッドサイドの超音波検査に典型的に使用される装置では，表皮および真皮を区別することができない．それらは一緒に，薄い，高エコー層として表示される．皮下層は超音波で低エコーであり，2つの成分を有する（一つは低エコー像の脂肪，もう一つは皮膚とほぼ平行に走行している高エコーな線状像）．静脈および神経は，皮下層内で視覚化することができる．

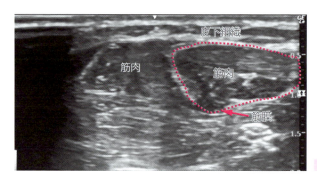

図1 正常解剖（前腕部）

2 走査と画像の描出

皮膚病変の検索には，リニアプローブを使用．エコーゼリーをたっぷり使用することで 図2 ，浅い部分まで見やすくなる．もし深い組織の病変を観察する場合にはコンベックスプローブを使用する．

浅い部分の描出については，皮下異物の項で記載している．"stand off pad" の使用や "water bath" という手法を用いることで，良好な画像が得られる．

3 疾患・病態別の解説

■ 蜂窩織炎・皮下膿瘍

身体所見のみでの診断は皮膚軟部組織感染・皮下膿瘍あわせて感度75〜95%・特異度60〜84%であるが，超音波を使用することで感度90〜98%・特異度67〜88%になるという報告がある．2016年のシステマティックレビューにおいては，超音波を使用した皮膚軟部組織感染・皮下膿瘍の診断で感度97%・特異度83%，陽性尤度比5.5・陰性尤度比0.04となっている[1]．超音波を使用することで，皮下膿瘍の有無についての診断が17%の患者で変わったとの報告もあり，ドレナー

2. 軟部組織感染・異物

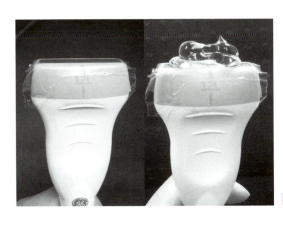

図2 エコーゼリーはたっぷりと使用する

ジや切開を要するのかは，やはり超音波で確認を行った方がよいと思われる[2]．

蜂窩織炎が疑われた場合，健常皮膚から超音波を当て上記の正常所見が認められることを確認し，そこから発赤や腫脹をきたしている部位にスライドさせていくことで所見を指摘しやすくなる．

蜂窩織炎の超音波所見として有名なものは皮下組織の敷石状変化（cobble stone appearance）である 図3．これは図に所見を示すが，蜂窩織炎が進行し，皮下の液体の量が増加することで高エコーの脂肪の小さな塊として描出される．

注意すべきこととして，この敷石状変化は蜂窩織炎に特異的なものではなく，心不全のような皮下の浮腫をきたす疾患でも認められることである．心不全のような皮下の浮腫であるのか，炎症（蜂窩織炎）なのかを鑑別する手段の一つとしては，ドプラを使用することである．炎症が起きている部位では血流が増加している所見が得られる．ドプラは必ず行うべきものではなく，たいていの場合はドップラーを使用せずに診断を付けることができる．

皮下膿瘍は，波動が触れる部位に超音波を当て，様々なエコー像を呈する内容物を含んだ塊を認める．この部位をプローブで圧迫することで，膿である内容が渦巻くような動きをしたり，塊自体が動いたりするようなことがある．囊胞と違い，一般的に膿瘍の辺縁ははっきりしないことが多い．

超音波を使用することで，不要な切開やドレナージを減らすことができるため，身体所見にて疑った場合は積極的に超音波を使用すべきである．逆に蜂窩織炎と思われる患者の中にも超音波を当てることで皮下膿瘍を合併している例もあるため，蜂窩織炎のみと思われる場合でも超音波は有用である．

身体所見で皮下膿瘍がないと思われた患者のうち23%で超音波にて皮下膿瘍を認め，皮下膿瘍が疑われた症例のうち13%が超音波にて皮下膿瘍を認めなかったという報告がある[2]．

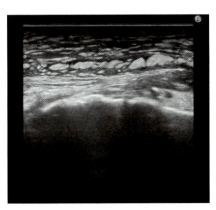

図3 蜂窩織炎の画像
皮下の敷石状変化（cobble stone appearance）を認める

■ 壊死性筋膜炎

　皮膚軟部組織感染の中でも生命を脅かす疾患である壊死性筋膜炎に対する超音波検査の有用性は様々な症例報告などで挙げられているものの，まだエビデンスとして十分ではなくエキスパートオピニオンの域を出ていない[4]．

　そのため現状では壊死性筋膜炎を疑った場合は感度が高いCTやMRIの検査を行い，治療開始を遅らせないようにすることが重要である．しかしすぐにCTやMRIを行えない場合などに超音波検査を行って，壊死性筋膜炎を示唆する所見の有無を確認することは有用であると思われる．

　超音波所見としては，皮下組織・筋肉の腫脹を伴った低エコーの液体が貯留した肥厚筋膜を認める．空気（ガス）が存在するとシャドーを伴う明るいエコー領域として現れることがある．

　壊死性筋膜炎を疑う超音波所見として，STAFF（Subcutaneous Thickening, Air, Fascial Fluid：皮下肥厚・空気・筋膜周囲の液貯留）といったものが参考所見となる[5]．

　空気と石灰化のシャドーの区別としては，石灰化の場合はその奥は全くエコーが入らない像が得られるものの，空気の場合は汚いシャドーが引く像が得られる[6,7]．

■ 皮下異物

　皮下異物は診察上で異物を触知できる症例もあるが，患者が異物感を訴えていても触知できないこともしばしば経験する．また異物の部位や大きさを検索するためにX線を撮影したとしても，ガラスや鉄なら映るものの，木片などは画像上はっきりせずにさらに苦慮することもある．

　超音波を使用することで，X線に映りにくい異物や小さな異物であっても見つけ出すことができる．2015年のメタアナリシスでは皮下異物診断の感度72%・特異度92%となっている．また超音波を使用するメリットとして，診断だけでなく1mm以内の誤差で異物の大きさを測定できることと，異物除去を超音波ガイド下で行うことができることが挙げられる．

　リニアプローブを使用し，異物があると思われる部位を検索する 図4 ．なお，その際に"stand off pad"と言われるものを使ってもよい．これを使用することで皮下の浅いところにある構造までしっかりと評価できる．（商品としてもあるが，代用としてゴム手袋にエコーゼリーや水を入れたものや，点滴バッグを使用することもできる 図5 ）．

　手や足のような部位であれば，水の中に入れる（"water bath"）ことで描出しやすくなる[8,9]．

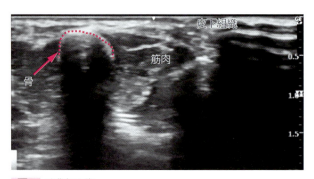

図4　手背部正常
手背部など皮下組織が多くない部位であると，皮下の構造がわかりづらい．
図5のstand off padや図6のwater bathという方法を用いると浅い部分の構造がわかりやすくなる．

2. 軟部組織感染・異物

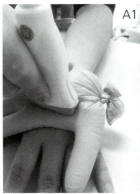
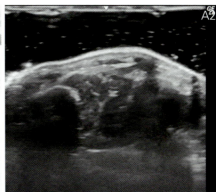
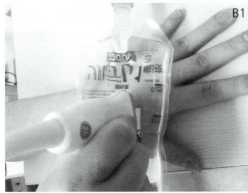
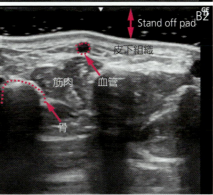

図5 stand off pad（手製）超音波画像は図4とほぼ同じ部位
A1: ゴム手袋に水を入れて代用
A2: ゴム手袋使用時に得られる画像
B1: 点滴バッグを代用
B2: 点滴バッグ使用時に得られる画像
どちらも封入している空気が問題になるが，軽く圧迫することで空気を描出したい部位からずらすことができる．

図6 ．

異物は高エコー像を呈する **図7** ．木やプラスチックのような材質はシャドーを引く傾向にある．金属物は acoustic shadow や comet tail artifact を引く傾向にある．

異物の刺入部を通して，長軸と短軸でスキャンを行い，異物を見つけたら異物の大きさと皮膚からの深さを計測する．また異物周囲の血管がないかも検索を行う．

表1 よりわかるように X 線に映らないものも，超音波ではかなり確認できる．木材は CT でも評価しにくいため検索は超音波が有用．

4 ガイド下手技と解説

画面の中央に異物を位置させ，切開を行う位置をマーキングする．切開前にリドカインにて局所麻酔を行ったうえで切開を行う．

異物を長軸で映しながら鉗子などを超音波ガイド下に挿入し，対象物の方へ誘導する．もし長軸像で除去できなければ短軸像で試みる．この方法は線形の異物に対して有効である．

2. 軟部組織感染・異物

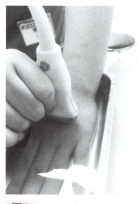
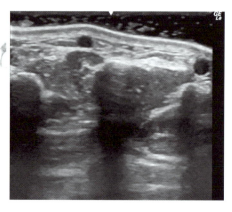

図6 water bath
①水またはぬるま湯の中に入れて描出.
②ポイントはプローブを直接皮膚にあてるのではなく，少し浮かすことで良好な画像が得られる.

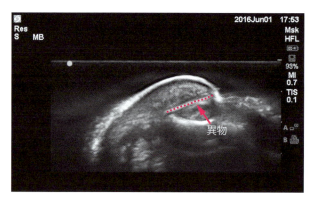

図7 皮下異物
高輝度の直線状の異物が確認できる

表1 異物の種類による超音波・X線・CTでの見え方

	超音波		X線		CT	
	骨の上	筋肉内	骨の上	筋肉内	骨の上	筋肉内
金属	3+	4+	4+	3+	4+	4+
ガラス	3+	4+	2+	2+	3+	4+
木材	2+	3+	×	×	×	1+
石	3+	3+	3+	2+	4+	4+
アクリル	2+	1+	×	×	1+	2+
グラファイト	3+	3+	×	2+	3+	4+
ベークライト	1+	3+	×	×	2+	2+

4+：非常によく見え，詳細まで確認できる
3+：よく見える
2+：はっきりとは見えない
1+：ほとんど見えない
×：全く見えない
(Aras HM, et al. Dentomaxillofac Radiol. 2010; 39: 72-8[8]) より一部改変)

■文献

1) Subramaniam S, Bober J, Chao J, et al. Point-of-care ultrasound for diagnosis of abscess in skin and soft tissue infections. Acad Emerg Med. 2016; 23 (11): 1298-306.

2) Squire BT, Fox JC, Anderson C. ABSCESS: applied bedside sonography for convenient evaluation of superficial soft tissue infections. Acad Emerg Med. 2005; 12 (7): 601-6.

3) Davis J, Czerniski B, Au A, et al. Diagnostic accuracy of ultrasonography in retained soft tissue foreign bodies: a systematic review and meta-analysis. Acad Emerg Med. 2015; 22 (7): 777-87.

4) Malghem J, Lecouvet FE, Omoumi P, et al. Necrotizing fasciitis: contribution and limitations of diagnostic imaging. Joint Bone Spine. 2013; 80: 146-54.

5) Castleberg E, Jenson N, Dinh VA. Diagnosis of necrotizing faciitis with bedside ultrasound: the STAFF Exam. West J Emerg Med. 2014; 15 (1): 111-3.

6) Buttar S, Cooper D Jr, Olivieri P, et al. Air and its sonographic appearance: understanding the artifacts. J Emerg Med. 2017; 53 (2): 241-7.

7) Thom C, Warlaumont M. A Necrotizing fasciitis fake out on point-of-care ultrasound-watch the shadow. J Emerg Med. 2017; 52 (4): 523-6.

8) Aras MH, Miloglu O, Barutcugil C, et al. Comparison of the sensitivity for detecting foreign bodies among conventional plain radiography, computed tomography and ultrasonography. Dentomaxillofac Radiol. 2010; 39 (2): 72-8.

9) Budhram GR, Schmunk JC. Bedside ultrasound AIDS identification and removal of cutaneous foreign bodies: a case series. J Emerg Med. 2014; 47 (2): e43-8.

〈東　裕之〉

第X章 病態・症候別活用

1 外傷初期診療

要旨

① 近年交通事故は減少傾向にある反面，高齢化社会を反映した外傷は増加傾向にある．
② 防ぎ得た外傷死を減らすために，出血性ショックなど生命を脅かす病態に対してFAST/EFASTの実施が推奨されている．

　不慮の事故は，現在でも主要な死因である．交通事故による死亡は昭和40年頃にピークを迎えた以降，単車走行中のヘルメットの装着義務化，昭和45年には自動車運転中のシートベルトの装着が義務化され，平成14年に飲酒運転が厳罰化された．近年は衝突安全ブレーキなどを導入した乗用車の販売が主流であり，自動車そのものの機能向上による予防安全・衝突安全技術も発達している．こうした背景を受けて，交通事故・死亡事故は年々減少傾向にある．しかしながら，交通事故発生件数は2016年の警察庁の発表によると，いまだ年間約50万件発生しており，死傷者数は約62万人いるとされる　図1　．次代を担う若年者が事故の被害者となることが多く，不慮の事故は若年者の死亡原因の上位に入る．一方，超高齢化社会を背景とした高齢者の転倒・転落による外傷，交通事故例も増加傾向にある．外因死は総死因の6位であり，救急医療における外傷診療はいまだ重要な領域の一つである．

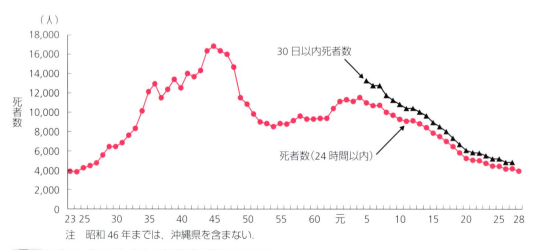

図1　平成28（2016）年中の交通事故死者数について
交通事故死者数の推移〔昭和23（1948）年〜平成28（2016）年〕
警察庁

❶ 外傷初期診療

　交通事故など，不慮の事故による外傷患者は搬送後ただちに死亡する重症例も多い．このため，通常の診療手順では対応が遅れ，致死的となり得る．例えば，一般外来で順番をまち，患者から病歴・既往などを細かく聴取し，検査・治療プランを立てて……とはいかない．迅速に漏れなく系統的に全身の診察を行い，素早く必要な検査・治療を行っていく必要がある．場合によっては救急外来処置室での開胸・開腹といった緊急手術が救命に不可欠となる．本邦では系統だった外傷診療を進めていくうえで，Japan Advanced Trauma Evaluation and Care（JATEC™）[1]に沿って診療が行われることが多い．JATEC™による外傷初期診療普及の目的は，防ぎ得た外傷死（preventable trauma death）をなくすことである．防ぎ得た外傷死の多くは出血性ショックや緊張性気胸・心タンポナーデなどが原因であることが多く，これらの原因・病態を早期認識・診断し，早期治療介入することが重要である．具体的には，まず primary survey で ABCDE アプローチを用いて患者の生理学的異常を評価する．すなわち A（Airway：気道），B（Breathing：呼吸），C（Circulation：循環），D（神経学的異常：Dysfunction of central nerve system），E（保温・脱衣：Environmental control・Exposure）である．A の異常を認めた場合は気管挿管，B の異常を認めた場合は酸素投与や気胸などが原因の場合は胸腔ドレナージ，D の異常を認めた場合は A~C を安定させた後に頭部 CT 撮影を検討する．

　循環の異常，すなわちショックの徴候として，活動性出血や冷汗の有無，橈骨動脈の充実具合などの身体所見を評価する．しかし，身体所見だけでショックの原因検索を行うことには限界があるため，画像診断を併せて行う．具体的にはポータブル X 線撮影，エコーなどである．CT も非常に有用な検査であるが，通常 CT 室への移動には時間を要する．また移動の際に生じる振動や剪断力で一時的に止血し得た臓器から再度出血し，患者の全身状態が増悪する可能性もある．通常 CT 撮影のための移動がリスクとなってしまうため，ショックを呈している患者は CT 検査を行うかどうかの判断も，外傷治療戦略において重要である．近年では診察処置台，CT，血管撮影装置などが一つに組み合わさったハイブリッド ER の有効性が注目されている[2]が，どこの医療機関にもあるわけではなく，またコスト面からも，普及にはまだまだ時間が必要であろう．

　外傷におけるショックの原因はほとんどが出血性ショックである．外出血は体表上から観察でき，診断も比較的容易であるが，内出血，とりわけ体幹の内出血は身体所見のみでは判断できない．体幹の出血貯留部位は胸腔内，腹腔内，後腹膜腔内の 3 か所であり，これらを X 線，エコーで検索していくこととなる　**図2**．ポータブル X 線では胸部と骨盤を撮影し，それぞれ大量血胸，骨盤骨折を評価する．エコーでは，胸腔内と腹腔内の出血を検索する．

❷ FAST（focused assessment with sonography for trauma）

　外傷診療でのエコーは FAST（focused assessment with sonography for trauma）と呼ばれるアプローチで胸腹部の出血源を検索していく．腹腔内出血では FAST 以外に CT や診断的腹腔洗浄といった方法もある．しかし，これらは被曝の問題やコストも高く，侵襲的である．その点，超音波による検査は侵襲が少なく，救急外来で速やかに，簡便に，かつ繰り返し行うことができるといった利点がある．FAST による腹腔内出血の検出は，比較的良好であることが報告されている[3]．外傷診療でFASTを実施することで，CT 実施率の低下や医療費の削減なども報告されており[4]，本

邦では外傷診療における基本かつ必須の手技である．また前述したように，血行動態が不安定な重傷外傷においては，CT検査に行くこと自体が危険である．このため生理学的評価に加えてFASTの所見のみから緊急止血手術に踏み切ることもしばしばある．エコーが重症外傷症例の治療方針決定に非常に重要な役割を果たしている．一方で弱点もある．後述するが，検査者の技量や体格，負傷部位などから十分に検査ができず，偽陰性となることも報告されている．FASTの限界を十分認識し，繰り返し行うことや，FASTに固執せずCT検査に踏み切ることも必要である．またFASTは体腔内の出血を判断するものである．実質臓器の観察や出血源などを検索する目的ではない．そのため，FAST陰性であることは，内臓臓器損傷がないことの証明にはならない．例えば，全身状態が落ち着いているが，腹痛のある外傷患者にFASTを実施したが陰性であったため一旦帰宅としても後日腸間膜損傷による出血性ショックで搬送されてくるという事例もありうる．また実質臓器の被膜下損傷は腹腔内出血をきたさない場合もある．そのため，受傷起点やvital，症状，他の検査から総合的に判断し，CT検査を実施する必要がある．FASTに限らないが，適応を守り，その検査結果の解釈を誤らない診療姿勢が重要である．

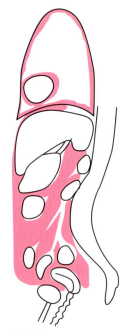

図2 FASTで評価すべき腔

■FASTの走査方法

　患者は診察台の上で仰臥位の状態であることが多いため，重力の影響で血液は背側に貯留することが多い．そこでFASTでは **図3** のように心膜腔・Morrison窩・右胸腔・脾周囲・左胸腔・膀胱直腸窩（Douglas窩）を，コンベックスプローブを用いて評価していく．必ずしもこの順に評価する必要はなく，受傷部位や受傷起点などから評価順序を変更してもかまわないが，観察し忘れる部位がないように注意する必要はある．全ての部位を5分以内に評価し終えることが望ましいが，習熟すれば1分以内に全ての部位を評価可能であり，初期研修医レベルでも十分描出可能である．しかし，繰り返しになるが，検査者の技量などによって検出力が異なることは認識する必要がある．以下に具体的な観察方法を示す．

A. 心膜腔

　心窩部からアプローチし，頭側を見上げるように観察する．肥満体型などはプローブを心窩部にめり込むぐらい圧迫する必要がある場合もある．心膜腔では心嚢液の有無を観察する必要があり，心嚢液は心臓周囲にecho free spaceとして描出される．患者の循環動態が不安定で，心嚢液による心タンポナーデを認めた場合は，直ちに心嚢穿刺や心嚢開窓術による解除が必要となる．なお，心膜外には脂肪沈着があり，それを心嚢液と誤認する場合があり注意が必要である．心窩部からのアプローチが難しいようであれば，傍胸骨左縁からのアプローチでも問題ない **図4** ．

B. Morrison窩・右胸腔

　Morrison窩は右肋間からのアプローチで観察する．肝損傷をエコーで診断できる場合もあるが，多彩な所見を呈することもあり，所見に欠く場合もある[5]．FASTの目的は実質臓器損傷を検出するのではなく，循環不全の原因となりうる出血などを発見することが目的であり，肝実質をじっく

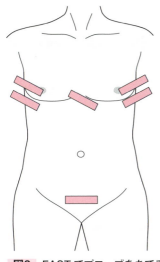

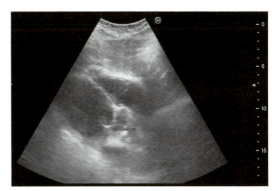

図4 心窩部アプローチ．心嚢液の有無を確認する．

図3 FAST でプローブをあてる主な位置

りと観察することはしない．Morrison 窩も心嚢腔同様に echo free space を検出するように観察する．右胸腔はそのまま上位肋間背側にプローブを移動させれば観察が可能となるが，肺実質で胸腔が観察しにくく，皮下気腫などがある場合は観察できないことがしばしばある 図5 ．

C．左脾周囲・左胸腔

左肋間アプローチで観察する．脾臓は肝臓と比較すると小さく背側に位置するため，やや描出にはコツが必要であり，傷病者の背側から観察するよう走査する．左胸腔は右胸腔と同様に，脾臓を描出した後にそのまま上位肋間背側にプローブを移動させて観察する．右胸腔と比較すると観察不良となることもしばしばあるため，繰り返しの検査や胸部 X 線などと併せて評価する必要がある 図6 ．

D．膀胱直腸窩（Douglas 窩）

膀胱直腸窩を観察する場合は恥骨上にプローブをあてる．膀胱周囲の echo free space を検索するが，膀胱が虚脱していると観察が困難となる場合もある．また特に若年女性の場合，Douglas 窩

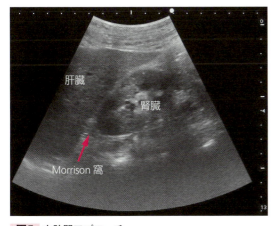

図5 右肋間アプローチ
Morrison 窩の echo free space と，左胸腔を確認する．

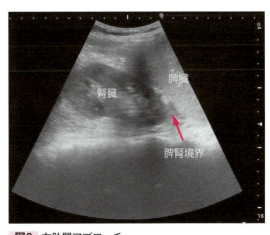

図6 左肋間アプローチ
脾腎境界および左胸腔の echo free space を確認する．

に生理的腹水が少量検出されることもしばしばある．受傷部位やvitalなどを総合的に判断し，必要であるならばCT検査も考慮する必要がある 図7．

止血術の適応について

　FAST陽性で初期輸液療法を行っても循環動態が安定しなければ，追加でCT検査などは行うべきではない．検査の移動やそれに要する時間がさらなる状態悪化を引き起こすからである．直ちに輸血を開始し，その場で緊急止血術を行わなければ救命困難である．

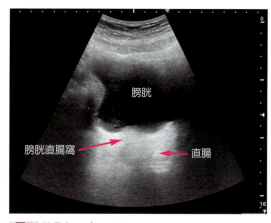

図7　恥骨上アプローチ
膀胱直腸窩（Douglas窩）を観察する（横断像）．

3 EFAST（extended FAST）

　近年ではFASTに加えて気胸を評価するextended FAST（EFAST）が普及している．本来エコーは空気とは相性が悪い．大量の空気を含み，また肋骨の影響でwindowの狭い肺はエコーによる観察は適さないと考えられていた．しかし，1987年に気胸の症例報告があって以降は気胸に対する超音波検査の研究がなされ，近年では肺に対するエコー検査は確立されつつある[6]．胸膜観察にはリニアプローブが適切であるが，患者の状態が悪く，プローブの切り替えに時間を要する場合は，コンベックスプローブでも観察は十分可能である．肺エコーの詳細な描出は他稿に譲る．EFASTにおける肺エコーの役割は気胸の診断である．軽微な気胸の場合，ポータブルX線では気胸を診断できず，CTで初めて気胸が診断される場合がある（occult pneumothorax）．ドレナージが不要な場合は問題とはならないが，陽圧換気が必要な場合は時として緊張性気胸となり，呼吸循環動態のさらなる悪化を招きかねない．こうした状況を防ぐために肺エコーを実施し，lung sliding/lung pulseの消失やlung pointを確認して気胸を診断することは外傷診療に置いて重要である（気胸の動画 ▶27）．緊張性気胸の場合，X線による評価を待っていては，手後れとなることがある．従来は，生理学的・解剖学的評価から緊張性気胸の診断を行い，すぐさま緊急脱気・ドレナージ術を行ってきた．近年ではこの肺エコーの手技による気胸の診断方法が確立しており，生理学的評価に加えてエコーを素早く行うことで緊張性気胸の確定診断に至ることが可能となった．EFASTの気胸検出力は高く，今後も外傷診療において活躍の場を広げるであろう[7]．

　EFASTとは異なるが，気道管理においてもエコーは有用である．外傷患者に限らず，気管挿管を行った際に確実に気管挿管がなされているかどうかを確認することは非常に重要である．視診・聴診はもちろん，カプノメーターを用いた確認がgold standardである．しかし，周囲の騒音で上手く聴診できずカプノメーターも使えない状況では，エコーにより確認する方法があり，その有用性が報告されている[8]．頸部にプローブを当て，気管とは異なる部位に音響陰影（double tract sign）が検出された場合，食道挿管が強く疑われる．また肺エコーと同様の要領で，両側のlung slidingを確認することで，片肺挿管になっていないことを確認することが可能である．

4 症例呈示

我々は高度救命救急センターで日々重症外傷の診療にあたっている．自験例ではあるが，症例を提示し，FASTを実施することで早期治療介入ができ，救命し得た症例を提示する．

CASE 1

30歳，男性．工場で作業中に重さ約1トンの鉄骨が倒れてきて受傷した．来院時のvital signsは，JCS 10R，脈拍：131 bpm，BP：98/66 mmHg，呼吸数：40 bpmとショック状態であった．右季肋部に圧挫創を認め，右呼吸音は減弱していた．FASTを行ったところ，右胸腔および肝表面からMorrison窩にecho free spaceを認めた．急速輸液を行ったが血圧の上昇は得られなかったため，救急外来にて緊急開腹術を行った．肝右葉に裂創を認め，ガーゼパッキング術にて止血を行い，さらに横隔膜損傷も合併していたため，右開胸操作も加えて，横隔膜修復術も加えた．第2病日に再開腹を行い，止血が得られていることを確認 図8 ．第30病日に軽快退院することができた．

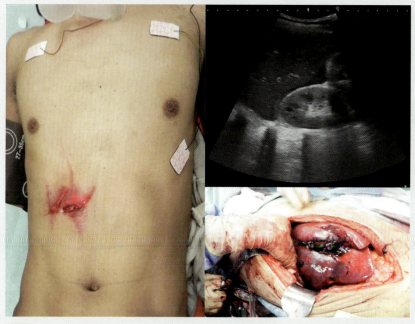

図8

CASE 2

　69歳，男性．自転車走行中に軽四自動車と接触し受傷された．近医搬送され，診察中に意識状態悪化し，頭部 CT を撮影したところ，急性硬膜下血腫を認めたため，当センター紹介となった．来院時 vital signs は JCS 200, HR: 134 bpm, BP: 178/102 mmHg, SpO$_2$: 100%（マスク 15 L）であった．意識障害を認めていたため気管挿管を行った．聴診上左右差は認めず，皮下気腫なども認めなかった．X 線でも明らかな気胸を認めなかった．EFASTを行ったところ，左胸部で sliding sign を認められない場所があり，lung point が認められたため気胸と診断した．意識レベルが悪く，呼吸状態は人工呼吸管理下で安定していたため，まずは CT 検査を行う方針とした．CT にて急性硬膜下血腫を診断したのちに左胸腔ドレナージを行い，急性硬膜下血腫に対して緊急開頭血腫除去術を行った 図9 ．

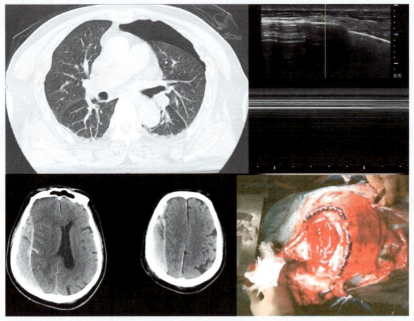

図9

CASE 3

　20歳，男性．重量物を台車に載せて運搬中に積載物が体幹部に落下し受傷した．ドクターヘリが出動し，フライトドクター接触時はBP：90/- mmHg，HR：110 bpm，呼吸数：30 bpmであった．現場でFASTを実施したところ，Morrison窩にecho free spaceを認めた．現場にて静脈路確保の後にヘリで搬送中に急速輸液を行った．急速輸液を行ったことで，血圧は上昇し，当院到着時はBP：125/62 mmHg，HR：77 bpmであった．損傷形態確認のために造影CTを実施したところ，肝右葉の広範な造影不領域と造影剤の血管外漏出像を認めた．肝損傷と診断し，同日ガーゼパッキング術にて止血した 図10 ．術後は胆汁漏による胆汁腫を認めたが，第39病日に退院となり，現在消化器外科通院中である．

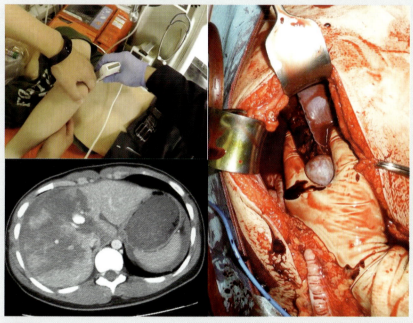

図10

おわりに

　超音波検査一般に言えることであるが，FAST の感度は 62～96％と検者の技量によっても検査結果が異なることがある．例えば皮下気腫があれば胸腔内の描出が困難であったり，肥満体型のために狙った部位の描出が困難であったりする場合もある．また初期は出血量が少量であったため，FAST では出血が捉えられない症例もしばしば経験する．検者の技術が未熟である場合には，観察不良による偽陰性の可能性を常に考慮する必要がある．このように，エコーは万能ではなく，弱点も多いツールであるため，FAST にも限界がある．このため，FAST の結果だけを鵜呑みにするのではなく，vital の変化や身体所見，複数の検者，あるは時間をおいて FAST を繰り返し施行すること，X 線検査の結果などを相互に補完しながら病態の把握に努める必要がある．

文献

1) 日本外傷学会，日本救急医学会，監修．外傷初期診療ガイドライン JATEC．改訂第 5 版．東京；へるす出版；2016.

2) Kinoshita T, Yamakawa K, Matsuda H. The survival benefit of a novel trauma workflow that includes immediate whole-body computed tomography, surgery, and interventional radiology, all in one trauma resuscitation room: a retrospective historical control study. Ann Surg. 2017 Sep 26. [Epub ahead of print]

3) Savatmongkorngul S, Wongwaisayawan S, Kaewlai R. Focused assessment with sonography for trauma: current perspectives. Open Access Emerg Med. 2017; 9: 57-62.

4) Stengel D, Rademacher G, Ekkernkamp A, et al. Emergency ultrasound-based algorithms for diagnosing blunt abdominal trauma. Cochrane Database Syst Rev. 2015; (9): CD004446.

5) 萩原章嘉．鈍的肝損傷の肝実質超音波所見の分類．日救急医会誌．1993; 4（6）：619-30.

6) 亀田　徹，他．外傷性気胸の超音波診断—FAST から EFAST へ—．救急医会誌．2012; 23: 131-41.

7) Azad A, Juma SA, Bhatti JA, et al. Validity of ultrasonography to diagnosing pneumothorax: a critical appraisal of two meta-analyses. CJEM. 2015; 17（2）:199-201.

8) Zamani M, Esfahani MN, Joumaa I, et al. Accuracy of real-time intratracheal bedside ultrasonography and waveform capnography for confirmation of intubation in multiple trauma patients. Adv Biomed Res. 2018; 7: 95.

〈多田祐介　福島英賢〉

第X章 病態・症候別活用

2 呼吸困難

> **要旨**
> ① 呼吸困難の診断には病歴，身体所見，エコー，その他画像検査を含めた総合的な判断が求められる．
> ② 診断プロトコルにはいくつかあるが代表的なプロトコルとしてBLUEプロトコルが広く普及している．
> ③ POCUSという観点からは心臓，肺，IVCのエコーが有用であると考えるがその評価項目，プロトコルで確立されたものはまだない．

呼吸困難の定義であるが米国胸部疾患学会では「呼吸が不快だという主観的な体験であり，様々な強さの質的に異なる複数の感覚からなる」[1]とし，患者本人の主観的なとらえ方として表現されるためその病因は生理的・精神的・環境的要因などが相互に関連しており，原因疾患は多岐にわたる 図1 ．

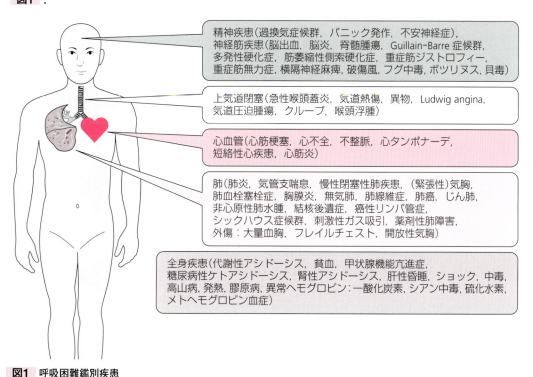

図1 呼吸困難鑑別疾患

2. 呼吸困難

表1 診断精度比較

	POCUS診断						標準的診療診断					
	感度(%)	特異度(%)	PPV(%)	NPV(%)	LR+	LR−	感度(%)	特異度(%)	PPV(%)	NPV(%)	LR+	LR−
心不全	88	96	85.8	96.6	21.73	0.12	77.3	97.6	89.9	93.9	31.8	0.23
急性冠症候群	47.6	99.6	62.5	99.2	104.8	0.53	52.4	99.7	73.3	99.3	172.92	0.48
肺炎	88.5	91.6	87.7	92.1	10.47	0.13	89.8	92.7	89.4	93	12.36	0.11
胸水	77.6	99.2	78.4	99.2	95.46	0.23	86.7	99	76.6	99.5	86.23	0.13
心囊液	86.4	99.7	84.4	99.8	325.59	0.14	93.2	99.7	85.4	99.9	351.30	0.07
COPD/喘息	86.8	96.1	89.7	94.9	21.98	0.14	92.2	95.7	89.5	96.9	21.64	0.08
肺塞栓症	40	99.9	92.7	97.8	345.07	0.6	90.5	99.7	90.5	99.7	260.31	0.10
気胸	87.8	100	98.8	99.8	4634.67	0.12	95.5	99.9	93.3	99.9	839.68	0.05
ARDS/ALI	43.8	99.5	35	99.7	89.75	0.57	37.5	99.9	85.7	99.6	1000.12	0.63
その他の疾患	45.5	98.8	64	97.5	37.57	0.55	54.6	99.2	76.7	97.9	69.87	0.46

(Zanobetti M, et al. Chest. 2017; 151: 1295-301)[2]

　そのため鑑別診断を狭めるために詳細な病歴聴取と身体所見はかかせないが，そこに血液検査や画像検査を追加しなければ診断できず，結果として診断，治療までに非常に時間がかかってしまうことになる．

　呼吸困難を訴える患者の評価としてしばしばX線写真検査，CT検査が用いられるが被曝のリスク，妊婦での禁忌など短所も多く，特にCT検査については現代の医療においてゴールドスタンダードであることに異論はないが医療費の増大，バイタルが不安定な患者では施行困難であること，また全ての救急外来で24時間使用できるわけではないなどの問題がある．

　このような中でベッドサイドで即利用できるPOCUSで早期に診断，治療を行うことができれば呼吸困難の鑑別疾患には重篤な疾患が数多く含まれるため患者の予後を改善する可能性がある．またPOCUSで診断がつかない場合にはすぐにCT検査を施行するなどの判断も可能となり，律速段階として利用することもできるため有用である．Zanobettiらの2683人の呼吸困難患者を対象とした研究では，診断までに要した時間が上述したような従来の標準的な診療方法では186±72分であったのに対し，POCUSを用いた診療方法では24±10分と比較にならないほど早く診断できたと述べている[2]．また診断精度についてもacute coronary syndromes（ACS：急性冠症候群），肺炎，胸水，心囊液，気胸については上記2者間で有意差を認めなかった **表1** ．また心不全についてはPOCUSのほうが診断感度が高く，一方でCOPD（chronic obstructive pulmonary disease：慢性閉塞性肺疾患）/気管支喘息，肺塞栓症については標準的診療のほうが感度が高かった．この結果はCOPD/気管支喘息は臨床診断されることが多く，画像検査を必要としなかったり，吸入などの診断的治療後の改善から診断されることも多いためと考えられる．また肺塞栓症の標準的診断の感度が非常に高いのはCT検査が含まれているためである．肺塞栓症についての注意点として，POCUSで見逃された肺塞栓症では全て右室拡大を認めておらず，右室拡大があれば診断できるが，拡大がなくても除外できないことに留意する必要がある．

❶ 初期評価

　上述したように呼吸困難の原因疾患は多岐にわたり， **図1** からもわかるように全身疾患，神経

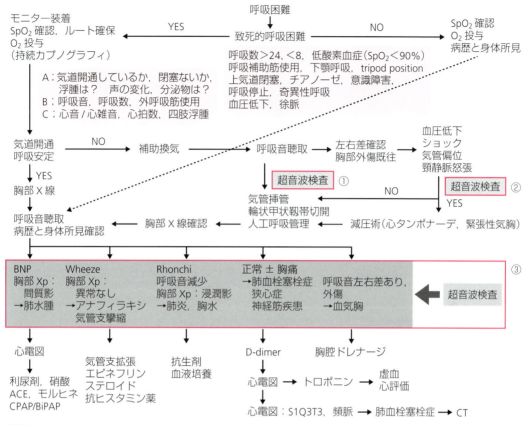

図2 呼吸困難に対するアプローチ（Sabina A, et al. Rosen's Emergency Medicine. 4th ed. Saunders; 2014. p.206-13., 日本救急医学会, 監修. 救急診療指針 改訂第5版. へるす出版; 2018. p.304）

筋疾患，精神疾患も含まれるため詳細な病歴聴取と身体所見はかかせない．例えば一酸化炭素中毒では SpO_2 は低下しないため患者の発見状況や病歴から疑い，血液ガス検査で CO-Hb を確認するが超音波検査では診断できない．また上気道閉塞など致死的呼吸困難を疑った場合，まずは A (Airway) B (Breathing) C (Circulation) を確認し，超音波検査に先行し，その安定化を優先させる必要がある． 図2 に呼吸困難に対する一般的なアプローチを示す[3]．その中で超音波検査が有用と考えられるものとして①気道管理，②ショック，③心血管・肺疾患が挙げられるが，①は「Ⅲ章　気道」（1. 気道超音波の基礎と気管挿管の確認，2. ガイド下輪状甲状靱帯切開・気管切開）を，②は「Ⅹ章　病態・症候別活用」（3. ショック）を参照されたい．本稿では呼吸困難を訴える患者に頻度の高い③心血管・肺疾患の鑑別について解説する．

2　超音波検査による呼吸困難鑑別診断

　超音波検査で鑑別できる主な心血管・肺疾患としては ACS，心不全，肺塞栓症，心嚢液，肺炎，胸水，気胸，COPD/気管支喘息，間質性肺疾患（ARDS 含む）などが挙げられる．特に頻度の高い心不全，肺炎，COPD 増悪，気管支喘息重責発作などの鑑別は日々の臨床でも非常に悩むことが多く，病歴や身体所見だけではその鑑別に苦慮することが多い．例えば心不全を示唆する所見として心不全既往（LR＋5.8），発作性夜間呼吸困難（LR＋2.6），Ⅲ音聴取（LR＋11）などが挙げられ

2. 呼吸困難

表2 喘息/COPD 既往の有無による心不全の病歴，身体所見比較

病歴					
	既往歴	感度	特異度	LR＋	LR－
心筋梗塞既往		0.4	0.87	3.1	0.69
	喘息/COPD	0.25	0.88	2.2	0.84
症状					
起坐呼吸		0.5	0.77	2.2	0.65
	喘息/COPD	0.7	0.44	1.3	0.68
身体所見					
Ⅲ音		0.13	0.99	11	0.88
	喘息/COPD	0.17	1.0	57	0.83
ラ音		0.6	0.78	2.8	0.51
	喘息/COPD	0.71	0.73	2.6	0.81
wheezing		0.22	0.58	0.52	1.3
	喘息/COPD	0.42	0.5	0.85	1.2
下腿浮腫		0.5	0.78	2.3	0.64
	喘息/COPD	0.69	0.75	2.7	0.41

(Wang CS, et al. JAMA. 2005; 294: 1944-56)[4]

表3 喘息/COPD 既往の有無による心不全の胸部 X 線，心電図比較

胸部X線					
所見	既往歴	感度	特異度	LR＋	LR－
心拡大		0.74	0.78	3.3	0.33
	喘息/COPD	0.49	0.93	7.1	0.54
胸水		0.26	0.92	3.2	0.81
	喘息/COPD	0.26	0.94	4.6	0.78
肺炎		0.04	0.92	0.5	1.0
	喘息/COPD	0.08	0.85	0.53	1.1
透過性亢進		0.03	0.92	0.38	1.1
	喘息/COPD	0.08	0.85	0.53	1.1
心電図					
Af		0.26	0.93	3.8	0.97
	喘息/COPD	0.31	0.95	6	0.73
虚血性ST-T変化		0.34	0.84	2.9	0.78
	喘息/COPD	0.21	0.95	4.6	0.83

(Wang CS, et al. JAMA. 2005; 294: 1944-56)[4]

るが，**表2** からもわかるように既往に COPD/気管支喘息があってもその検査特性は大きく変わらない[4]．また追加で行われる検査として胸部 X 線で肺静脈うっ血や間質性浮腫（LR＋12），心電図で Af（atrial fibrillation）（LR＋3.8）は心不全を示唆するが既往に COPD/気管支喘息があっても胸部 X 線や心電図所見の検査特性に大きな変化は見られない **表3** [4]．一方で身体所見とPOCUS の検査特性を比較すると身体所見の中でも聴診所見は特異度は比較的高く 80～90％前後であるが感度は低い上に非常にばらつきがあることがわかる **表4** [5]．その点では POCUS 所見は感度，特異度ともに高く 80～90％前後であり非常に有用であることがわかる．その POCUS を用いた一般的な呼吸困難診断のためのフローチャートを **図3** に示す．ここで用いられている肺エコー所見については「Ⅳ章 肺と胸膜」を参照されたい．この後，より具体的なプロトコル（施行方法）についても述べるが **図3** におけるいくつかの注意点，補足すべき事項について説明する．ま

表4 身体所見とPOCUSの検査特性比較

検査特性	身体所見					POCUS				
	所見	感度(%)	特異度(%)	LR+	LR−	所見	感度(%)	特異度(%)	LR+	LR−
肺										
胸水	打診上濁音	89	81	4.8	0.1	胸水	93	96	23	0.07
	呼吸音減弱	88	83	5.2	0.1					
肺水腫	crackles	19-64	82-94	3.4	NS	B-lines（両側）	94	92	10.4	0.06
肺炎	気管支呼吸音	14	96	3.3	NS	consolidation	94-95	90-96	13.5	0.06
	egophony	4-16	96-99	4.1	NS					
	crackles	19-67	36-94	1.8	0.8					
心										
左室充満圧上昇	IV音聴取	37-71	50-70	NS	NS	PCWP≧17 IVC＞2.0	75	83	4.4	0.3
						IVCC＜45%	83	71	2.9	0.24
CVP＞8 cmH₂O	頸静脈視診	47-92	93-96	9.7	0.3	CVP＞10 mmHg IVC＞2 cm	73	85	4.9	0.32
						+IVCC＜50%	87	82	4.8	0.16
EF＜50%	III音聴取	11-51	85-98	3.4	0.7	左室収縮不全	84-91	85-88	6.5	0.14
うっ血性心不全	crackles	12-23	88-96	NS	NS	B-lines（両側）	97	95	19.4	0.03
	頸静脈圧上昇	10-58	96-97	3.9	NS	CVP＞10 mmHg IVC＞2 cm	73	85	4.9	0.32
	腹頸静脈試験	55-84	83-98	8.0	0.3	+IVCC＜50%	87	82	4.8	0.16
	浮腫	10	93-96	NS	NS	CVP＜10 mmHg IVC＜2 cm	85	81	4.4	0.2
						+IVCC＞50%	47	77	2.1	0.7

EF: ejection fraction, CVP: central venous pressure, IVC: inferior vena cava, IVCC: IVC collapsibility index, PCWP: pulmonary capillary wedge pressure, NS: not significant（Bhagra A, et al. Mayo Clin Proc. 2016; 91: 1811-27）[5]

ず確認すべきlung slidingであるが，同時にcomet tail artifactを確認することでより診断感度を上げることができる．つまりlung slidingの存在とともにcomet tail artifactの存在も確認できればより確実に気胸を除外することができる．時間に余裕があればMモードでseashore signも確認する．かなりしつこいように思われるかもしれないが後述する様々なプロトコルでも最初にlung slidingの有無を確認することで気胸の診断あるいは除外に進んでいくことが多く，ここが最初の非常に大きな分かれ道になるため気胸の有無に関しては確実に診断しておきたいからである．またlung slidingの消失（減弱）だけであれば気胸に限らずARDS，肺炎，無気肺，COPDのブレブ，片肺挿管などでも認め，救急外来や集中治療室など重症かつ緊急性の高い患者が多い現場では診断や処置の遅れは予後を左右する可能性がある．次にdynamic air bronchogramsであるが，肺炎に対し特異度が高いと言われているため認めれば診断できるが，認めなくても（static air bronchograms）肺炎を除外できないことに注意する必要がある **図4** ．また両側B-linesを認めた場合，肺水腫とその他のびまん性肺疾患を主に鑑別していくことになるが病歴，血液検査，心エコーを追加の上で肺エコー所見でもlung slidingの消失や減弱，consolidation **図4** ，spared areas **図5** は感度，特異度ともに非常に高く，胸膜ライン異常 **図6** も感度が高いので肺水腫との鑑別に非常に有用な所見である **表5** [6]．

2. 呼吸困難

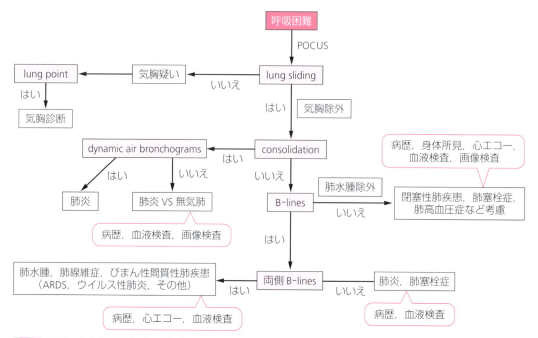

図3 POCUSを利用した呼吸困難診断フローチャート（Bhagra A, et al. Mayo Clin Proc. 2016; 91: 1811-27）[5]

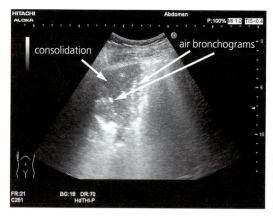

図4 consolidation と air bronchograms
静止画では air bronchograms が dynamic なのか static なのかは判別できない．詳細はIV章「5. 細菌性肺炎」を参照．

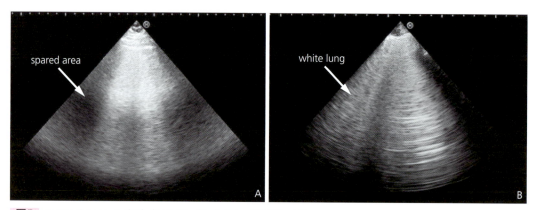

図5 spared areas：あり（ARDS：A）となし（肺水腫：B）
Bの肺水腫では white lung あるいは lung rockets と呼ばれる diffuse B-lines で画面全体が真っ白になるが，ARDS ではAのように spared areas と呼ばれる黒く抜けて見える部分が生じる．

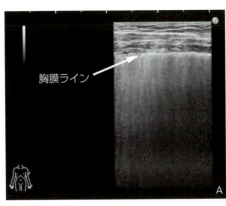 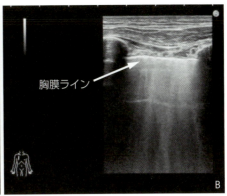

図6 胸膜ライン：異常（ARDS：A）と正常（肺水腫：B）
A, B ともに multiple B-lines を認めるが胸膜ラインを比較すると B の肺水腫は明瞭なのに対し A の ARDS では不整で途切れがちになっていることがわかる．

表5 ALI/ARDS と心原性肺水腫の肺エコー所見の特徴

肺エコー所見	感度（%） ALI/ARDS	感度（%） 心原性肺水腫	特異度（%） ALI/ARDS	特異度（%） 心原性肺水腫
sonographic interstitial syndrome	100	100	0	0
胸膜ライン異常	100	25	45	0
lung sliding 消失，減弱	100	0	100	0
spared areas	100	0	100	0
consolidation	83.3	0	100	0
胸水	66.6	95	5	33.3
lung pulse	50	0	100	50

ALI: acute lung injury, ARDS: acute respiratory distress syndrome
(Copetti R, et al. Cardiovasc Ultrasound. 2008; 6:16)[6]

3 呼吸困難診断プロトコル

ここでは呼吸困難を鑑別診断するための超音波プロトコルについていくつか紹介する．

■BLUE（bedside lung ultrasonography in emergency）プロトコル[7]

まずは代表的な BLUE プロトコル 図7 である．Lichtenstein により 2008 年に発表されたこのプロトコルは急性呼吸不全で集中治療室（ICU）に入室した成人 301 人を対象にしており，肺エコーの 3 つの所見を利用して診断し，その診断精度は 90.5％ と非常に高かった 表6 ．その 3 つの所見とは A-lines/B-lines，lung sliding，consolidation/胸水貯留であり，これらの組み合わせにより A, B, C, A/B という profile に分類して呼吸困難（急性呼吸不全）をきたす代表的疾患である心原性肺水腫，肺炎，COPD/気管支喘息，肺塞栓症，気胸を鑑別診断した．ただし稀な疾患群（<2％）として慢性びまん性間質性疾患，大量胸水貯留，脂肪塞栓，気道狭窄や肺炎あるいはCOPD 合併肺水腫などは除外された．図7 に BLUE プロトコルの具体的な診断方法を記載したが特徴としては肺エコー検査に重点が置かれ，DVT 検索と PLAPS という概念が入っていることである．DVT については Ⅶ章「1. 下肢深部静脈血栓症」を参照して頂きたい．PLAPS とは後述す

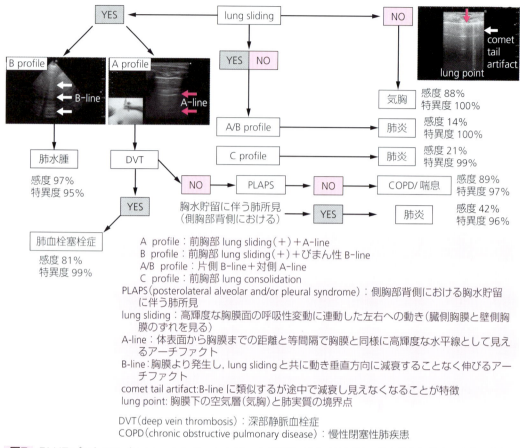

図7 BLUEプロトコル (Lichtenstein D, et al. Chest. 2008; 134: 117-25., 日本救急医学会, 監修. 救急診療指針 改訂第5版. へるす出版: 2018. p.306)

るプロトコル施行部位の中で側胸部背側において認める胸水貯留を伴う肺所見のことを指す．具体的には quad sign として胸水貯留を認め（　図8　赤矢頭），その下方に tissue-like sign あるいは hepatization と呼ばれるあたかも肝臓などの実質臓器のように見える，肺の含気不良に伴い見られる所見とともに shred sign と呼ばれる含気がある肺との境界面が不規則な断片用に切り刻まれた（　図8　黒矢頭），内部が低エコー域を呈している所見を認め，いずれも肺炎や無気肺など consolidation を示唆するものである．実際の施行方法としては5-MHz のマイクロコンベックスを使用し，患者を半横臥位あるいは臥位にして　図9　のように胸部を zone 1: 前胸部，zone 2: 側胸部，zone 3: 後外側胸部と3つに分類して各々のzoneを上下2つに分けて，片側胸部で6部位，つまり両側胸部で合計12部位での肺エコー所見を組み合わせ，各プロファイルに分類し診断する．その結果，COPD/気管支喘息（感度89%，特異度97%），肺水腫（感度97%，特異度95%），肺塞栓症（感度81%，特異度99%），気胸（感度81%，特異度100%），肺炎（感度89%，特異度94%）と非常に高い診断精度であった．ただし ICU に入室した患者が対象となっていることには注意する必要がある．この BLUE プロトコルを施行するにあたり，肥満患者や高齢女性などではプローブをあてる部位がわかりにくく，また片側胸部で6部位の観察が必要なため時間がかかることからより簡便で誰でも施行できるように BLUE ポイントという片側胸部で3部位と，これまでの半分の観察で済むため評価しやすく，時間も短縮できる非常に便利な方法がある[8]．観察部位の同定

表6 BLUEプロトコル診断精度

疾患	エコー所見	感度（%）	特異度（%）	PPV（%）	NPV（%）
心原性肺水腫	B profile 両側びまん性前胸部 B-lines＋lung sliding	97	95	87	99
COPD/気管支喘息	前胸部A-lines＋PLAPS（−）＋ lung sliding, or lung sliding（−）＋ lung point（−）	89	97	93	95
肺塞栓症	両側前胸部A-lines＋DVT	81	99	94	98
気胸	前胸部lung sliding（−） ＋前胸部B-lines（−）＋ lung point（＋）	88	100	100	99
肺炎	A profile＋PLAPS, B' profile, A/B profile or C profile	89	94	88	95

(Lichtenstein D, et al. Chest. 2008; 134: 117-25)[7]

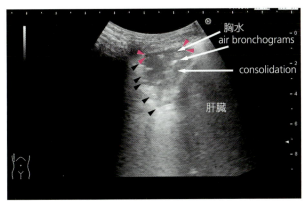

図8 PLAPS：右側胸部背側で胸水貯留を伴うconsolidationを認める
赤矢頭：quad sign, 黒矢頭：shred sign

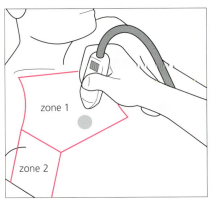
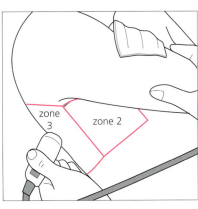

図9
BLUEプロトコル施行部位
zone 1：前胸部,
zone 2：側胸部,
zone 3：後外側胸部

は非常に簡単で前胸部2か所は片側胸部に両手を重ね合わせて置き，左右の手掌中央をそれぞれ上部BLUEポイント，下部BLUEポイントと呼び，そこにプローブをあてればよいだけである **図10-1**．もう1か所は側胸部背側で下部BLUEポイントからプローブを水平方向にslideさせ後腋窩線との交点でPLAPSポイントと呼ぶ **図10-2**．この3ポイントであれば初心者を含め誰でもすぐに施行可能であり，ICUなどで同一患者を経時的に観察していく場合にも観察者によらず，ほぼ同じ部位の観察が可能である．この簡易な方法でも十分にBLUEプロトコルに対応できる．例

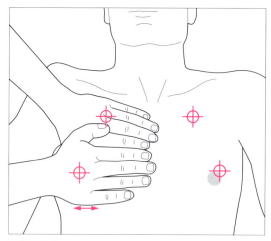

図10-1 BLUEプロトコル施行部位：BLUEポイント

まず左手小指を右鎖骨下縁に添え、指先はちょうど胸部中央にくるように置く。
次に右手を左手親指の上に重ね合わせる形で添える。そうすると右手下縁がちょうど横隔膜の部位に相当することになる。
左手中指と環指の付け根が上部BLUEポイント、右手掌中央が下部BLUEポイントとなりプローブをあてる部位となる。

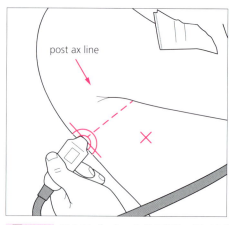

図10-2 BLUEプロトコル施行部位：PLAPSポイント

プローブをあてている部位がPLAPSポイントである。
これは下部BLUEポイント（図10-1）からプローブを水平方向にslideして（赤点線）可能な限り後腋窩線（赤矢印）との交点まで持ってきた部位である。

えばsonographic interstitial syndromeで認めるdiffuse multiple B-linesは臨床的に前胸部で認めることが多いため、上部と下部BLUEポイントの両方で認めれば肺水腫を示唆する。また呼吸困難患者では仰臥位になれず半坐位での診察を余儀なくされることも多いが、そのような場合に上部BLUEポイントでlung slidingが消失していれば気胸を示唆するし、仰臥位であれば下部BLUEポイントで同様の所見を得られる可能性がある。胸水や肺炎は横隔膜直上で側胸部背側で認めることが多いためBLUEポイントで異常を認めなかった場合にはPLAPSポイントを確認することでそれらを疑う所見を得られる可能性がある。このように見てくるとBLUEプロトコルというのは非常に単純明快な理論で成り立っており、まずはプローブ直下の胸腔内に肺実質の有無を確認し、あるならば次に左右の肺のどの部分にどのような所見があるのか、その分布と所見で診断するというものである。言い換えればlung slidingの有無を確認し、なければ気胸を疑い、あれば片側胸部3か所あるいは6か所でA-lineとB-lineの分布を確認し、両側でB-lineなら肺水腫を疑い、A-lineならCOPD/気管支喘息あるいは肺塞栓症、もしくは両側前胸部が正常（A-line）なら側胸部背側でPLAPSを確認し肺炎を疑うということである。また片側胸部局所にのみB-lineを認める場合も肺炎を疑うことができる。慣れてくればこれら一連の流れを3分以内に行うことができるようになる。

■LCI（lung-cardiac inferior vena cava）プロトコル[9]

次に紹介するLCIプロトコル 図11 であるが、呼吸困難で受診する患者の診断でいつも一番苦慮することはその原因が心臓由来なのか肺由来なのかということである。病歴や身体所見からそれらの鑑別が難しいことは先に述べたとおりだが治療法が全く異なるという点でも我々を悩ませている。その観点からこの研究では呼吸困難の原因疾患として心不全を肺疾患から鑑別診断することに

重点をおいて検討している．このプロトコルは呼吸困難で救急外来を受診した 90 人を対象にしており，肺と心臓と下大静脈（IVC）の 3 つの部位を観察することで診断している．その診断精度は感度 94.3％，特異度 91.9％，NPV 91.9％，PPV 94.3％と非常に高かった．肺エコーのみでの診断精度は感度 96.2％，特異度 54％，NPV 90.9％，PPV 75％と感度は非常に高く心不全を除外するには有用である 表7 ．また BLUE プロトコルとの違いは対象が救急外来患者であることと観察部位に心臓と IVC が追加されていることである．肺の観察部位は前胸部と側胸部で片側 4 か所，両側で 8 か所である．前胸部は胸骨から前腋窩線まで，側胸部は前腋窩線から後腋窩線までである．上下は鎖骨から第 3 肋間までとそれ以下から横隔膜までである．確認すべき所見は A-line と B-line であるが lung sliding が含まれておらず，鑑別疾患にも気胸が含まれていないことに注意する必要がある．次に心臓であるが確認すべき所見は全体的な左室収縮能，僧帽弁と三尖弁の逆流を目視で確認するがエコーに慣れていない初心者には少しハードルが高い所見かもしれない．最後に IVC の虚脱率で測定部位は右室入口部から 2 cm のところで呼気終末の最大径と吸気終末の最小径から虚脱率を計算する．IVC については V 章「5．下大静脈」も参照されたい．この研究では対象患者は一般的な身体診察とともに，brain natriuretic peptide assay（BNP）を含む血液検査，心電図，胸部 X 線検査と実臨床に即した検査を受けている．この中で注目すべきは BNP 値である．肺疾患と診断された患者群において心不全既往のある患者群の BNP 値（396.7±176.5 pg/mL）は既往のない患者群の BNP 値（73.4±59.6 pg/mL）より有意に高かった．また肺疾患と診断された心不全既往の患者群の BNP 値（396.7±176.5 pg/mL）は心不全と診断された患者群の BNP 値

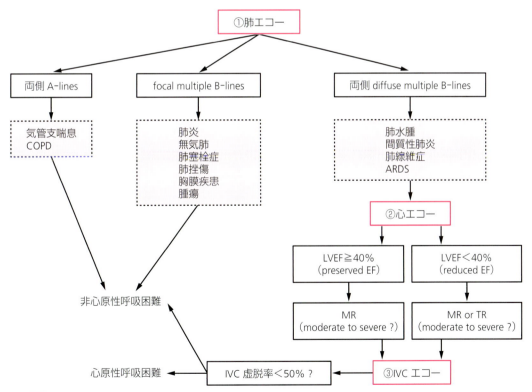

図11 LCI プロトコル

LVEF＝left ventricular ejection fraction, MR＝mitral regurgitation, TR＝tricuspid regurgitation
（Kajimoto K, et al. Cardiovasc Ultrasound. 2012, 10: 49[9]）より一部改変）

2. 呼吸困難

表7 急性心不全診断の各検査精度

	感度（%）	特異度（%）	NPV（%）	PPV（%）	精度（%）
BNP≧100 pg/mL	92.4	35.1	76.4	67.1	68.8
肺エコー	96.2	54.0	90.9	75.0	78.8
肺エコー＋BNP（≧100 pg/mL）	88.6	67.6	80.6	79.8	80.0
EF低下（LVEF＜40%）	26.4	86.5	45.1	73.7	51.1
MR or TR≧moderate	92.4	81.0	88.2	87.5	87.7
IVC虚脱率＜50%	83.0	81.1	76.9	86.3	82.2
EF保持＋MR≧moderate	56.7	100	61.6	100	67
EF低下＋MR or TR≧moderate	30.1	94.5	48.6	88.9	56.7
LCIエコー	94.3	91.9	91.9	94.3	93.3

(Kajimoto K, et al. Cardiovasc Ultrasound. 2012, 10: 49[9]) より一部改変)

（622.0±505.3 pg/mL）と比べ有意差を認めなかった．また ARDS 患者群の BNP 値（369.5±246.3 pg/mL）も心不全と診断された患者群の BNP 値（622.0±505.3 pg/mL）と比べ有意差を認めなかった．これらのことから BNP が高値であることからのみ診断すると誤診する可能性があるため注意が必要である．

■LuCUS（lung and cardiac ultrasound）プロトコル[10]

　最後に紹介するのが LuCUS プロトコル **図12** である．このプロトコルでも LCI プロトコルと同様に呼吸困難で救急外来を受診した患者の中からエコーを用いて，いかに急性心不全の診断を正確に行うかということに主眼を置いている．このプロトコルでの観察部位は肺と心臓の 2 か所であるが心臓での観察時に IVC の評価が含まれているため，その点では LCI プロトコルと同様である．他のプロトコルとの相違点，つまりこのプロトコルの特徴は胸水貯留の有無と左室拡張能が評価すべき項目に加えられていることである．具体的な手順についてはまずは肺の観察から開始する．

　図13 のごとく，片側胸部 4 部位で B-lines 数を確認後，B-lines≧3 本で B-profile とし片側胸部 2 部位以上で B-profile を diffuse B-lines あるいは AIS（alveolar interstitial syndrome）とした．次に心臓の観察部位は心窩部，傍胸骨長軸と短軸の 3 か所である．まずは心窩部アプローチで IVC 径とその虚脱率を計測する．M モードで肝静脈入口部より 2 cm 尾側で IVC 径を計測し，最大 IVC 径≧2 cm かつ虚脱率＜50%で IVC 緊満とした．次に傍胸骨アプローチの長軸像と乳頭筋レベルの短軸像で左室壁の収縮と厚みから目視の EF を測定する．最後にこのプロトコルの特徴である胸水貯留の有無と左室拡張能評価を行う．胸水貯留の有無は E-FAST 施行時と同様に中腋窩線上で確認する（詳細は X 章「1. 外傷初期診療」と IV 章「3. 胸水・血胸」を参照）．左室拡張能の評価は心尖部四腔像で E, e'^{Avg} からその比を計測し grade1-3 の 3 段階で行うが POCUS の観点からはハードルが高いかもしれない．ただしこの研究で急性非代償性心不全のエコー所見での定義としては 1. IVC 緊満，かつ 2. 各片側胸部で最低 1 部位の B-profile あるいは胸水貯留，かつ 3. EF＜45%あるいは左室拡張能障害（grade 2 or 3）としており必ずしも左室拡張能障害は含まれていない．この LuCUS プロトコルの診断精度は感度 83%，特異度 83%，LR＋4.8，LR−0.2 である **表8**．また左室拡張能障害については感度 100%，特異度 47%であった．

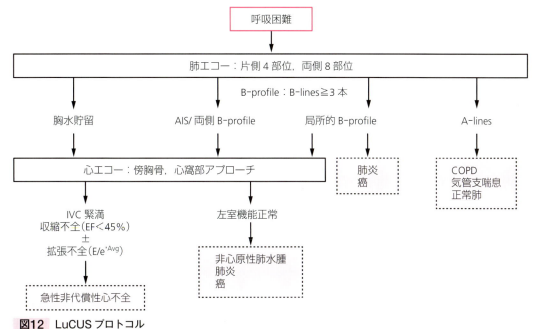

図12 LuCUS プロトコル
AIS: alveolar interstitial syndrome, COPD: chronic obstructive pulmonary disease,
IVC: inferior vena cava, EF: ejection fraction
E/e'^{Avg}: the ratio of the peak transmitral inflow velocity (E) to the average of the septal and lateral mitral annular velocities (e'^{Avg})
(Russell FM, et al. Acad Emerg Med. 2015; 22: 182-91[10] より一部改変)

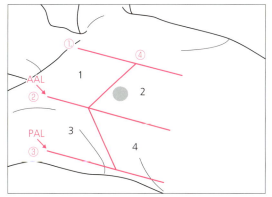

図13 LuCUS プロトコル観察部位（肺）
①胸骨上，②前腋窩線（AAL）上，③後腋窩線（PAL）上，④第2,3肋間上（上は鎖骨から下は横隔膜まで）

おわりに

　ここまでいくつか呼吸困難を鑑別診断するためのプロトコルを紹介してきたが心肺エコーを用いた報告は他にもある．Gallardらの呼吸困難患者に対する救急医による心肺エコーの有用性を調べた研究では肺炎，胸水，COPD，気管支喘息，急性左心不全に対するエコーの診断精度は86〜95%と非常に高かった[11]．施行時間も身体所見や胸部X線，血液検査などを用いた一般的な診断方法だと平均60分要しているところ，平均12分と非常に短時間で行うことができ，有用であったとしている．ただしこの研究でも肺エコーはBLUEプロトコルに準じているが心エコーではE/A，E/e'，decay time of the waveform E（TDE）などPOCUSの観点からはハードルが高い測定項目が含まれているのが難点である．このように見てくると，いくつかのプロトコルが存在することからも

2. 呼吸困難

表8 急性非代償性心不全診断の臨床診断とエコー所見精度

	感度（%）	特異度（%）	LR+	LR−
臨床診断（LuCUS前）	94.4	44.4	1.7	0.12
LuCUSプロトコル	83.3	82.5	4.8	0.20
AIS+EF<45%	34.3	96.8	10.9	0.67
B-profile+EF<45%	69.4	93.7	10.9	0.33
胸水+EF<45%	79.4	98.4	51	0.21
IVC緊満+EF<45%	70.6	81.5	3.8	0.36

AIS=alveolar interstitial syndrome; EF=ejection fraction;
IVC=inferior vena cava; LR=likelihood ratio
(Russell FM, et al. Acad Emerg Med. 2015; 22: 182-91[10] より一部改変)

わかるようにPOCUSという観点から確立された呼吸困難診断プロトコルはまだない．その汎用性，簡易性から肺エコーのみを用いたBLUEプロトコルが広く普及しているが，対象がICU患者であり，例えば救急外来では大量胸腹水，心囊液貯留などの患者も呼吸困難で受診することが多いためその対応も必要である．

ここからは筆者の実臨床に基づいたお勧めの診断アプローチについて解説する．観察部位はLCIプロトコルと同様である．評価すべき項目が異なり，肺エコーでは sonographic interstitial syndrome と胸水貯留の有無のみである．心エコーでは目視での左室収縮能，四腔の大きさ，心囊液貯留の有無を確認するが，これだけであれば傍胸骨，心尖部あるいは心窩部アプローチのいずれかのみで観察可能であるため評価しやすい．IVCは心窩部アプローチで最大径と虚脱率を確認する．これだけであれば3分以内に施行可能であり，心原性の呼吸困難の診断精度も90％と非常に高い[12]．救急外来では早期に非心原性の呼吸困難と判断できれば，その後すぐにCT検査の追加を考慮することもできるため非常に有用であると考える．これまで見てきたように呼吸困難の診断ではエコーが診断の一助やその後の診療の律速段階になったりと，非常に有効であることは間違いないが原因疾患は心肺疾患に留まらず，全身疾患を含め非常に幅広いため病歴や身体所見，血液検査，その他画像検査を含めた総合的な判断が求められる．

■文献

1) American Thoracic Society. Dyspnea. Mechanisms, assessment, and management: a consensus statement. Am J Respir Crit Care Med. 1999; 159（1）: 321-40.

2) Zanobetti M, Scorpiniti M, Gigli C, et al. Point-of-care ultrasonography for evaluation of acute dyspnea in the emergency department. Chest. 2017; 151（6）: 1295-301.

3) Braithwaite SA, et al. Dyspnea. Rosen's emergency medicine. 8th Ed. Saunders; 2014. p.206-13.

4) Wang CS, FitzGerald JM, Schulzer M, et al. Does this dyspneic patient in the emergency department have congestive heart failure? JAMA. 2005; 294: 1944-56.

5) Bhagra A, Tierney DM, Sekiguchi H, et al. Point-of-care ultrasonography for primary care physicians and general internists. Mayo Clin Proc. 2016; 91（12）: 1811-27.

6) Copetti R, Soldati G, Copetti P, et al. Chest sonography: a useful tool to differentiate acute cardiogenic pulmonary edema from acute respiratory distress syndrome. Cardiovasc Ultrasound. 2008; 6: 16.

7) Lichtenstein D, Mezière GA. Relevance of lung ultrasound in the diagnosis of acute respiratory failure: the BLUE protocol. Chest. 2008; 134: 117-25.

8) Lichtenstein D, Mezière GA. The BLUE-points: three standardized points used in the BLUE-protocol for ultrasound assessment of the lung in acute respiratory failure. Crit Ultrasound J. 2011; 3: 109-10.

9) Kajimoto K, Madeen K, Nakayama T, et al. Rapid evaluation by lung-cardiac-inferior vena cava

(LCI) integrated ultrasound for differentiating heart failure from pulmonary disease as the cause of acute dyspnea in the emergency setting. Cardiovasc Ultrasound. 2012, 10: 49.

10) Russell FM, Ehrman RR, Cosby K, et al. Diagnosing acute heart failure in patients with undifferentiated dyspnea: a lung and cardiac ultrasound (LuCUS) protocol. Acad Emerg Med. 2015; 22: 182-91.

11) Gallard E, Redonnet JP, Bourcier JE, et al. Diagnostic performance of cardiopulmonary ultrasound performed by the emergency physician in the management of acute dysnea. Am J Emerg Med. 2015; 33 (3): 352-8.

12) Sforza A, Mancusi C, Carlino MV, et al. Diagnostic performance of multi-organ ultrasound with pocket-sized device in the management of acute dyspnea. Cardiovasc Ultrasound. 2017; 15: 16.

〈瀬良 誠〉

第 X 章　病態・症候別活用

3　ショック
ショック患者に RUSH を用いて迅速評価！

> **要　旨**
>
> ● ショック状態患者に出会ったら
> ① ショック状態に陥っていることを認識し，応援を呼ぶ.
> ② 超音波検査装置（エコー）を準備し実施する.
> ③ ショックの原因が何かを考えながら同時に治療も開始する.
> ④ RUSH examination を活用する.

　医師なら誰しも，ショック状態の患者さんに出会った時には慌ててしまい，患者さんがどのような状態になっているかを十分に把握できないまま取り敢えず治療を開始してしまうことが多いと思われる．そんな時に，超音波診断装置（以下，エコー）を用いて迅速に病態を把握し，適切に治療を開始することが重要となる.

❶ ショックと認識し，応援を呼ぶ

　どんなに臨床経験を積んでも，目の前でいきなり患者さんがショック状態に陥った時は誰しも慌てるものである．特に担当医になればなるほど頭が真っ白になってしまい，「まさか，ショックではないだろう」，「まあ大丈夫だろう」と目の前の現実から逃げたい，ショックであることを否定したくなるのも事実である．しかし，ショック状態になった場合には迅速に評価を行い，対応を行わないと刻々と悪化し，最悪目の前で患者さんが亡くなってしまうことも少なくない.

　このような時には，まず落ち着いて目の前の患者さんがショック状態に陥っていることを自分で認識し，診療のスイッチを入れることが重要である．また一人では戦うことは困難なために必ず「応援」を呼ぶことも重要である．上級医であっても，同僚でも後輩でも，看護師さんでも応援してくる人を多く集めることで，落ち着きも生まれサポートもしてくれる.

❷ 超音波診断装置を準備し実施する

　ショック状態の患者さんに対応する医療者は自分以外に看護師しかいない時には，できることが制限されてしまう上に，何から始めて良いかわからなくなって自分がパニックになってしまうことも考えられる．そんな時にはぜひ，「サルも聴診器（さるもちょうしんき）」を思い出してほしい.
　目の前の患者さんがショック状態となったとしてもまず行うべき処置のまとめである[1].

310

「さ」: 酸素 （酸素マスク，リザーバーマスク付きで 10 L お願いします）
「る」: ルート確保 ［両側の肘静脈より，リンゲル液（生理食塩水）を 1000 mL 全開で］
「も」: モニター装着 （血圧，脈拍，SpO_2，体温の測定をお願いします，呼吸回数も）
「ちょう」: 超音波の準備 （電源の立ち上げ，場所取り）
「しん」: 心電図 （12 誘導心電図お願いします，できれば前回の心電図も探して下さい）
「き」: 胸部 X 線 （胸部 X 線ポータブルお願いします）

　と周りのスタッフに瞬時にオーダーが出せるようになると，まずは初期診療の第一歩が始まる．この第一歩を踏み出すことが非常に重要であり，「何から始めば…」と悩んでいる時こそこの「サルも聴診器」というフレーズを唱えてほしい．

　酸素投与，静脈ルート確保，モニター装着，心電図検査，X線撮影は周囲のスタッフ（看護師，放射線技師，救急隊，医学生）にお願いすることで順次進んでいく．しかし「超音波検査」だけは原則医師が行うことが望ましい．意識状態やバイタルサインが安定しており比較的時間に余裕があるときは，超音波検査は医師以外が施行しても大きな問題にはなりにくいが，さすがにショック状態の場合には医師が手早く超音波検査を行い，迅速に状況を判断し次の一手を打たなくてはならない．

　そのため，ショック状態の患者さんに対して超音波検査を行うと決めた以上は，医師以外が行うことが困難であるため，十分に修練を積んでおく必要がある．

3 ショックの原因は何か？

　酸素投与，点滴開始，血液検査オーダー，血液ガス分析施行，12 誘導心電図，胸部 X 線を実施すると同時に，「ショックの原因は何か？」考えていく必要がある．
　ショックの原因は大きく分けて，4 つに分類できる 図1 ．
　① 低循環性ショック（出血，貧血，脱水など）
　② 心原性ショック（急性心筋梗塞，不整脈など）
　③ 分配性ショック（敗血症性ショック，アナフィラキシーショック，神経原性ショック）
　④ 閉塞性ショック（緊張性気胸，心タンポナーデなど）
である．常に患者さんがどの状態に陥っているかを頭の中で入れ替えながら検索を進めていくとスムーズに進むことも多い．

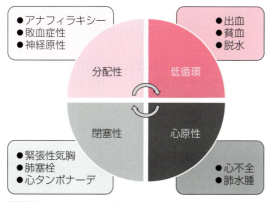

図1　ショック　4 病態とその原因疾患

3. ショック患者に RUSH を用いて迅速評価！

表1 「SHOCK」の鑑別

S	Septic	敗血症性ショック	感染症（尿路感染症，肺炎など）
S	Spinal	脊髄性（神経原性Neurogenic）ショック	脊髄損傷
H	Hypovolemic	低循環性ショック	出血，高度脱水，貧血
O	Obstructive	閉塞性ショック	緊張性気胸，心タンポナーデ，肺塞栓症
C	Cardiogenic	心原性ショック	急性心筋梗塞，心不全，不整脈など
K	Anaphylactic（K）	アナフィラキシーショック	食物，薬剤など

　または，ショックの分け方だけでは具体的な疾患がイメージできない時には，「SHOCK」の頭文字をとって覚える方法もあり参考にしてほしい **表1**．

④ では実際に「RUSH」ってどうやるの？

　RUSH とは「Rapid Ultrasound in SHock in the evaluation of the critically ill patient」の略称であり，Perera らが 2010 年に最初に報告している[2]．
　RUSH の目的はショックの原因を迅速に検索し，次の治療に結び付けることである．
　主なチェック項目は 3 つである．
　① PUMP（主に心臓機能のチェック）
　② TANK（主に循環血漿量と出血のチェック）
　③ PIPE（大動脈疾患と肺塞栓・深部静脈血栓症のチェック）

　エコーを用いて，体全体を漠然と観察するのではなく，ポイントを絞って，ショックの原因となる疾患とそれに特徴的なエコー所見を短時間で評価をすることが重要である **図2**．
　ショックの原因と，「PUMP」，「TANK」，「PIPE」にて得ることができる所見とのまとめを **表2** に示す．各ショックにおいて，特徴的な所見をエコーにて得ることが可能であるために総合的に判断して，どのタイプのショックに陥っているかを導き出すことができる．RUSH に費やす時間は 5 分程度が理想であるが，20 分以内で行うことができればCT 検査と同等の所見を得ることも可能とされている．

⑤ PUMP（図3）（図4）

A. 心嚢液貯留の有無

　まずは心タンポナーデ（閉塞性ショック）になっていないかどうかをチェックする．
　心タンポナーデになっていれば緊急処置（心嚢穿刺など）が必要となるため PUMP の中でも最初に確認する部位とされている．
　注意点として，「心嚢液貯留＝心タンポナーデ」ではないことである．癌性心嚢水，低栄養，慢性心不全などといった慢性的に貯留するケースもあるために，心タンポナーデを見つけたといってすぐに結論を急がないように注意が必要である．ショックを伴う真の心タンポナーデは拡張期に右心系の虚脱を伴うため，必ず右心系の虚脱とともに心タンポナーデを確認するとよい．また心嚢内に出血をきたした際に心嚢内に漏れ出た血液が凝固すると急性期には一見正常（凝固血が iso-echo）

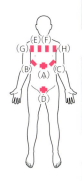

★ステップ1・心臓（PUMP）
チェックポイント
✓心嚢液貯留（心タンポナーデ）の有無（A）
✓左室収縮能は十分か（A, C）
✓左室に対する右室のサイズに異常はないか（A, C）

★ステップ2・血管内容量（TANK）
チェックポイント
✓下大静脈（IVC）の径，呼吸変動の有無（A）
✓腹腔内体液貯留の有無（B）（C）
✓骨盤腔内体液貯留の有無（D）
✓気胸，胸腔内体液貯留の有無（E）（F）（G）（H）

★ステップ3・大血管（PIPE）
チェックポイント
✓胸部大血管内の瘤や解離の有無−鎖骨上から（A）
✓胸部大血管内の瘤や解離の有無−傍胸骨から（B）
✓腹部大血管内の瘤や解離の有無−心窩部から（C）
✓腹部大血管内の瘤や解離の有無−臍部から（D）
✓大腿静脈内の血栓の有無（E）（E'）
✓膝窩静脈内の血栓の有無（F）（F'）

図2 RUSHの実際

表2 ショック患者に対する救急超音波検査

「ショック」をRUSHプロトコルで診断する	血液量減少性ショック	心原性ショック	閉塞性ショック	血液分布異常性ショック
	血液量の減少によって生じる	心臓の機能障害によって生じる	心臓や大血管の充満・排出を障害する物理的要因によって生じる	血管の過度の拡張によって生じる
PUMP心臓	●高収縮性心 ●心臓サイズの縮小	●低収縮性心 ●心拡大	●高収縮性心 ●心嚢液貯留 ●心タンポナーデ ●右心系拡大 ●心腔内血栓	●高収縮性心（敗血症初期） ●低収縮性心（敗血症末期）
TANK血管内容量（積）	●下大静脈−虚脱 ●内頚静脈−虚脱 ●腹腔内液貯留 ●胸腔内液貯留	●下大静脈−拡張 ●内頚静脈−拡張 ●lung rockets（肺水腫） ●胸水/腹水	●下大静脈−拡張 ●内頚静脈−拡張 ●胸膜スライディングなし（気胸）	●正常または下大静脈縮小（初期） ●腹腔内液貯留（敗血症による） ●胸腔内液貯留（敗血症による）
PIPES大血管	●腹部大動脈瘤 ●大動脈解離	●正常	●深部静脈血栓症	●正常

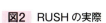
RUSH（rapid ultrasound in shock）でどのタイプのショックか見抜け！

に見えることもあり注意を要する　図5　．

B．左室の心収縮能

　普段からエコーを用いて心臓機能をチェックするのと同様に，胸骨左縁から心臓を短軸像にて確認し心機能をおおまかに評価することによって心原性ショックの有無を判断する．判断法として，概算の見た目で左室の壁運動を大きく3段階（good：収縮力良好，poor：収縮力不良，intermediate：中間）で評価を行う．

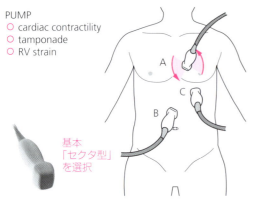
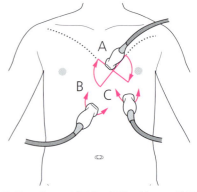

図3 プローブ位置（PUMPで認められる疾患）

A：傍胸骨アプローチ（長軸，短軸，第3・4肋間）
B：心窩部アプローチ（プローブは左肩に向ける）
C：心尖部アプローチ（乳頭線上，心拍動が最大部位）

図4 PUMPの描出法

- 慢性的に心嚢液が貯留していることがある
  低栄養，癌性心膜炎，心不全など
- 血液が固まるとiso-echoに見える
  急性期は一見正常に見える！

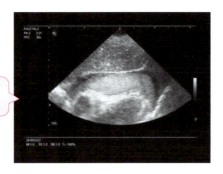

図5 心タンポナーデの注意点

　心臓の収縮力に関しては，様々な計測法が報告されているが，ショック状態の時には時間をかけて十分に計測することができないために，おおまかにチェックを行うということが重要である．

C．左室径と右室径の比

　PUMP最後のチェックポイントとして，肺塞栓症の診断あるいは除外を行う．

　傍胸骨（長軸，短軸），または心尖部からのアプローチで評価し，左室と右室の大きさの比をチェックする．通常は左室と右室の比は1：0.6であり，左室が大きく見えるのが普通だが肺塞栓症になると右室が左室よりも大きくなる逆転の現象が起こり，このような時には右室負荷所見ありと判断する．

　その時の特徴的な所見として拡張した右室が左室を圧迫するために，本来円形に見える左室がアルファベットのDに見える，いわゆる「D-shape」として描出される 図6．

6 TANK（図7）（図8）

A．血管内容量の評価

　まずは下大静脈径を観察し循環血液量の評価を行う 図9．

　IVC径＜2.1cmで吸気時に50％以上の虚脱率があれば中心静脈圧（CVP）＜3（0-5）mmHgで低循環性ショック（出血，脱水など）や分配性ショック（敗血症性ショックなど）を考慮する．

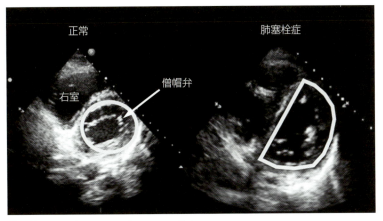

図6 肺塞栓症における「D-shape 像」

基本
「コンベックス型」
を選択

A) IVC long axis
B) FAST/RUQ
   add pleural view
C) FAST/LUQ
   add pleural view
D) FAST/pelvis
E) pneumothorax
   pulmonary edema

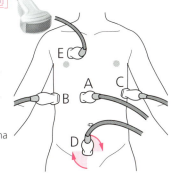

図7 プローブ位置（TANK で認められる疾患）

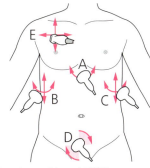

A：心窩部アプローチ（IVC を評価）
B：右季肋部アプローチ（FAST：Morrison 窩と右胸腔の評価）
C：左季肋部アプローチ（FAST：脾周囲と左胸腔の評価）
D：下腹部正中アプローチ（FAST：膀胱周囲の評価）
E：鎖骨中線第 3-5 肋間アプローチ（肺野を評価）

図8 TANK の描出法

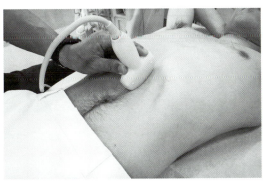
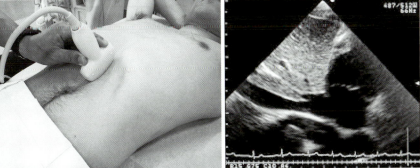

図9 下大静脈評価　患者体位：仰臥位
・プローブ位置：剣状突起の下
・IVC 評価部位：IVC と肝静脈合流部より 1 cm，または IVC と右房合流部より 2 cm

　しかし，IVC 径≧2.1 cm で吸気時の虚脱率が 50％未満だった場合には，CVP≧15（10-20）mmHg で心原性ショック（重症心不全など）や閉塞性ショック（肺塞栓症など）を考慮する．
　このように IVC 径や虚脱率の推移は容量負荷の目安には有用とされており，ショックのタイプを

分類する時だけでなく，輸液療法を行った際に輸液によりどれほど治療効果を得たかを判断する時にも使用することができる．

B. 血管外漏出の評価

循環血液量評価後は腹腔内・胸腔内へ血液（体液）が漏れ出ることによってショックになっていないかどうか評価を行う．外傷時に用いるFASTをベースに腹腔内の確認を行うことが一般的である．

Morrison窩，脾臓周囲，膀胱直腸周囲を確認し，echo free spaceの有無を確認する．

特にMorrison窩は感度が高く，100〜200 mLの血液（体液）の貯留があった際に陽性となる．エコーを用いた腹腔内出血の検出に対して，感度79％，特異度99％とされている．

胸腔内はE-FAST（extended）を基本に，脊椎のライン（spine sign）を確認しながら胸腔内に液体貯留がないかどうかを確認する．E-FASTでは血胸に対し感度92％，特異度100％とされている．

しかし，癌や栄養不良などの慢性的な基礎疾患を合併している時にはもともと胸水・腹水が貯留している可能性が高いために，時間的に余裕があれば既往歴（患者，カルテ，家族から確認）を確認すると良い．

C. 気胸の有無

最後に肺のエコーを行い気胸の有無を確認する　図10　図11．

lung slidingの有無によって，sliding signが消失している時には気胸があると判断し，この状

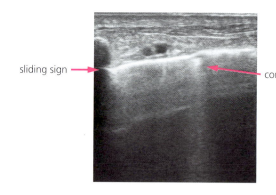

図10 エコーにおける気胸チェック
sliding sign：気胸がなければ胸膜は呼吸に合わせて左右にスライドする．
sliding signなし☞気胸を考慮
comet tails sign：胸膜周辺の肺胞内の空気と水分によって生じるアーチファクトであり，気胸がなければ，呼吸に合わせて胸膜と共に左右に動き，出たり消えたりする．
comet tails signなし☞気胸を考慮

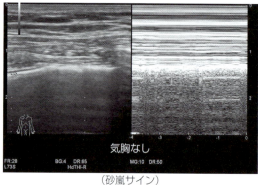

（砂嵐サイン）　　　　　　　（バーコードサイン）

図11 エコーにおける気胸チェック
M-mode活用

況にショックを合併していれば緊張性気胸であると判断も可能であるが，緊張性気胸はバイタルサインや身体所見を含め総合的に判断し，必要があれば胸腔ドレナージを躊躇することなく施行するこが望ましいために，エコー所見は X 線検査が間に合わない時に診断の補助として用いる．

両側鎖骨中線第 3-5 肋間で施行し，lung sliding 陽性（M-mode なら seashore sign）なら気胸を除外することができ，陰性（M-mode なら stratosphere sign または barcode sign）なら基本的に気胸を考慮する．

エコーを用いた気胸検出に対する，感度は 86-100％，特異度は 92-100％とされている．

エコーによる気胸のチェック方法に関する偽陽性に関して
→気胸があるにも関わらず，気胸の程度が軽い時には，エコーにて検索する場所によっては sliding sign が認められることがあるため，複数の場所にて検索する必要がある．

また
→気胸があるにも関わらず，左胸腔のチェックをする際には，心臓の鼓動によってさも胸膜がスライドしているように見えることがあるため，左胸腔内のチェックをする際には十分に注意を必要とする．

7 PIPE（図12）（図13）

PIPE では血管（動脈と静脈）のチェックを行う．

血管の問題が生じてショック状態になるケースは，血管が破れる・裂ける（破裂）または，詰まる（閉塞）の 2 パターンしかなく，その 2 点を踏まえてチェックを行う．

ただし，PIPE の場合は観察する部位によってエコープローブを切り替える必要がありやや煩雑ではあるが，血管性病変を疑った際には時間との戦いであるために，面倒くさがらずに必ずすべての血管のチェックを行う必要がある．

A．腹部大動脈瘤の有無

腹部大動脈は，直径 3 cm 以上，特に破裂しやすい 5 cm 以上の腹部大動脈瘤の有無を確認する．心窩部から観察を開始し，腹部大動脈は臍部で分岐することが多いために分岐するところまでしっかり追いかける必要がある．感度 93-100％，特異度 100％と非常に有用な上，ショック患者では絶対に見逃せない疾患なので大動脈を必ず短軸・長軸の両方から観察する　図14　[3]．

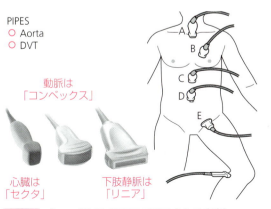

図12　プローブ位置（PIPE で認められる疾患）

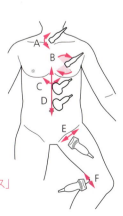

図13　PIPES の描出法

- 「腹部大動脈瘤」と「大動脈解離」あり
- 心窩部よりスタート
  - 横切り
  - 縦切り
- 必ず両方行う

腹部大動脈瘤に対する
エコー検査感度：
100％

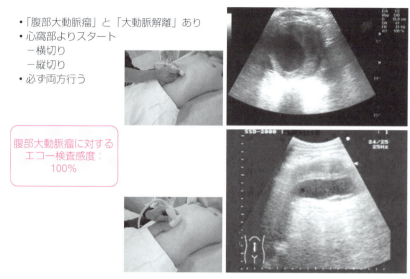

図14 腹部大動脈のチェック

B. 胸部大動脈瘤あるいは大動脈解離の有無

上行大動脈解離を疑った時には，胸部大動脈のチェックを行う **図15** ．しかし近位大動脈径（大動脈起始部）≧3.8 cm はややテクニックを要し，肺の陰影が重なってくることも多く描出が困難な時が多いとされている．あまり時間をかけるのは得策ではないため，疑った場合はバイタルサインが許せば，造影 CT などさらに追加の検査で確認が必要となる．

C. 深部静脈血栓症の有無

鼠径靱帯直下の総大腿静脈と膝窩静脈で血栓の有無を確認する．左右の総大腿静脈と，左右の膝窩静脈の4ポイントを確認するだけでよく，より詳細に検索する必要はない．超音波プローブで圧排しても血栓のためにつぶれない静脈を観察した際には深部静脈血栓の存在を疑い，カラードプラを併用するとさらに診断効率が上昇する **図16** ．

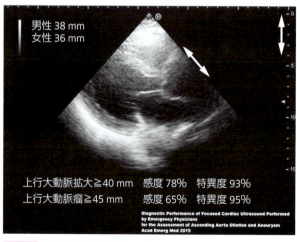

図15 上行大動脈瘤のチェック

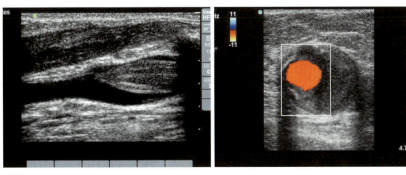

図16 DVT: 血栓（＋）
必ず長軸と短軸で評価する．
カラードプラを用いるとさらに診断力が向上する．

　超音波での感度は95（83-100）％，特異度は95（86-100）％とされているが，肺塞栓症をきたしている時には深部静脈血栓が肺動脈へ飛んでしまい，大腿静脈に存在した深部静脈血栓が消失してしまっていることもあり注意を要する．肺塞栓症を疑う時には必ずPUMPの項目にある右心系のチェックとセットで判断する．

おわりに

　目の前の患者さんが突然ショック状態に陥った時には誰しも慌てるものである．CT検査やMRI検査などの画像診断を行いショックの原因を突き止めて治療に移りたいものではあるが，患者さんの状態においては時間的・空間的（CT室やMRI室などの検査室まで動かすことができない），労力的（人員が少ない，人工呼吸器・血液透析など，集中治療中など）に余裕がなく，簡単に検査室に移動することができず評価が十分にできないことも考えらえる．

　その際にはぜひエコーを用いてベッドサイドにてチェックを行ってほしい．特にRUSHはショックのタイプを素早く分類することができるためにより迅速に評価を行い，治療に結び付けることも可能である．エコー検査は実施者によって左右されるとされているが，ポイントを絞り込むことによって短時間で習得は可能であり，臨床への応用も効果的と思われる．

■文献

1) 林　寛之. STEP BEYOND RESIDENT 7. 救急診療のキホン編 Part 2. 東京: 羊土社; 2014. p.103-46.
   改訂 STEP BEYOND RESIDENT 1 救急診療のキホン編 Part 1. 東京: 羊土社; 2017.
2) Perera P, Mailhot T, Riley D, et al. The RUSH Exam: Rapid Ultrasound in SHock in the evaluation of the critically lll. Emerg Med Clin North Am. 2010; 28: 29-56.
3) Kuhn M. Emergency department ultrasound scanning for abdominal aortic aneurysm. Ann Emerg Med. 2000; 36（3）: 219-23.

〈小淵岳恒〉

第 X 章　病態・症候別活用

4 ─ 心停止

要旨

① Pulseless electrical activity（PEA）には pseudo PEA と true PEA がある.
② 蘇生時に focused cardiac ultrasound（FOCUS）を利用すれば，自己心拍再開や生命予後の予測が可能である.
③ 蘇生時に FOCUS を利用すれば，特異的な治療を要する心タンポナーデや急性肺塞栓症が同定されることがある.
④ 蘇生のプロトコルに FOCUS を導入することで，生命予後の改善につながる可能性はあるが，科学的根拠は不十分である.

　心停止時は原因不明のまま救命処置が継続される場合が少なくない. 可逆的病態であっても, それに応じた処置を行わなければ救命につながらない. 超音波はベッドサイドで手軽に利用でき, 心停止の原因となりうる可逆的病態の検索に有効である **表1**. しかし現状では, 超音波は二次救命処置のアルゴリズムで必須手技とされていない. その要因としては, 超音波の導入で生命予後改善を示すグレードの高いエビデンスがないこと, 様々な状況で起こりえる心停止への対応に際して超音波装置へのアクセスが常に可能とは限らないこと, 超音波を扱える医療従事者が蘇生現場に居合わせるとは限らないことなどが考えられる. もっとも JRC 蘇生ガイドライン 2015[1]では, 「心臓超音波検査は, 標準的な蘇生を妨害することなく実施可能であれば, 可逆性の原因を同定するための追加的診断機器として考慮されうることを提案する（弱い推奨, 非常に低いエビデンス）」と言及されており, 蘇生時の心臓超音波検査の利用について一定の評価はされている.
　POCUS の概念の普及に伴い, 従来の系統的心臓超音波検査に対して, 急性期診療に従事する医

表1　心停止の原因となる可逆的病態（赤字は心臓超音波で評価可能）

4H	Hypoxia	低酸素血症
	Hypovolemia	循環血液量減少
	Hypo/Hyperkalemia	低/高カリウム血症
	metabolic	代謝障害
	Hypothermia	低体温症
4T	Tension pneumothorax	緊張性気胸（肺超音波で評価可能）
	Tamponade, cardiac	心タンポナーデ
	Toxins	急性中毒
	Thrombosis	
	pulmonary	急性肺塞栓症
	coronary	急性冠症候群（心停止時は評価難）

320

師がベッドサイドで焦点を絞って行う簡便な心臓超音波検査法が注目されるようになり，種々のプロトコルや呼称が提言されてきた．2014年には国際推奨として focused cardiac ultrasound (FOCUS)[2] が示されている．ここでは POC として行われる心臓超音波検査はすべて FOCUS と呼ぶことにする．今後 FOCUS が普及すれば，ショックや胸痛の評価だけではなく，心停止時の活用も期待される．

❶ 蘇生時の FOCUS 活用法

■ FEEL

2007年に Breitkreutz らは蘇生時の FOCUS 活用法として focused echocardiographic evaluation in resuscitation management (FEER) を提唱している[3]．FEER はパルスチェック時 10 秒以内に施行し，胸骨圧迫中断時間を延長しないことが前提となっている．彼らはその後 focused echocardiographic evaluation in life support (FEEL) へ呼称を変更し，病院前救急で心停止 100例に FEEL を適応したところ，89%に治療方針の変更があったと報告している[4]．

FEEL の具体的運用例を 表2 に示す．FEEL を実践するためには，さらに医師（医療従事者）が 1名必要になるので，少人数での実践は容易ではない．FEEL 施行のポイントは，① FEEL に十分理解があること，②経験のある FOCUS 専任者の配置，③パルスチェック前の FOCUS 施行準備，④パルスチェック中に素早く FOCUS 実施，⑤チーム内で FOCUS 所見の共有である．観察断面として最初は心窩部四腔断面を選択するが 図1 ，描出不良時は次のパルスチェック時に傍胸骨左縁で描出を試みる．

現状では immediate cardiac life support (ICLS)，advanced cardiac life support (ACLS) コースとは別に，FEEL に特化したシミュレーションの実施やコース開催が望ましいと考えられる．

表2 蘇生時の focused echocardiographic evaluation in life support（FEEL）の運用手順（例）

リーダー	ガイドラインに沿った蘇生実施を指示する
【パルスチェック・エコー施行前】	
リーダー	エコー施行者にエコーの準備を指示する
エコー施行者	装置を立ち上げ，描出可能かチェック，プローブを持ち準備できたことを伝える
リーダー（※）	パルスチェックのタイミングを伝える　「あと10秒でパルスチェックです」
エコー施行者	剣状突起下にプローブをあてパルスチェックのタイミングを待つ
【パルスチェック・エコー施行中】	
リーダー	パルスチェックおよびエコー開始を指示，10秒のカウントダウンを行う
エコー施行者	素早く心窩部四腔断面を描出，可能ならば動画保存 （描出できない時は次回傍胸骨左縁断面を検討）
リーダー	カウントダウン1で（9秒後）胸骨圧迫再開を指示する
【パルスチェック・エコー施行後】	
リーダー	蘇生を継続しながら，エコー施行者に所見を述べるように指示する
エコー施行者	描出の可否，壁運動の有無，心停止の原因を述べて共有をはかる（保存動画のレビュー）
リーダー	チーム内で治療方針を確認，具体的治療を指示する
必要に応じ（※）に戻って繰り返す	

(Breitkreutz R, et al. Crit Care Med. 2007; 35: S150-61)[3]

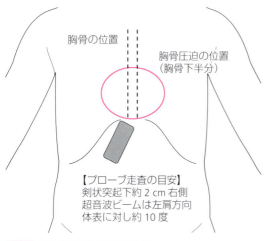

図1 蘇生時の FOCUS の手法

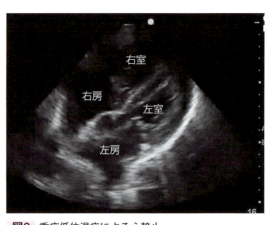

図2 重症低体温症による心静止
胸骨圧迫中の心窩部四腔断面（▶28 に対応）

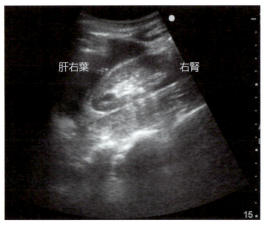

図3 重症低体温症による心静止
胸骨圧迫中の右上腹部断面で腹腔内液体貯留はない
（▶29 に対応）．

■ 胸骨圧迫中の評価

　FEEL はパルスチェック中に FOCUS を行うことを前提としているが，胸骨圧迫中もある程度観察可能で，人手があれば試みてもよい．胸骨圧迫を妨げないように，心窩部四腔断面で評価する（図1　図2　▶28）．心膜液貯留の有無はこの方法である程度評価できる．

　心停止の原因としては，心腹部の大量出血のこともあり，胸骨圧迫中でも FAST（図3　▶29）や腹部大動脈瘤（破裂）の評価は可能である．

❷ FOCUS における評価項目

■ True PEA と pseudo PEA

　Pulseless electrical activity（PEA）の中には，超音波で（弱い）心収縮を認める場合と認めない場合があることは以前から知られており，前者は pseudo PEA，後者は true PEA と呼ばれている．PEA の 86％に壁運動があったという報告が約 30 年前に行われている[5]．心収縮があっても有

効な心拍出量が得られないことや，触診による脈拍触知の限界が背景にある[1]．2001 年に Blaivas らは，FOCUS で心筋収縮のない 136 例全例で心拍再開しなかったことから，FOCUS で心筋収縮所見がなければ，蘇生中止の判断材料になる可能性を報告している[6]．2001 年から 2012 年までの 8 研究，心停止 586 例を対象にしたメタ解析によると，「FOCUS で心臓の動きがあれば自己心拍再開する」について，感度 92%（95%信頼区間 85-96%），特異度 80%（76-84%），陽性尤度比 4.3（2.6-6.9），陰性尤度比 0.18（0.10-0.31）であり，FOCUS は自己心拍再開の予測に有用であることが示された．しかし心臓の動きがなかった 378 例中，自己心拍再開したケースが 9 例（2.4%）あり，FOCUS のみで蘇生中止の判断はすべきではないと結論付けられている[7]．その後北米 20 施設において非外傷性心停止 793 例（PEA414 例，心静止 379 例）を対象とした大規模多施設前向き臨床研究が実施され，心筋の動きの有無と，自己心拍再開，生存との関連について検討が行われた．PEA 症例の 54%は pseudo PEA で，心静止（asystole）症例の 10%に心筋の動きが観察されたという．また心筋の動きが観察された群の方が，自己心拍再開率（51% vs 14.3%），生存入院率（28.9% vs 7.2%），生存退院率（3.8% vs 0.6%）は高く，心筋の動きは予後と関連することが示された[8]．しかし現時点では心筋の動きの有無と神経学的予後との関連について示した研究はない．心停止であっても心筋の動きを認めた場合には，自己心拍再開の可能性が高くなることを念頭に救命処置にあたることが肝要である．

CASE 1

心房細動の既往のある 80 歳代の男性が自宅で倒れているところを発見される．救急隊到着時は PEA であった．病院到着直後に PEA を確認，次のパルスチェック時に心窩部四腔断面の描出を試みたが描出不良で評価できなかった．その次のパルスチェックで 10 秒以内に傍胸骨左縁長軸断面を描出し peudo PEA を確認した ▶30．その後間もなく自己心拍再開を得た ▶31．

■心タンポナーデ

心タンポナーデは心膜液の量だけで判断されるものではない．外傷や急性大動脈解離などで急速に血性心膜液が貯留すれば，少量でも心膜内圧が上昇して心タンポナーデになる．一方，慢性的な貯留であれば大量でも心タンポナーデではないこともある．もっとも心停止時に心膜液が貯留していれば，他の要因がはっきりするまで心タンポナーデによる心停止を考慮すべきである．

穿通性外傷による心停止に対し，緊急開胸されて心タンポナーデと診断された 18 例中 4 例が生存したという研究があり[9]，外傷初期診療では心タンポナーデの早期認知の重要性が示されている．また非外傷例を対象とした前述の多施設前向き臨床研究によると，非外傷性心停止で心膜液貯留を認めた 34 例中 13 例に対して心膜穿刺が行われ，そのうち 2 例は生存退院が得られており，蘇生時に心膜液貯留を認識し，心膜穿刺を行うことで予後改善につながる可能性がある[8]．一方，Stanford A 型急性大動脈解離に起因する心タンポナーデに対する開胸前の心膜穿刺については議論のあるところだが，血圧の急激な変動をさけるべく，心嚢からの排液量をコントロールすれば良好な結果が得られることや，PEA に対する心膜穿刺が救命につながったことが報告されている[10]．以上より，蘇生時に FOCUS で心タンポナーデを同定する意義は大きい．JRC 蘇生ガイドライン 2015 には，「心タンポナーデに起因する心停止患者の治療にはエコーガイド下の心膜穿刺が考慮さ

れるべきである」と記されている[1].

CASE 2

既往歴不明の70歳代の男性，前日から背部痛を訴えていた．翌朝ベッド上で反応が鈍く，その後家人が再確認すると反応がなかった．救急隊到着時は心静止であった．病院到着後に心静止を確認，次のパルスチェック時に心窩部四腔断面の描出を試み，心膜液を示唆する所見を認めたが確証は得られなかった 図4 ▶32．その次のパルスチェック時に傍胸骨左縁長軸断面を描出し，全周性に心膜液が貯留しているのを確認した 図5 ▶33．病歴とFOCUS所見より急性大動脈解離による心タンポナーデの可能性が考えられた．目撃のない心静止であり，自己心拍再開の望みはないと判断し，心膜穿刺は行わず，家族の了承のもと蘇生を中断した．死後CTで確証を得た．

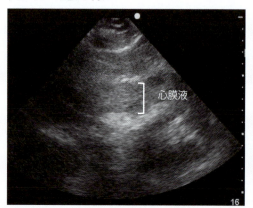 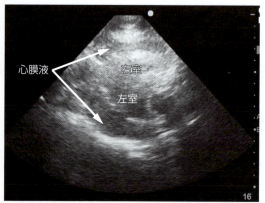

図4 心静止，心膜液貯留．心窩部四腔断面（▶32に対応）

図5 心静止，心膜液貯留．傍胸骨左縁長軸断面（▶33に対応）

■急性肺塞栓症

一般に急性肺塞栓症では心臓超音波検査の感度は高くないが，ショックを伴う場合は著明な右室拡大と心室中隔の扁平化が顕在化し感度が高まる[11]．心停止でも，右室の拡大・心室中隔の扁平化と血栓の存在で急性肺塞栓症を考慮する[8]．ただし慢性的な右室拡大があり，急性肺塞栓症以外の要因で心停止に至る場合も当然ありえる．また急性肺塞栓症に限らず，心停止の結果として右室拡大が起こりえることを支持する基礎的研究があり，心停止時にみられる軽度右室拡大の解釈には注意が必要である[12]．

急性肺塞栓症による心停止に対する血栓溶解療法は，自己心拍再開率が高まることが後ろ向き臨床研究で報告されている[13]．JRC蘇生ガイドライン2015では，「心停止の原因に肺血栓塞栓症が疑われる場合には，血栓溶解薬を投与することを提案する（弱い推奨，非常に低いエビデンス）」と述べられている[1]．従来の蘇生処置に加えて，出血リスクのある血栓溶解薬による治療を適切に行うためには，FOCUSを用いて急性肺塞栓症の可能性を検討する必要がある．もっとも本邦ではextracorporeal cardiopulmonary resuscitation（ECPR）が優先されることがあり，その場合でもFOCUSによる急性肺塞栓症の早期認知は重要である[14]．

CASE 3

特に既往のない 80 歳代の女性，数日前から気分不良を訴えていた．近くのクリニック受診後間もなく心停止となり救急搬送．病院到着後に PEA を確認した．次のパルスチェック時に心窩部四腔断面で pseudo PEA を確認，右心系の拡大と血栓像も認めた 図6 ▶34．急性肺塞栓症による心停止と判断した．

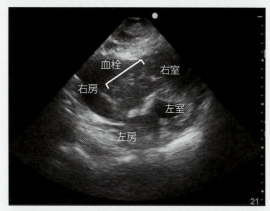

図6 Pseudo PEA，右心系の拡大と血栓
心窩部四腔断面（▶34 に対応）

■ 高度循環血液量減少

FOCUS による循環血液量減少性ショックの評価は，左室過収縮と内腔狭小化，下大静脈径減少・虚脱に基づいて行われる[2]．ただし慢性心不全で左室収縮能低下，左室拡大がある場合には，高度の循環血液量減少が生じても上記所見を示さない可能性に留意すべきである．また循環血液量減少性ショックから心停止に至った場合に，ショックと同様の所見が得られるかについては十分に解明されていない．

出血性ショックによる心停止が考えられる場合，パルスチェック中や胸骨圧迫時に FAST と腹部大動脈瘤の評価を FOCUS に加えてもよい．

CASE 4

胸部大動脈瘤で手術をすすめられていた 80 歳代男性，朝から背部痛の訴えがあり，日中ずっと臥していた．夕方に家人が確認すると呼びかけに反応はあったが，その約 30 分後に再確認すると反応がなく，救急隊到着時は心静止であった．病院到着後に心静止を確認，次のパルスチェック時に心窩部四腔断面の描出を試みたが，オリエンテーションがつかなかった．その次のパルスチェック時に傍胸骨左縁長軸断面の描出を試みたが，肺の影響で心臓は描出できなかった．胸骨圧迫再開後に FAST を施行し

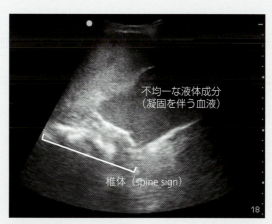

図7 心静止，左大量血胸
左側胸部断面

たところ，左胸腔に不均一な液体成分が大量に貯留していた 図7．病歴と超音波所見より胸部大動脈瘤破裂による大量血胸と診断し，間もなく蘇生を中止した．

4. 心停止

おわりに

　蘇生ガイドラインではFOCUSの利用について一定の推奨が示されているが，現時点では蘇生アルゴリズムとしてルーチン化されていない．FOCUSで心臓の動きがあれば，自己心拍再開の可能性が高く，予後評価としても利用できる．また特異的な治療を行わなければ救命できない心タンポナーデや急性肺塞栓症の所見を蘇生時に得ることができ，的確な治療の導入で救命につながる可能性がある．従来の蘇生行為を妨害しなければ，限界を知った上でFOCUSを実施することは妥当である．

■文献

1) 日本蘇生協議会, 監修. JRC蘇生ガイドライン2015. 東京: 医学書院; 2016.

2) Via G, Hussain A, Wells M, et al. International evidence-based recommendations for focused cardiac ultrasound. J Am Soc Echocardiogr. 2014; 27: 683. e1-683. e33.

3) Breitkreutz R, Walcher F, Seeger FH. Focused echocardiographic evaluation in resuscitation management: concept of an advanced life support-conformed algorithm. Crit Care Med. 2007; 35: S150-61.

4) Breitkreutz R, Price S, Steiger HV, et al. Focused echocardiographic evaluation in life support and peri-resuscitation of emergency patients: a prospective trial. Resuscitation. 2010; 81: 1527-33.

5) Bocka JJ, Overton DT, Hauser A. Electromechanical dissociation in human beings: an echocardiographic evaluation. Ann Emerg Med. 1988; 17: 450-2.

6) Blaivas M, Fox JC. Outcome in cardiac arrest patients found to have cardiac standstill on the bedside emergency department echocardiogram. Acad Emerg Med. 2001; 8: 616-21.

7) Blyth L, Atkinson P, Gadd K, et al. Bedside focused echocardiography as predictor of survival in cardiac arrest patients: a systematic review. Acad Emerg Med. 2012; 19: 1119-26.

8) Gaspari R, Weekes A, Adhikari S, et al. Emergency department point-of-care ultrasound in out-of-hospital and in-ED cardiac arrest. Resuscitation. 2016; 109: 33-9.

9) Coats TJ, Keogh S, Neal CH, et al. Prehospital resuscitative thoracotomy for cardiac arrest after penetrating trauma: rationale and case series. J Trauma. 2001; 50: 670-3.

10) Cruz I, Stuart B, Caldeira D, et al. Controlled pericardiocentesis in patients with cardiac tamponade complicating aortic dissection: experience of a centre without cardiothoracic surgery. Eur Heart J Acute Cardiovasc Care. 2015; 4: 124-8.

11) Konstantinides SV, Torbicki A, Agnelli G, et al. 2014 ESC guidelines on the diagnosis and management of acute pulmonary embolism. Eur Heart J. 2014; 35: 3033-69, 3069a-3069k.

12) Aagaard R, Caap P, Hansson NC, et al. Detection of pulmonary embolism during cardiac arrest-ultrasonographic findings should be interpreted with caution. Crit Care Med. 2017; 45: e695-e702.

13) Kürkciyan I, Meron G, Sterz F, et al. Pulmonary embolism as a cause of cardiac arrest: presentation and outcome. Arch Intern Med. 2000; 160: 1529-35.

14) Zhang Z. Echocardiography for patients undergoing extracorporeal cardiopulmonary resuscitation: a primer for intensive care physicians. J Intensive Care. 2017; 5: 15.

〈亀田　徹〉

第X章 病態・症候別活用

5 急性腹症

> **要旨**
> ① 急性腹症での超音波検査は，通常の腹部超音波検査ではない．
> ② 超音波検査の前に，病歴と身体所見から鑑別すべき疾患を絞る．
> ③ 腹痛の部位やその特徴（発症形式などの OPQRS）を必ず聴取する．
> ④ 急性腹症は時間との戦い．見えない時はそれも所見であり，他の診断法と総合的に評価する．

急性腹症とは，発症 1 週間以内の急性発症で，手術などの迅速な対応が必要な腹部（胸部なども含む）疾患と定義され[1]，救急外来での腹部診察では急性腹症を見逃さないことがポイントである．ここでは，急性腹症での超音波検査のポイントについて解説する．

1 診療アルゴリズム

急性腹症は腹部および腹部以外の種々の疾患に起因し，適切で迅速な対応が必要で時に致死的な疾患群である[1]．そのため，急性腹症では迅速かつ的確に診療を行う必要があり，その診療アルゴリズムに沿って，診断，治療をスムーズに進めることが重要である．「急性腹症診療ガイドライン 2015」（以下，急性腹症ガイドライン）では，急性腹症における 2 step method による診療アルゴリズムが提案されており **図1**，診断・治療をスムーズに進める上で重要である[1]．

A（気道），B（呼吸），C（循環）やバイタルサインに異常を認める場合には，ABC の確保とともに，病歴や身体所見などから迅速に診断と治療を同時並行で進め，緊急の手術や interventional radiology（IVR）などが必要な病態か否かを判断する．特に，「超緊急疾患」である，急性心筋梗塞，腹部大動脈瘤破裂，肺動脈塞栓症，大動脈解離（心タンポナーデ）や，「緊急疾患」である，肝がん破裂，異所性妊娠，腸管虚血，重症急性胆管炎，重症急性膵炎，敗血症性ショックを伴う汎発性腹膜炎，内臓動脈瘤破裂などではないか鑑別を行うことが必要である[1]．

バイタルサインが不安定で，CT 撮影が憚れる時こそ，ベッドサイドで施行できる超音波検査の出番である．上記の「超緊急疾患」や「緊急疾患」のほとんどは，簡単な病歴と身体所見，腹部や胸部の超音波検査でほぼ確定できるからである．また，超音波検査で，これらの所見がなければ，他の疾患に絞ることができるようになる．

一方，ABC やバイタルサインに異常が認められない場合には，より詳細な問診，身体所見，検査から正確に診断・鑑別を行う．ここでも超音波検査は有用で，病変そのものの描出が可能な場合も

5. 急性腹症

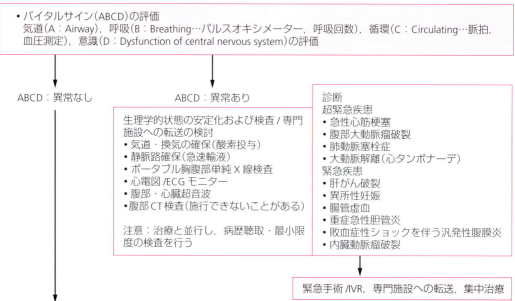

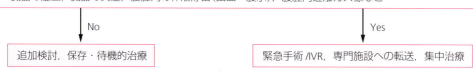

図1 急性腹症の診療アルゴリズム（2 step methods）（急性腹症診療ガイドライン出版委員会. 急性腹症診療ガイドライン 2015. 東京: 医学書院; 2015)[1]

少なくなく，また，病変そのものを描出できなくても，出血や腹膜炎などの炎症を示唆する腹腔内液体貯留や，臓器周囲の炎症所見，胆石や水腎症，腸管拡張/麻痺など間接所見によっても，病態をかなり絞ることができる．

2 急性腹症でも既往歴，現病歴，身体所見を必ず確認する

　急性腹症における定型的な超音波走査法/プロトコルは存在しない．なぜならば，既往歴，現病歴と身体所見で，多くの場合，疾患群を想起することができ，それらの鑑別のために超音波検査を施行するからである．迅速な診断と処置が必要とされる急性腹症において，腹部をくまなく検査する超音波走査/プロトコルは通常不要であり，時に検査時間延長に伴う診療の遅延の観点からは害にさえなり得る．

　通常，急性腹症では，腹痛の部位から疾患を絞り込む．そのため，前述の「急性腹症ガイドライン」では，腹痛の部位別に考えられる疾患が列記されている 図2 ．さらに，既往歴や現病歴，身体所見で，より疾患を絞ることが可能である．例えば，右上腹部痛であれば， 表1 のような疾患が考えられ，胆石を指摘されていて，右季肋部痛で，右肩への放散痛やMurphy兆候を認めれば，急性胆嚢炎の可能性が高い．ただし，この場合，急性胆管炎でないかもと除外しておくことが必要である．

　心窩部に圧痛があり，tapping painや反跳痛，板状硬を認めれば，胃または十二指腸穿孔による腹膜炎を考える．

　このように，既往歴，現病歴，身体所見は急性腹症の診断においても非常に重要であり，それら

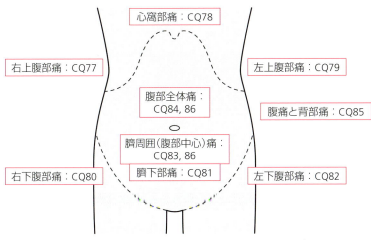

図2 部位別鑑別診断 CQ77-86

表1 CQ77 右上腹部痛を訴える患者で鑑別すべき疾患は？

CQ77　右上腹部痛を訴える患者で鑑別すべき疾患は？	
食道・胃・十二指腸疾患，肝胆道系疾患が多い．	
消化器系疾患	胆嚢炎，胆石症，胆管炎，大腸炎，憩室炎，虫垂炎，肝膿瘍，肝炎，肝腫瘤，胃潰瘍，十二指腸潰瘍，膵炎
血管系疾患	急性冠症候群，心筋炎，心内膜炎，心外膜炎，大動脈解離，上腸間膜動脈解離
尿路系疾患	腎結石症，腎盂腎炎，尿管結石，腎梗塞
右腎・副腎疾患	腎梗塞，副腎梗塞，腎盂腎炎，腎結石症，尿管結石
その他	呼吸器疾患（肺炎，肺塞栓，膿胸），Fitz-Hugh-Curtis症候群

（急性腹症診療ガイドライン出版委員会．急性腹症診療ガイドライン2015．東京：医学書院；2015)[1]

5. 急性腹症

から疾患を絞ることができる．そのようにして想起された疾患の鑑別を主眼に腹部超音波検査を行えば，効率的な超音波検査/診断が可能となる．

❸ 超音波検査は急性腹症のどのような場合に施行するか？

それでは急性腹症のどのような場合に，超音波検査は施行するのであろうか？「急性腹症ガイドライン」では，**図1**のように，急性腹症ではスクリーニング検査として施行されることが勧められており，特に腹部大動脈瘤破裂，急性胆嚢炎が疑われる場合や，放射線被曝を避けることが望ましい妊婦，若年女性や小児において強く勧められている（レベル2，推奨度A）．

ただし，超音波検査は術者の技量に大きく依存するため，日頃から習熟しておく必要があるとされており（レベル2，推奨度A），日頃から，超音波検査を施行し，急性腹症で即座に利用し，鑑別ができるようにしておくことが大切である．

一方，超音波検査を用いた治療も可能である．腸重積や閉鎖孔などのヘルニア嵌頓の際には，プローブで圧迫しながら整復が可能なこともあり，整復されたことも直ちに判断できる．

また，鼠径や内頚からのルート確保の際にも超音波ガイド下に行えば確実である．急性腹症で脱水が進行していたり，脈拍を触れないような場合には，特に有用である．

近年，多列検出器CT（MDCT）やCT画像再構成によってCTの診断能が格段に向上したため，すぐにCTを撮影しようとする医師が少なくない．しかし，超音波検査はCTに比較し，1）迅速，2）ベッドサイドで可能，3）被曝なし，4）繰り返し検査が可能で，経時的評価も容易，5）穿刺，治療も超音波ガイドに迅速，柔軟に可能，5）ショックの鑑別も可能，6）CTで描出できない胆石の描出が可能など種々の利点がある．

❹ 腹部全体を痛がる場合，ショック

腹部全体の腹痛を訴える患者では，**表2**のような疾患を想起し，超音波で鑑別を行う．ショックを伴う腹部中心の激しい疼痛は，急性腹症のなかでも緊急度が高く，**表3**のような疾患を想起し，超音波で迅速に鑑別する必要がある．もちろん超音波検査のみで確定は難しい場合が少なくな

表2 CQ84 腹部全体の腹痛を訴え患者で鑑別すべき疾患は？

CQ84　腹部全体の腹痛を訴える患者で鑑別すべき疾患は？	
血管系	大動脈瘤破裂，大動脈解離，腸間膜動脈閉塞症，腸間膜静脈血栓症
消化器系	消化管穿孔，消化管閉塞（絞扼性），急性胃炎，急性腸炎，臓器破裂，膵炎
内分泌代謝系疾患	糖尿病性ケトアシドーシス，アルコール性ケトアシドーシス，急性ポルフィリン症
その他	中毒（鉛，ヒ素など），IgA血管炎（Henoch-Schönlein purpure），両側性肺炎など

（急性腹症診療ガイドライン出版委員会．急性腹症診療ガイドライン2015．東京：医学書院：2015）[1]

表3 CQ86 ショックを伴う腹部中心の激しい疼痛で鑑別すべき疾患は？

CQ86　ショックを伴う腹部中心部の激しい疼痛で鑑別すべき疾患は？
急性膵炎，上腸間膜動脈閉塞症，腹腔内出血，大動脈瘤破裂，大動脈解離，消化管穿孔や腸管壊死，急性冠症候群，異所性妊娠（女性）

（急性腹症診療ガイドライン出版委員会．急性腹症診療ガイドライン2015．東京：医学書院：2015）[1]

いが，問診，身体所見と組み合わせると診断率は格段に向上する．

5 腹痛部位が不明確の場合，POCUS 急性腹症プロトコル（図3）

　高齢者や意識障害患者では，十分な問診や身体所見が取れない場合がある．また，腹痛部位が明確でない場合もある．そのような時には，急性腹症病変がないか腹部全体を検査する必要がある．POCUS 研究会では急性腹症での実技講習を実施しており，そこでのプロトコルを供覧する．あくまでも初級者を対象としたプロトコルであり，実際には各自で色々な手順があり，操作順や見るべき対象は，経験によっても異なることに留意されたい．また，まだこのプロトコルも発展途上と考えられ，フィードバックをいただけると幸甚である．

　患者は仰臥位で，コンベックスプローブを用いて行う．「6」の字を書く要領でプローブを進める．

①まず，心窩部から左頭側を仰ぎ見るようにプローブを倒し，心囊液の貯留を確認する．

②心窩部でプローブを矢状方向に立て，肝左葉，食道，胃を同定し，プローブを左側から右側にスライディングさせながら，胃壁，幽門輪，十二指腸を観察する．free air や液体貯留がないかも確認する．

③肝臓，胆囊の観察を行い，肝内胆管の拡張，胆囊炎の所見や胆石の有無，肝外胆管の拡張や結石を確認する．ここで IVC も観察し，拡張具合，呼吸性変動をみることによって循環血液量の過小を推定できる．また，Morrison 窩の液体貯留がないかも確認する．右腎臓を観察し，水腎症がないかも評価する．

④腹部の最右側には，上行結腸があり，結腸を見ながら右下方へプローブを進める．大腸がんや憩室炎などに伴う結腸の壁肥厚，拡張具合，周囲の液体貯留を確認する．左側から結腸に入る回腸末端，回盲弁を同定し，さらにその足方にある（はずの）虫垂を検索する．小児では虫垂の同定は困難ではないが，成人では腫大がない虫垂の同定は容易ではない．腫大した虫垂が同定できれば虫垂炎の可能性が高い．

⑤下腹部正中にプローブを移し，膀胱，前立腺，直腸を観察する．膀胱は横断走査だけではなく，縦断走査でも観察し，内部の性状，周囲の液体貯留などを確認する．

⑥次いで，左下腹部外側で下行結腸を同定し，頭側に順次移動し，結腸脾弯曲部，左腎臓，脾臓，膵尾部を観察する．

⑦横断走査で，脾静脈と膵体部を観察する．腸管ガスが多い場合には，プローブで圧迫しながら腸管やガスを移動させると観察できるようになることがある．

⑧最後に，小腸拡張の有無や，腹部大動脈を確認し，できれば，SMA の血流もカラードプラで確認する．

　上記のプロトコルは，1）比較的頻度の高い病態を検出する，2）機器性能にさほど依存しない所見を確実に拾い上げる，3）短時間にルーティーン走査を終了する，ことを念頭とした初級者向けのものである．

　したがって必ずしも重篤な疾患がすべて拾い上げられるとは限らず，たとえ POCUS が negative であっても患者の症状や身体所見を正しく評価し，必要な対応をとることは言うまでもない．

■文献
1)　急性腹症診療ガイドライン出版委員会. 急性腹症診療ガイドライン 2015. 東京: 医学書院; 2015.

〈真弓俊彦　畠 二郎〉

5. 急性腹症

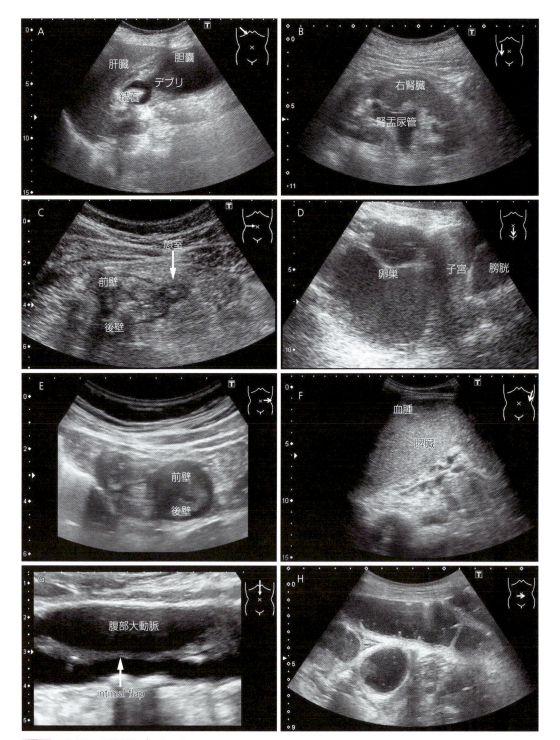

図3 POCUS 急性腹症プロトコル
A. 走査3　急性胆嚢炎：胆嚢腫大，壁肥厚および壁内の線状低エコー，胆石，デブリなどが描出されている．
B. 走査3　右尿管結石嵌頓：結石は描出されないが，右腎の腎盂尿管が拡張している．
C. 走査4　上行結腸憩室炎：上行結腸壁の肥厚，突出する憩室と周囲脂肪組織の肥厚を認める．
D. 走査5　卵巣チョコレート嚢腫：卵巣は腫大し，内部に混濁した液体貯留がみられる．
E. 走査6　一過性型虚血性大腸炎：全周性に肥厚した下行結腸が描出されている．
F. 走査7　脾損傷：脾臓周囲に血腫を認める．
G. 走査8　腹部大動脈瘤：大動脈内に intimal flap を認める．
H. 走査8　単純性腸閉塞：拡張した回腸が描出されている．

第 XI 章　救急超音波の新たな活用

1 ポケットエコー

要旨

① 超音波診療の普及に伴い，ベッドサイドで手軽に扱えるデバイスが発達しつつある．
② 2017 年時点で，救急領域のベッドサイドでの実用に堪えるポケットエコー はまだ少ない．
③ 救急外来だけでなく，病院前診療，rapid response system（RRS），院内急変に際した使用が一層広まることが予想される．

超音波装置の小型化，軽量化が年々進んでいる．超音波による診療が身体診察の延長と考えられるようになるにつれ，装置そのものもまた，聴診器を扱うが如く手軽に使用できる形態へと進化を遂げている．今後，さらなる小型化と軽量化が進み，医師が超音波を一人一台携帯してベッドサイドで使用する時代が到来する可能性は極めて高いと考えられる．一方で，そこには克服すべき課題も存在する．この稿では，ポケットエコーの現状と今後の展望について述べる．

1 ポケットエコーの活用場面

■ 病院前診療

病院前診療では，利用できる医療資源が限られるため，診断や治療に使用可能な道具として超音波検査が果たす役割は大きいと考えられる．想定される使用方法としては，

- 外傷における出血源や損傷の同定（FAST/EFAST など）
- 侵襲的な介入の補助（心嚢穿刺など）
- ショックの原因の推定（RUSH exam など）

といったものが挙げられる．

病院前での治療的介入については，衛生的，医療資源的に理想的環境下で行うことが難しい．医療機関への搬送を前提とする場合，侵襲性の高い介入については，心タンポナーデに対する心嚢穿刺など緊急性のある場合に限って施行されるべきである．必然的に，病院前での超音波検査は，治療的介入よりも診断的ツールとしての使用頻度が高くなると考えられる．超音波は，より短時間で正確な診断に到達できることが救急外来のセッティングで示唆されているが[1-3]，病院前診療での使用でも同様なアウトカムが示されれば，病院前からの特異的な情報をもとに院内で必要物品をより早い段階で準備することなどが可能になり，診療の質の向上につながる可能性がある．

1. ポケットエコー

■ 病棟診療（回診，RRS 診療）

　日々の回診において，ベッドサイドで聴診を行い，腱反射を調べるのと同様にして，ポケットエコーで患者から情報を得ることは容易に想像される診察風景である．この診療形態がまだ広く普及するに至っていないのは，現在多くの病院で用いられている超音波装置について，サイズが携帯するには大きすぎるものであったり，装置の起動までに時間がかかったり，バッテリー性能がない，あるいは不十分であったりするためであると考えられる．装置の小型化や起動時間，バッテリー性能は向上の一途を辿っており，超音波装置が聴診器と同じような感覚で用いられる診察道具となるまでにそう時間はかからないであろう．

　また昨今，多くの病院で RRS の構築が行われている．携帯型超音波装置は，そのシステムの重要な構成要素となり得る．RRS 起動時には多くの場合，患者のベッドサイドにおいて迅速な状況の把握と評価，介入が行われる必要がある．血圧低下や呼吸困難といった症候に対しては，原因の頻度に差こそあれ，救急外来でのセッティングに準じた考え方で超音波診療を行うことに妥当性があると考えられる．RRS で超音波をルーチンに用いることで患者予後が改善するかを調べた研究は本稿執筆時点では存在しないが，循環不全や呼吸不全に対して起動された RRS に超音波を組み込むことで，ショックの時間，呼吸不全の時間が短縮するかを調べるランダム化比較試験が米国で進行中である[4]．

■ 救急外来診療

　救急外来において超音波の果たす役割は極めて大きい．今日の診療において，超音波を用いた救急診療は急速な広がりを見せ，ある種の病態の診断，診療においては超音波の使用がファーストラインとなっている[5]．本邦の多くの救急外来では，バッテリー駆動性能のない据え置き型の超音波装置，あるいはバッテリー駆動が可能なポータブル型超音波装置が普及している．これらの装置には，ポケットエコーと比較して画像供覧性の高さや，カルテとの連動性といったメリットが存在する．一方でポケットエコーには，処置室や観察室，あるいは病院前診療など救急外来外部へのポータビリティという面での優越性がある．

❷ ポケットエコーに求められる機能

　前述のようなポケットエコーの活用場面を考えたとき，POCUS を実践するためにポケットエコーに求められる機能は，現在我々が救急外来で利用している超音波がもつ機能を超えるものである必要はない．

■ 走査モード

　必要な走査モードは以下の 3 種類である 表1 ．
- B モード
- M モード
- カラードプラモード

　付加的に，心機能の詳細評価目的に pulse wave ドプラモードや continuous wave ドプラモードが使用されることがあるが，これらは救急外来で検出すべき病態の範疇をやや逸脱しており，

表1 ポケットエコーに必要な走査モードと観察部位

	Bモード	Mモード	カラードプラモード
観察部位	あらゆる部位	肺（ラングスライディング） 心臓 IVC	腹部大動脈 腎臓 心臓 深部静脈・中心静脈 末梢動静脈

表2 ポケットエコーに必要なプローブの種類と観察部位

	コンベックス	セクター	リニア
観察部位	腹部 胸腔 肺	心臓 胸腔 腹部	肺・気道 腹部（虫垂・小児） 骨・軟部組織 深部静脈・中心静脈 末梢動静脈 眼球

POCUS を実践する観点からは必須でないと考えられる.

また，描出画像の最適化のための機能として，以下の3種類は比較的頻繁に用いられる.

- 深度調節（depth）
- 輝度調節（gain）
- 焦点調節（focus）

これらを備えていれば，観察に十分堪える画像を得ることができると考えられる.

POCUS の実践において必要なプローブは以下の3種類である **表2** .

- コンベックスプローブ
- セクタープローブ
- リニアプローブ

これら3種類が救急外来での診療では一般的に用いられる. ポケットエコーの場合，ポータビリティの観点からは1本のプローブに多機能を持たせるのが理想的であるが，これを達成している機種は現時点で少ない. 小型化したプローブを複数本使用する方法や，複数のフットプリントを備えた1本のプローブで，異なる部位を観察する方法がポケットエコーにとっては理想的である. 現状では，1つのプローブの両側に2種類のフットプリントを備えた機種が存在するほかは，いずれの機種も用途に応じてプローブを接続し直す必要がある.

③ ポケットエコーの現状

2017年現在，本邦においてポケットエコーとして市場に流通している主な製品を **表3** に示す.

表3 の通り，現在流通している製品のうち，POCUS で用いられ得るプローブと機能を過不足なく備えた機種はない. GE の Vscan dual probe は1本のプローブの両端に異なるフットプリントが装備されており，携帯面で優位性がある. 富士フィルムの iViz はポケットエコーの中では画面

1. ポケットエコー

表3 本邦に流通する主なポケットエコーの性能（各メーカーより情報提供）

機種名	ポケットエコー miruco	iViz	SONIMAGE P3	Vscan
メーカー	日本シグマックス	富士フイルムメディカル	コニカミノルタ	GEヘルスケア
プローブの本数	1本	2本	1本	1本
プローブの種類	コンベックス	セクター リニア	セクター	セクター リニア
走査モード	Bモード	Bモード Mモード カラードプラモード	Bモード Mモード パルスウェーブドプラ	Bモード カラードプラモード
画像最適化のための機能	深度 輝度	深度 輝度	深度 輝度	深度 輝度
画面サイズ	約11×21 cm	1920×1280（7インチ）	約4×5.5 cm（2.7インチ）	3.5インチ
起動までの時間	約4秒（タブレットのホーム画面から）	30〜40秒	通常時：15秒 スタンバイモード時：1秒	約25秒
録画	静止画 動画	静止画 動画	静止画 動画	静止画 動画
画像データの外部取出し（形式）	静止画（JPEG） 動画（MP4）	静止画（PNG, DICOM） 動画（AVI, DICOM）	静止画（JPEG, PNG, DICOM） 動画（AVI, DICOM）	静止画（JPEG） 動画（MPEG4）
画像データの保存媒体	本体内蔵メモリ MicroSDカード	本体ハードドライブ	MicroSDカード	MicroSDカード
バッテリー駆動時間	3時間	1時間/1本 （バッテリー 3本付属）	約2時間	約1時間
発売年	2016年	2016年	2013年	2014年
価格	16万9900円	530万円 （本体＋プローブ1本）	70万円	98万円

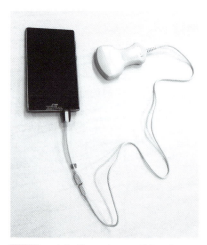

図1 日本シグマックスのポケットエコー miruco
プローブはコンベックス，走査モードはBモードのみ．

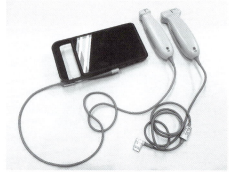

図2 富士フイルムメディカルのiViz
タブレットタイプで，プローブはコネクタを脱着して切り替える．

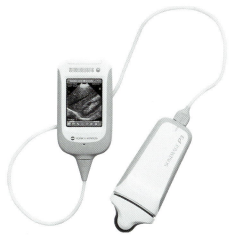

図3 コニカミノルタの SONIMAGE P3
セクタープローブに B モード，M モード，パルスウェーブドプラモードの 3 つの走査モードを備えている（写真はコニカミノルタジャパンから提供）.

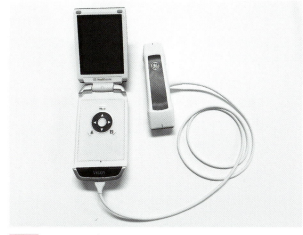

図4 GE ヘルスケアの Vscan
本体部分は 2 つ折りで，プローブは両端に 2 種類のフットプリントを備えている.

が大きく供覧性が高いが，走査モードを切り替える際にプローブを脱着する必要がある．

4 ポケットエコーのこれから

　ポケットエコーの最大の利点は，使用の手軽さに比して得ることのできる情報の豊富さである．聴診器などの我々に馴染み深い診察道具に近い感覚でエコーを使用するためには，電源を入れてから装置が立ち上がるまでの時間は短い必要があり，使用に際しての耐衝撃性も要求される．さらに，回診などの比較的長時間の使用を想定するのであれば，十分なバッテリー駆動時間が保証されていることも重要である．現在，病院前診療や RRS をはじめとした緊急時の出張診察に際しては，ポケットエコーあるいはポータブル型超音波装置を使用している病院が多いと思われ，我々の施設では後者を使用している．これらの超音波装置は現在各メーカーから販売されており，救急外来や ICU，CCU，手術室など，装置のポータビリティが求められる領域において広く普及している．現在本邦ではポケットエコーが数社から販売されているが，装置の性能の向上によって，場面によってはポケットエコーが主流になっていく可能性がある．

　表3 を見てわかる通り，機種により差はあるものの，ポケットエコーは現状ではかなり高価であり，個人所有は容易ではない．個人が所有する電子携帯端末にプローブを接続して超音波装置として用いることができれば，コスト面での課題は克服される可能性がある．一方で，個人所有の端末で患者データを扱うことは個人情報管理上の問題を孕んでおり，このような使用方法は本邦では現在認可されておらず，今後の制度改善が望まれる．

❺ 院内での活用事例

CASE 1

RRSでの活用事例

整形外科入院中の72歳女性．左大腿骨頚部骨折に対して人工股関節置換術術後4日目．就寝前の巡視時に血圧低下がみられ，rapid response teamがコールされた．

チーム現着時のバイタルサイン：

GCS 14，血圧 82/60，呼吸数 30，脈拍 102，SpO_2 88%（RA），体温 37.6℃．

チーム医師の施行した心エコーでは右房内に血栓がみられ，IVCは拡張して呼吸性変動が消失していた．心室中隔の扁平化と右房内遊離血栓がみられ，肺塞栓症による閉塞性ショックが強く疑われた．輸液後も血圧は安定せず，整形外科術後ではあったが，循環器内科と整形外科主治医の判断により血栓溶解療法が施行された．

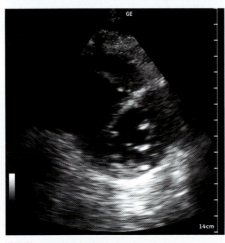

図5 傍胸骨短軸像
心室中隔の扁平化によるD-shapeがみられる．

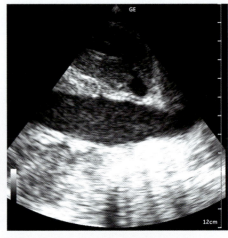

図6 心窩部でのIVC
径は2cm以上に拡張し，呼吸性変動は消失している．

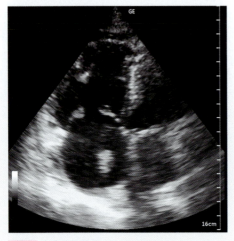

図7 心尖部四腔像
右心系の拡大と右房内の遊離血栓がみられる．

CASE 2
院内診察での活用事例

内科入院中の32歳男性．喘息発作で入院加療2日目．経過は良好であったが，日中，咳嗽後に呼吸困難を生じ SpO₂ 86%に低下し，担当医がコールされた．

到着時のバイタルサイン：

血圧 154/78，呼吸数 28，脈拍 92，SpO₂ 94%（3L 経鼻），体温 37.2℃．

担当医は携帯したエコーで肺の観察を行い，左前胸部での lung sliding の消失を確認した．酸素化低下の原因として左気胸が疑われ，その後撮像したX線では左の3度気胸が確認された．胸腔ドレナージを施行して脱気を確認し，室内気で SpO₂ 98%へと酸素化の改善を認め，引き続き内科的治療継続となった．

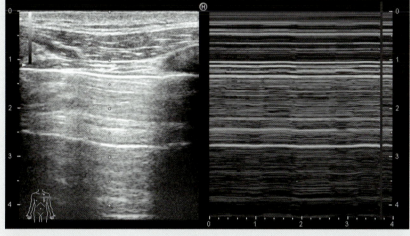

図8 左前胸部で lung sliding の消失がみられ，M モードでは stratosphere sign が確認される．

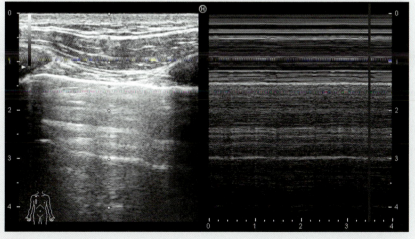

図9 右前胸部では lung sliding がみられ，M モードでは seashore sign が確認される．

おわりに

　ベッドサイドで得ることのできるさまざまな所見の中でも，超音波検査所見はある種の緊急性の高い疾患に対して高い感度あるいは特異度を有するため，疾患の鑑別を進める上で有用性が高い．ポケットエコーはその携帯性から，将来的にはベッドサイドでの一般的診察道具として広く普及していく可能性がある．今後，病院前やRRSなどさまざまな診療セッティングでの有用性が検証されれば，ベッドサイドでの診察道具としてのポケットエコーの役割はより確かなものになっていくものと思われる．

■文献

1) Ghane MR, Gharib MH, Ebrahimi A, et al. Accuracy of rapid ultrasound in shock (RUSH) exam for diagnosis of shock in critically ill patients. Trauma Mon. 2015; 20: e20095.

2) Ghane MR, Gharib M, Ebrahimi A, et al. Accuracy of early rapid ultrasound in shock (RUSH) examination performed by emergency physician for diagnosis of shock etiology in critically ill patients. J Emerg Trauma Shock. 2015; 8: 5-10.

3) Bagheri-Hariri S, Yekesadat M, Farahmand S, et al. The impact of using RUSH protocol for diagnosing the type of unknown shock in the emergency department. Emerg Radiol. 2015; 22: 517-20.

4) Efficacy of ultrasound to guide management during a rapid response event. NCT01838343.

5) American College of Emergency Physicians. Emergency ultrasound imaging criteria compendium. Ann Emerg Med. 2016; 68: e11-48.

〈松本　敬〉

第XI章 救急超音波の新たな活用

2 病院前救急での活用

> **要旨**
> ① 病院前救急診療には時間的制約がある．
> ② 迅速な超音波検査の実施が必要である．
> ③ 質的診断にとらわれるのではなく，スクリーニングに止めるべきである．
> ④ 機器の選択は慎重に進めたい．

　昨今，ドクターヘリの全国展開のほか，ドクターカーも各地で運用されるなど，病院前における救急診療が広く行われるようになってきた　**図1**　．病院前における救急診療の意義は，早期の医療介入による救命率の向上，機能予後の改善である．一方，病院前の救急診療の限界としては，いわゆる根本治療に至らないことが多いことに留意する必要があることである．

　ドクターヘリあるいはドクターカーの介入により，根本治療の開始に遅延が生じることはあってはならない．救急現場での初期診療には，時間的制約があることを銘記しなければならない．こうした制約のもとで，超音波検査を行うことを認識することが求められる．

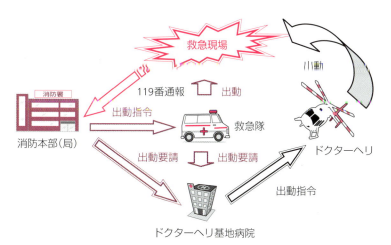

図1 ドクターヘリシステム

1 病院前救急診療の実際

　病院前における診療では，実際の診療行為以外にもなすべきことは多い．病着後の診療と異なり，

2. 病院前救急での活用

| 表1 | 救急現場における診療の実際 |

- 状況の把握
- 救助・活動方針の確認
- 診療行為
  気道確保，人工呼吸
  輸液，薬剤投与
  開胸処置
  超音波検査
- 搬送先と搬送手段の選定
- 関係者への説明

不十分な情報のまま，患者接触となることが多くある．状況を把握した上で診療を開始し，その結果を踏まえて，適切な搬送先医療機関を選定しなければならない．さらに，ドクターヘリで出動した場合は，ヘリコプターで搬送するのか，あるいは救急車で搬送するのか，搬送手段の選定も行わなくてはならない．患者本人，あるいは関係者への説明も必要となる　表1 ．救急現場では，迅速な診療が求められるが，診療開始から，現場出発までは，概ね 10 分程度を目標とするのが適当であろう．

　診療の一環として行う超音波検査は，それ自体は根本治療手段ではない．適切な根本治療につなげるための検査手技である．すなわち，適切な生命維持と蘇生を行うための一助として，さらには適切な根本治療を行うための適切な医療機関を選定するための一助とすべきものである．迅速な実施が求められることになる．

❷ 病院前における超音波検査の活用

　外傷の事例においては，primary survey においてショックを認知した場合に，FAST を行うことが可能となる[1]．EFAST（extended FAST）も考慮されてよいが，救急現場では，時間的，そして空間的制約から，結果については多くは期待できないであろう．

　FAST は，本来はショックの原因として，胸腔，腹腔，後腹膜腔の 3 部位の出血に焦点を当てて検索を行うために，胸部および骨盤部 X 線単純撮影と組み合わせて行われるものである．このうち，病院前診療において施行可能な FAST を行うことによって，血胸，腹腔内出血，心タンポナーデを検出することが可能となることがある．

　血胸，心タンポナーデが明らかとなれば，引き続き，胸腔ドレナージ，心囊ドレナージの実施について検討することが可能となる．特に心囊ドレナージについては，超音波検査実施下で行うことが求められるが，血液の凝固により穿刺のみでは十分なドレナージ効果が得られないことがあるため，注意が必要である．心囊ドレナージに固執して，いたずらに現場滞在時間が延長することは避けなければならない．

　しかし，救急現場での血胸，腹腔内出血，心タンポナーデの存在が明らかとなることは，搬送先医療機関での迅速な根本的治療の実践において，有益な情報であることは疑いようがない．搬送先医療機関に遅滞なく診療情報として伝えることが重要である．

　胸痛の事例に際して，虚血性心疾患，あるいは大血管系疾患の診断も可能となることがある．しかし，心エコーの実践において，壁運動異常の描出に時間をかけることは許容されない．大動脈の描出に際して，フラップが確認できれば，急性大動脈解離の診断は，ほぼ確定できる．心窩部痛あ

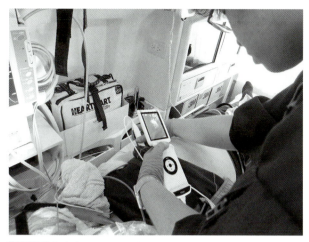

図2 救急車内でのFAST施行

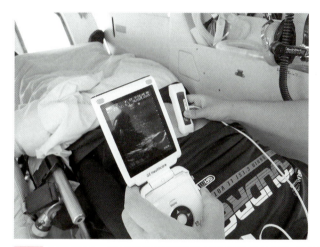

図3 ヘリコプター機内での超音波検査〔EC135（H135）の場合〕

るいは腹痛に際して，循環器系疾患と消化器系疾患などとの鑑別が可能となることもあるが，これも付随的なものと考えて良いであろう．超音波検査は，質的診断にとらわれるのではなく，スクリーニングに止めるべきである．

　病院前における超音波検査実施場所は，多くの場合，救急車内を想定して良いであろう **図2**．救急隊員から状況を聴取し，初期診療の一環として超音波検査を実施することになる．救急車の構造上，患者の右側に立つことになるので，検査を行う環境は，救急外来とそれほど違う訳ではない．

　搬送中は，救急車の揺れや振動があることから，十分な観察ができる訳ではないことに注意しなければならない．ドクターヘリで搬送する場合，通常，医師は患者の頭側に座ることになり，腹部以下へのアプローチは困難である **図3**．安全上，シートベルトの着用も必須であり，飛行中の実施は困難と認識しておいて良いであろう．

❸ 病院前における超音波検査施行にあたっての留意点

病院前における超音波検査施行にあたっては，時間的な制約が存在することのほかに，実施する環境についても考慮する必要がある．ディスプレイに直射日光が当たった場合，画面の確認は不可能となる 図4 ．超音波検査を実施するのは，多くの場合救急車内である．救急車内であれば問題ないが，救急車内収容前に患者接触した場合など，屋外での診療を余儀なくされた場合は，注意が必要である．また，ヘリコプター搬送の場合は，飛行する方角によっては，日光の影響を受けることがある．遮光のスクリーンなどを機体に取り付けることは，航空法違反となることもあるため注意が必要である．

バッテリーの管理についても注意が必要である．適切に充電されていれば，1回の出動でバッテリー切れを起こす

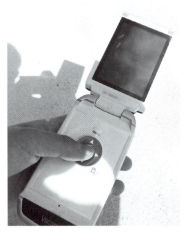

図4　直射日光の当たったディスプレイ

ことは考えなくてよいだろう．しかし，1日の出動を終えて充電を怠ると，翌日の出動中にバッテリーが切れることもあり得る．待機時間終了後の充電実施，そして，待機時間開始前の充電完了の確認は重要である．

機器の選定も慎重に考えたい．以前は，ノートブック型の機器が機能も充実した上に携行も可能とされ，病院前の診療に用いられたこともあったが，最近は，スマートフォン型のものが一般的であろう．機能は限定されるが，もとより救急現場での超音波検査施行には限界がある．破損の可能性も考え，機器の選定は慎重に進めるべきであろう．

■文献
1) 日本外傷学会，日本救急医学会，監修．外傷初期診療ガイドライン第5版．東京：へるす出版；2016．

〈早川達也〉

第XI章 救急超音波の新たな活用

3 災害現場での活用

> **要旨**
>
> ① 超音波診断装置とPOCUSの発展により，災害医療における画像診断のあり方は変化してきている．
> ② 災害現場やテロ現場でPOCUSが有用であったとする報告は多い．
> ③ 来たるべき災害やテロに対応するために，POCUSを実践するための備えが必要である．

American College of Emergency Physicians（ACEP）のガイドラインによると，「臨床に即して，ベッドサイドで，POCとして，焦点を絞って，医師が実施する」救急超音波の知識と技術は，成人に対する救急医療のみならず小児救急医療，集中治療，病院前救急診療，へき地・極地医療，国際保健医療，災害医療，事態対処医療，軍事医療などにおいても有用であるとしている[1]．今日では，超音波診断装置の小型軽量化と耐久性の向上は，救急患者に対する診療において機動性と迅速性をもたらすことになり，前述のようにさまざまな現場でのPOCUSが活用されるようになった．実際，World Association for Disaster and Emergency Medicine（WADEM）は，災害時においてトリアージ，蘇生，緊急処置を行うにあたってPOCUSが威力を発揮することを認めており，disaster ultrasoundとして普及を目指している[2]．2017年4月に開催されたWADEM Congress on Disaster and Emergency Medicine 2017においてはDisaster Ultrasound courseが開催される[3]など，災害時に傷病者を救命するためPOCUS普及が今後の大きな課題と考えられるようになっている．

1 災害と災害医療

米国の標準化災害医療教育コースであるNational Disaster Life Supportでは，災害を「人，資器材，薬剤，場所などの供給に対する需要がすぐに利用可能な資源を上回っている不均衡が起きた状態」と定義している[4]．このような緊急事態において，Institute of Medicineは医療の質の基準を変更することを許容している．具体的には，crisis standard of careとして「特定の状況下においては，通常の医療業務を大幅に変更して，提供可能なレベルとすることが正当化される」と宣言をしている[5]．つまり，平時であればCTやMRIなどのモダリティを用いるべき画像診断を超音波や単純X線撮影で代用することをやむなしとしているのである．確かに，ACEPのガイドラインでも，超音波は急性期の災害医療においては主要な画像診断装置として位置付けている[1]．実際，筆者が所属していたUniversity of Texas Southwestern Medical Center（UTSW）の基幹病院で

3. 災害現場での活用

> **表1** Parkland Memorial Hospital における standard of care 変更

- 身体所見による診療方針決定
- 頭部CT撮影: GCS 13以下, もしくは鋭的頭部外傷のみ
- 胸部X線写真/骨盤X線写真: 鋭的外傷のみ
- FASTの実施
- 血液検査: ヘモグロビン値/ヘマトクリット値, 血液型, 動脈血液ガス
- 手術室での手術: ダメージコントロール手術のみ
- ICUへの入室: 予後不良患者を劣後にする

GCS: glasgow coma scale
FAST: focused assessment with sonography in trauma

ある Parkland Memorial Hospital では, 災害対応計画が起動されて 2 時間以内に standard of care の修正がなされるようにマニュアルが定められていた **表1**.

このような取り決めが必要となるのは, 災害時には多数の傷病者が発生する可能性があるためである. 適切な対応のためには, 医療機関は surge capacity を拡大しなければいけない. これを実現するのが, Staff(適切な技術を持った十分な数の医療従事者), Stuff(特異的に必要となる資器材), Structure (診療エリアと現場指揮システム) の「3S システム」ということになる[6]. 医療機関は災害対応のために, この 3S システムを実行するための POCUS に長けた人材を育成するとともに, 有事の際に場所を選ばずに使用可能な超音波診断装置を準備しておく必要があることを銘記しなければいけない.

さて, わが国における防災に関する基本指針は, 防災対策基本法 (昭和 36 年法律第 223 号) 第 34 条第 1 項に規定に基づき, 中央防災会議が作成する防災基本計画 (平成 29 年 4 月 11 日修正) に記されている. この中で, 厚生労働省と都道府県は災害派遣医療チーム (disaster medical assistance team: DMAT) の充実強化によって災害時の救急医療活動などの支援体制の整備を図ることを推奨している[7]. つまり災害医療の“要”として DMAT の養成と運用が行われていることになる. この DMAT が携行すべき資器材として携帯型超音波診断装置が挙げられている[8] ことからも, わが国においても災害時に POCUS を駆使することの重要性が認識されていることの証左と言えるだろう **表2**.

❷ Disaster ultrasound の成り立ち

今日では災害時に POCUS を実践することが当然のようになりつつあるが, 初めから超音波診断装置が災害医療に有用と考えられていたわけではない. 医療現場で超音波診断装置が広く浸透したのは 1980 年代初頭であるが, 当時は機器が高価である上に巨大な容積であったことからとてもではないが病院外での使用は考えられるものではなかった. しかし, 1990 年代半ば頃にはいくつかのメーカーが 6 ポンド (約 2.7 kg) を切る軽量な携帯型超音波装置を発売した. しかも, 画像描出性能も悪くなく, 耐久性にも優れたものであったことから, 徐々に病院外で医師やパラメディックにも利用されるようになった[9]. また, 2000 年に超音波診断装置の使用が航空機に与える影響 (干渉) が検討される[10] と, その利用範囲はどんどん拡大して戦地の軍事医療施設でも利用されるようになった. 特にイラクの British Military Hospital でポケットサイズ超音波診断装置による FAST の有効性が報告[11] されると, 高温の狭小空間でバッテリー駆動だけでも信頼性の高い画像診断が得られることが証明された. その頃から, 災害時にも色々な場面で POCUS が実践されるよ

表2 DMAT 標準医療機器・関連機材

資器材	数量
体外式自動除細動器	1
携帯型超音波診断装置	1
移動用モニター（付属品含む）	2
モニター用充電コード	2
モニター用予備バッテリー	2
輸液ポンプ	2
ポンプ用充電コード	2
携帯型吸引器	1
携帯型人工呼吸器（付属品含む）	1
（酸素駆動型人工呼吸器は酸素ボンベとの適合性を考慮）	
呼気終末二酸化炭素モニター	1
ディスポーザル人工蘇生器	10
バックボード	1
バックボード用ストラップ	1
固定用結束バンド	1
酸素ボンベ	2
減圧弁・流量計付	2
簡易点滴台	2
毛布	2
担架	2
ターポリン担架	2

うになった.

3 災害現場での利用例

A. アルメニア地震

検索し得た限りで，災害医療に超音波診断装置を用いて効果が得られたとする最も古い論文は1991年に報告されたものである．1988年12月7日にアルメニア共和国のスピタクを震央とした大地震では Medvedev-Sponheuer-Karnik（MSK）震度階級が8から10に到達し，マグニチュードは6.9を記録した．スピタクは壊滅状態に陥り，地震による死者は25,000人を越え，150,000人以上が負傷したとされている.

発災後72時間までに首都エレバンの病院には750人の傷病者が入院となった．病院には使用可能な CT が1台しかないこともあって，400人の患者に対して530の超音波検査が実施された．検査は病院のロビーで行われ，要した時間は1人あたり平均4分であり，外傷による腹腔や後腹膜の異常所見が得られたのは96人（12.8%）であった．最終的に16人が観血的手術を受けることになったが，偽陽性の患者はいなかった[12]．このことから，多数傷病者が発生する災害時に腹腔・後腹膜損傷を検索するために超音波診断装置をルーチーンに使用すること，その技術を持った医療従事者を養成しておくことの重要性が指摘された.

B. イズミット地震

災害時に外傷の検索以外で超音波診断装置の有用性が示されたのは，1999年8月17日に発生したトルコのイズミット地震における医療活動においてである．トルコ北西部のイズミットを震源と

したマグニチュード7.4の大地震の被害は死者17,262人，負傷者43,953人と報告されている[13]．近隣の病院に入院した傷病者は5,302人にのぼり，そのうちの639人（12.1％）に腎障害の合併があり，477人（9.0％）がクラッシュ症候群による急性腎障害のために血液浄化療法を要した．特にミオグロビン尿陽性で高CK血症を呈する9人の患者を対象として，発災後16から32時間以内と6週間後に腎臓のドプラ超音波による評価が行われた．この際，resistive index（RI）が測定されたが，時間経過とともに低下していくことが観察されている．また，血液浄化が必要となる回数，期間，無尿期間との関連が示唆された[14]．この研究より，POCUSは単に外傷の検索だけではなく，輸液蘇生やその他の治療方針を決定する一助になり得ることが認識されるようになった[9]．

C. グアテマラ土砂災害

2005年10月に中米に上陸したハリケーン・スタンは，グアテマラのサンチアゴ・アティトラン郊外のパナバジ村で大規模な土砂崩れを引き起こした．洪水と土砂による最終的な被害は，死者670人，行方不明者844人，負傷者386人，全壊家屋5,515軒，損傷家屋7,202軒という甚大なものであった[15]．この際，ACEPのガイドラインに沿って教育を受けた医師らが負傷者99人に対して137のスキャンを行っている．結果として，緊急の治療が必要と判断された患者が12％，2週間以内に再検査が必要と判断された患者が14％，さらなる精査が必要とされた患者が32％であり，42％の患者は除外診断がなされた[16]．

このことから，大規模自然災害のために医療を提供する環境が制限されていたとしても，ポータブル超音波診断装置を用いることで生存者の診療方針決定に大きく寄与できることが証明された．

D. サイクロン・ジョージ災害

2007年3月に西オーストラリアを襲ったサイクロン・ジョージはカテゴリー4（風速59から69 m/s）という大型のものであり，内陸部の鉄鉱石採掘会社従業員の居住地に大きな被害をもたらした．100 km離れている直近病院には1人の一般外科医と何人かの総合医しかいないうえに，1台しかないCTは故障から復旧していない状態にあった．さらに48から72時間後には同じくカテゴリー4のサイクロン・ジャコブが上陸することが予想されており，負傷者に対する診療をまともに行える状態ではなかった．被災地で活動を開始したDMATはポータブル超音波診断装置を用いてFASTなどによるスクリーニングを行うことで，22人の負傷者のうち15人をパースの三次医療機関まで広域医療搬送を実施した．

これ以降，DMATの携行資器材にポータブル超音波診断装置を追加すること，POCUSに長けた医療従事者をDMATメンバーの一員とすることが強く推奨されるようになった[17]．

E. 避難所における deep venous thrombosis（DVT）検索

2004年10月23日に発生した新潟県中越地震（マグニチュード6.8）では，地震後より肺塞栓症の発症率が上昇して死者が発生したこと[18]から震災関連死として大きな注目浴びるようになった．以降，大地震の発生後には下肢静脈エコー検査を行い，DVTのスクリーニングによる肺塞栓予防が積極的に行われるようになった．

2011年3月11日に発生した東日本大震災の後もスクリーニング検査は行われており，3,316人に対して下肢静脈エコー検査を実施したところ，382人（11.5％）にDVTが発見されたと報告されている[19]．現在では，大人数の被災者に対して超音波診断装置を用いた健康管理と予防医学活動を行うことの重要性は当然のこととして受け入れられるようになっている．

4 テロ現場での利用例

A. マドリード列車爆破テロ事件

2004年3月11日にマドリード中心部の3つの駅で起きた列車爆破テロ事件では199人が死亡[20]（177人は即死），1,800人以上が負傷した．ほとんどの傷病者は7つの病院に搬送されて治療を受けているが，最初の24時間以内に大きな手術を受けたのは82人（124件の手術）であり，そのうちの17件が腹部手術であった．しかし，腹部手術の6件（35.3%）で所見なし，もしくは不必要なものであったとされている[21]．その原因として，腹部超音波検査による偽陽性があげられており，多数傷病者が発生した場合，スクリーニング検査としてのPOCUSの信頼性は最初から高かったわけではないことが示唆されている．

B. ロンドン同時多発テロ事件

2005年7月7日にロンドンで引き起こされたテロ事件は，地下鉄の3か所と地上のバスが次々と爆破されて死者56人（現場死亡53人），負傷者775人という被害をもたらした．ロイヤル・ロンドン病院は194人の負傷者を受け入れたが，そのうちの27人（8人が最重症）が重症であり，救急外来の緊急蘇生室はすぐに満床になるほどのsurgeが発生した．最初の24時間に撮影された単純X線検査は58件，CTは30件（胸部3件，腹部3件，骨盤2件）であり，超音波検査（FAST）は8件と報告されている．即座に腹部CTが撮影されたのは1件のみであり，これは緊急蘇生室で積極的にFASTが行われたことによると考察されている[22]．多数傷病者が発生するテロリズムに対する医療活動では負傷者の救命のために頭部CTを優先する必要があり，体幹部の撮影を制限しなければいけないこともある．このような厳しい条件下で体幹部にPOCUSを実施することは医療資源や時間の節約につながることが証明された事件となっている．

POCUSによる災害医療の発展

超音波診断装置の発達と医療従事者の学習の促進により，災害医療の現場でもPOCUSの有用性はどんどん拡大していくと考えられている．いついかなる時に災害が発生しても適切な対応が取れるように，十分な備えが必要であることを忘れてはいけない．

■文献

1) American College of Emergency Physicians. Ultrasound Guidelines: Emergency, Point-of-Care and Clinical Ultrasound Guidelines in Medicine. Ann Emerg Med. 2017; 69: e27-e54.

2) Cuthbertson J. Disaster ultrasound. 2016. https://wadem.org/disaster-ultrasound/ (access on 7th Jan, 2018)

3) Indus Med News. Leaders Teach the AIIMS Disaster Ultrasound Course @ WADEM Toronto. 2017. http://www.indusem.org/leaders-teach-aiims-disaster-ultrasound-course-wadem-toronto/ (access on 7th Jan, 2018)

4) American Medical Association: Glossary. In: Swienton RE, Subbarao I, Markenson DS. Basic Disaster Life Support™ Version 3.0 Course Manual. Illinois: American Medical Association; 2012. p.G-1-G-2.

5) American College of Emergency Physicians. Guidelines for crisis standards of care during disasters. 2013. https://www.acep.org/uploadedFiles/ACEP/Practice_Resources/disater_and_EMS/disaster_preparedness/Crisis%20Standards%20of%20Care%200613.pdf (access on 7th Jan, 2018)

6) Koenig KL, Lim HS, Tsai S. Crisis standard of care: refocusing health care goals during catastrophic disasters and emergencies. J Exp Clin Med. 2011; 3: 159-65.

7) 中央防災会議. 防災基本計画. 2014. http://www.bousai.go.jp/taisaku/keikaku/pdf/kihon_basic_plan.

pdf（access on 7th Jan, 2018）

8) DMAT 事務局. DMAT 標準医療資器材. 2011. http://www.dmat.jp/DMATkizai.pdf（access on 7th Jan, 2018）

9) Nelson BP, Chason K. Use of ultrasound by emergency medical services: a review. Int J Emerg Med. 2008; 1: 253-9.

10) Price DD, Wilson SR, Murphy TG. Trauma ultrasound feasibility during helicopter transport. Air Med J. 2000; 19: 144-6.

11) Brooks AJ, Price V, Simms M. FAST on operational military deployment. Emerg Med J. 2005; 22: 263-5.

12) Sarikisian AE, Khondkarian RA, Amirbekian NM, et al. Sonographic screening of mass casualties for abdominal and renal injuries following the 1988 Armenian earthquake. J Trauma. 1991; 31: 247-50.

13) 外務省. トルコ北西部地震の概要と我が国の支援. http://www.mofa.go.jp/mofaj/area/turkey/99/index.html（access on 7th Jan, 2018）

14) Keven K, Ates K, Yağmurlu B, et al. Renal Doppler ultrasonographic findings in earthquake victims with crush injury. J Ultrasound Med. 2001; 20: 675-9.

15) 国際協力機構無償資金協力部. グアテマラ共和国熱帯低気圧スタン災害復興支援計画（災害復興支援無償（プログラム型））概略設計調査報告書. http://open_jicareport.jica.go.jp/pdf/11836269_01.pdf, 2006（access on 7th Jan, 2018）

16) Dean AJ, Ku BS, Zeserson EM. The utility of handheld ultrasound in an austere medical setting in Guatemala after a natural disaster. Am J Disaster Med. 2007; 2: 249-56.

17) Mazur SM, Rippey J. Transport and use of point-of-care ultrasound by a disaster medical assistance team. Prehosp Disaster Med. 2009; 24: 140-4.

18) 榛沢和彦, 林 純一, 大橋さとみ, 他. 新潟中越地震災害医療報告: 下肢静脈エコー診療結果. 新潟医会誌. 2006; 120: 14-20.

19) Shibata M, Chiba H, Sasaki K, et al. The utility of on-site ultrasound screening in population at high risk for deep venous thrombosis in temporary housing after the great East Japan Earthquake. J Clin Ultrasound. 2017; 45: 566-74.

20) 警察庁. 警察の国際テロ対策-米国多発テロ事件から 10 年の軌跡-. https://www.npa.go.jp/keibi/biki2/10nennokiseki.pdf, 2011（access on 7th Jan, 2018）

21) Turégano-Fuentes F, Caba-Doussoux P, Jover-Navalón J, et al. Injury patterns from major urban terrorist bombings in trains: the Madrid experience. World J Surg. 2008; 32: 1168-75.

22) Aylwin CJ, König TC, Brenann NW, et al. Reduction on critical mortality in urban mass casualty incidents: analysis of triage, surge, and resource use after the London bombings on July 7, 2005. Lancet. 2006; 368: 2219-25.

〈児玉貴光〉

第 XI 章　救急超音波の新たな活用

4　看護師による超音波機器の活用

要旨

① 救急領域での超音波は，看護師による患者の客観的評価のために習得すべき技術であり今後の活用可能性が期待できる.

② 看護師の特定行為に係る特定行為研修，日本における NP（nurse practitioner）の実践のために必要不可欠である.

③ 臨床で効果的に活用するためには，系統的な教育プログラムが必要であり，患者への臨床実践の機会を十分に確保し，質の担保に努める必要がある.

④ 超音波を活用した臨床実践は，チーム医療を促進し，患者に安全な医療を提供することにつながる可能性がある.

　超音波検査について看護の領域では，膀胱内容量を簡易的に計測する超音波機器は使用が簡便であり特別な技能はあまり必要なく，残尿評価のために用いられている. またさらに，創傷関連では，褥瘡の深部組織損傷（DTI: deep tissue injury）などの深度評価や治癒の経過の評価，ストーマ周囲の評価に用いられている[1].

　救急領域での看護師による超音波の活用は，近年の「看護師の特定行為に係る研修制度」などの影響もあり，「末梢留置型中心静脈注射用カテーテル（PICC: peripherally inserted central catheter）の挿入」に関しての超音波ガイド下の血管穿刺，「脱水症状に対する輸液による補正」に関しての下大静脈径の評価などの際に超音波を使用する機会が増えてきている. しかしながら，まだ救急領域で看護師が超音波機器を活用することは一般的とはいえない. 本稿では，救急領域での看護師の超音波活用の現状，教育，課題や展望について述べる.

1　諸外国における救急領域での看護師による超音波の活用

　諸外国においては，救急看護師による超音波ガイド下末梢血管穿刺に関する報告がなされており，ハンズオンなどによる簡素化された短時間の訓練によって，救急部における静脈路確保が困難な患者への血管確保ができ，患者ケアを改善できるとしている[2,3]. またさらに，末梢静脈路確保が困難な患者に対して，適切に訓練された看護師が超音波ガイド下血管穿刺を行うことによって，救急医の介入が減少し，医師の負担が軽減したという報告もある[4]. 救急領域では，静脈確保が困難な患者が多くいるため，訓練された救急看護師が超音波ガイド下静脈穿刺の技術を習得することは，有益であるといえる. 日本においても医療資源が有限であることから，救急看護師が超音波を活用し

4. 看護師による超音波機器の活用

患者ケアにつなげることができれば，チーム医療の推進にも貢献できるであろう．

② 看護師が超音波機器を扱うことに関する障壁

看護師のほとんどは，超音波機器は医師が扱うものであるという認識がある．これは，超音波機器が診断をするための一つのツールであるということも関係している．膀胱内容量を簡易的に計測する超音波機器など一部の使用以外には，実際に臨床において日常的に超音波機器を扱う機会はあまり多くはない．超音波検査に関与する機会はあっても，自分自身で画像を読む機会がないため，興味を持って自己学習する以外に習得する機会はなく，画像を読影する必要がないことが関係している．これは，超音波画像を読影する機会がないこと以外にも，どのようにその画像からの情報を患者評価に活用できるかを知らないことも影響している．それ以前に，看護師は超音波機器の扱いを教育された経験がほとんどない．使い方がわからなければ，活用方法がわからないし，その情報を理解することができないのである．似た話になるが，看護師が聴診器を使って患者の呼吸音を評価しているが，実際に自信をもって聴き分けられているかは疑問が残る．心音に至っては，身体診察の講義，演習を受けても実際の臨床で活用できている者はどれだけいるだろうか．これは，臨床で自身が行った患者評価に関する他者からの on-the-job training を受ける機会が医師よりも圧倒的に少ないことが要因であると考えられる．またこれは，患者の診断をする機会がないことも大きな要因である．診断は医師がするものであるというような確固とした意見があるが，最終的な診断を決定することは医師としても，診断をするために必要な患者の情報を系統的に収集し，診断推論をすることは誰でも行うことが可能である．診断推論をするためには，やみくもに検査をするわけではなく，患者の病歴，症状や兆候，生活歴などから考えられる疾患を想起して必要な検査をすることになる．超音波検査は低侵襲であることから，看護師が，創傷の深度の評価やカテーテルの位置確認など，患者評価に活用できる可能性は大いにあるといえる．そのためには，基礎的な教育を受けたうえで，臨床において多くの患者を評価し，自己の判断の妥当性を確認してもらう機会を増やすことが必要である．特に，時間的な制限がある救急医療の場では，医師の診断推論を聞くまでもなく，看護師が推論を理解することができたならば，経験を重ねただけでは対応できない場においても，限られた医療スタッフでも有効に活動できることになる．

③ 看護師の特定行為に係る研修制度における超音波の活用

平成 27 年 10 月に「看護師の特定行為に係る研修制度」が施行され，手順書に基づき一定の診療の補助行為（特定行為）を行う看護師の養成が始まった．これは，2025 年の超高齢社会に向けて，特定行為を実施するために必要な標準的な教育内容，方法などを省令によって定め，厚生労働省の指定研修機関が講義，演習，実習などを実施し，修了した看護師を計画的に養成，確保することを目指している．修了した看護師は，チーム医療のキーパーソンとして，様々な医療介護の場において活躍することが求められている．本制度については，「看護師の特定行為」という名称になっていることもあり，医行為をするための研修と思われがちであるが，実際に先駆的な活動をしている研修修了者は，決して医行為のみを行っているわけではない．患者から必要な情報を能動的にとり，情報を吟味し解釈しながら，診断，治療に必要な臨床推論を行っているのである．つまり，特定行為を実施することには，臨床判断を下すまでのプロセスが非常に重要であると言える．特定行為研

修においては，看護師が手順書により特定行為を行う場合に特に必要とされる実践的な理解力，思考力および判断力ならびに高度かつ専門的な知識および技能の向上を図るための内容が共通科目に含まれており，特定行為区分ごとに特定行為研修の基準が定められている．また本制度は，適切なタイミングで患者に効率的な医療を提供できる調整能力を持った看護師を育成することが目的でもある．救急医療は，早期診断，早期治療など集中的なケアが主であり，特定行為研修の基礎的知識は必要不可欠であるといえる．高度な臨床実践に医学的知識を付与し，医師と同じ思考プロセスで患者を評価する看護師を要請することで，患者の安全な医療の提供につながるといえる．特定行為研修の内容は，本来，臨床看護師に必要な基本的知識であり，専門職として責任をもって患者を診るために備えておくべき技術でもある．今回省令で定めた特定行為 38 行為は，救急・集中治療領域で活用可能性のある行為が多く，早期治療の実施により患者の回復に向けた医療活動への期待の表れと捉えることもできる 表1 ．一部の医療機関を除けば，救急医療に関わる医療スタッフが十分に確保できているとはいえない現状があるが，手順書により特定行為を活用することによって治療，ケアの可視化ができ，安全安心な医療の提供に貢献することができると考えられる．研修後の臨床現場での活用は，看護部内での検討に留まらず，施設全体で取り組むべき課題であり，これからの救急領域に必要な臨床看護師の活用方法の具体的な検討が非常に重要である．看護師の特定行為の中には，「末梢留置型中心静脈注射用カテーテル（PICC: peripherally inserted central catheter）の挿入」があるが，安全に実施するため，超音波ガイド下に挿入することが推奨されている．

実際に，PICC 挿入に関する講義，演習では，血管エコーの扱い方，最適な血管の描出と選択，ニードルガイドを用いた血管穿刺，カテーテルの挿入と確認などが行われている．看護師は，日常的に超音波機器を使用する経験がほとんどないため，超音波検査の原理，プローブ走査の手技，血管の選択，描出に時間を要することから，講義や演習ではこの点を重点的に教育する必要がある．基本的な手技や合併症を回避するための技能が習得できれば，看護師が安全に PICC を挿入することは問題なく，実際に臨床現場で看護師が PICC を挿入している施設も出てきており，医師および患者の負担軽減やチーム医療の推進に貢献している．そのほかにも，日本看護協会の認定看護師を対象とした特定行為研修（救急・集中ケア領域）では，特別演習「救急領域での超音波の活用」として医師や臨床検査技師より，超音波装置の基礎から，うっ血，脱水評価のための，右室拡大，IVCの評価，気胸の見方，外傷初期診療に必要な FAST，骨折の見方などの教育を実施し，多職種協働のための取り組みが行われている 表2 ．

④ 超音波ガイド下穿刺に関する教育プログラムの開発

超音波ガイド下穿刺は安全といわれているが，超音波の画面を見ながら，プローブの位置を操作して穿刺する技術は思いのほか容易ではない．特に，超音波機器の扱いに慣れていない初心者であれば，プローブの把持がうまくできず，血管描出の時点で戸惑ってしまうことが多い．現在，群馬大学未来先端研究機構の浅尾研究班による「超音波ガイド下穿刺のチーム医療への展開とトレーニングプログラムの開発」[5] が行われており，CVC（central venous catheter）や PICC，末梢静脈穿刺を超音波ガイド下に行うことによって，安全な医療の提供，チーム医療の推進が検討されている．このトレーニングプログラムは，医師だけではなく，静脈穿刺に関わる，臨床工学士等を対象に，超音波の基礎から，超音波ガイド下穿刺の手技について短時間で技能を習得できるような工夫がなされている．ポイントとしては，タブレットにインストールされた教材を自己学習することや，

4. 看護師による超音波機器の活用

表1 特定行為及び特定行為区分（38行為21区分）

特定行為区分	特定行為	特定行為区分	特定行為
呼吸器（気道確保に係るもの）関連	経口用気管チューブ又は経鼻用気管チューブの位置の調整	創傷管理関連	褥瘡又は慢性創傷の治療における血流のない壊死組織の除去
呼吸器（人工呼吸療法に係るもの）関連	侵襲的陽圧換気の設定の変更		創傷に対する陰圧閉鎖療法
	非侵襲的陽圧換気の設定の変更	創部ドレーン管理関連	創部ドレーンの抜去
	人工呼吸管理がなされている者に対する鎮静薬の投与量の調整	動脈血液ガス分析関連	直接動脈穿刺法による採血
	人工呼吸器からの離脱		橈骨動脈ラインの確保
呼吸器（長期呼吸療法に係るもの）関連	気管カニューレの交換	透析管理関連	急性血液浄化療法における血液透析器又は血液透析濾過器の操作及び管理
循環器関連	一時的ペースメーカの操作及び管理	栄養及び水分管理に係る薬剤投与関連	持続点滴中の高カロリー輸液の投与量の調整
	一時的ペースメーカリードの抜去		脱水症状に対する輸液による補正
	経皮的心肺補助装置の操作及び管理	感染に係る薬剤投与関連	感染徴候がある者に対する薬剤の臨時の投与
	大動脈内バルーンパンピングからの離脱を行うときの補助の頻度の調整	血糖コントロールに係る薬剤投与関連	インスリンの投与量の調整
心嚢ドレーン管理関連	心嚢ドレーンの抜去	術後疼痛管理関連	硬膜外カテーテルによる鎮痛剤の投与及び投与量の調整
胸腔ドレーン管理関連	低圧胸腔内持続吸引器の吸引圧の設定及び設定の変更	循環動態に係る薬剤投与関連	持続点滴中のカテコラミンの投与量の調整
	胸腔ドレーンの抜去		持続点滴中のナトリウム，カリウム又はクロールの投与量の調整
腹腔ドレーン管理関連	腹腔ドレーンの抜去（腹腔内に留置された穿刺針の抜針を含む．）		持続点滴中の降圧剤の投与量の調整
ろう孔管理関連	胃ろうカテーテル若しくは腸ろうカテーテル又は胃ろうボタンの交換		持続点滴中の糖質輸液又は電解質輸液の投与量の調整
	膀胱ろうカテーテルの交換		持続点滴中の利尿剤の投与量の調整
栄養に係るカテーテル管理（中心静脈カテーテル管理）関連	中心静脈カテーテルの抜去	精神及び神経症状に係る薬剤投与関連	抗けいれん剤の臨時の投与
			抗精神病薬の臨時の投与
栄養に係るカテーテル管理（末梢留置型中心静脈注射用カテーテル管理）関連	末梢留置型中心静脈注射用カテーテルの挿入		抗不安薬の臨時の投与
		皮膚損傷に係る薬剤投与関連	抗癌剤その他の薬剤が血管外に漏出したときのステロイド薬の局所注射及び投与量の調整

　超音波画像を見ながら，左手でプローブを把持，右手でカニューレを挿入する複雑な手技を実施する際に，分割して繰り返し訓練することができるなどである **図1** ～ **図5**．

表2 特定行為研修での超音波に関する講義，演習例

1．超音波検査の基本
1）装置の操作法，プローブの持ち方など
　・プローブ（探触子）の種類と用途
　・プローブの持ち方
2）断層画像の調整
　・モニター画面の調整
　・ゲインの調整
　・STC（sensitivity time control）の調整
　・フォーカスの調整
　・観察深度の調整
3）カラードプラ画像の調整
　・カラーゲインの調節
　・カラーエリアの調節
　・流速レンジの調節

2．臓器別の描出と評価
1）心臓（心嚢液貯留の有無，左室のおおまかな動き，右室拡大の有無，IVC評価）
2）腹部（FAST，胆囊腫大・胆石の有無，水腎症の有無，腹部大動脈の有無，膀胱尿量評価）
3）肺（気胸の有無，肺水腫の有無）
4）血管（下肢深部静脈血栓における2点法）
5）運動器（骨折の確認）

3．手技の補助と確認（血管確保，気管挿管の確認，胃管の確認，尿道カテーテル挿入の確認）

4．救急領域で必要な超音波検査の手法
1）FAST
2）RUSHなど

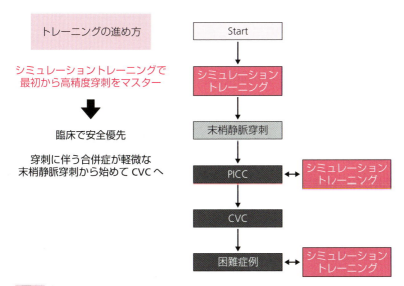

図1 末梢静脈穿刺から step by step

4. 看護師による超音波機器の活用

Chapter 0 In Plane 法
　トレーニング総論
Lesson 2
　効率的トレーニング法

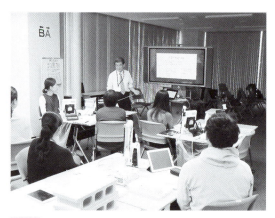

図2 超音波ガイド下穿刺トレーニング

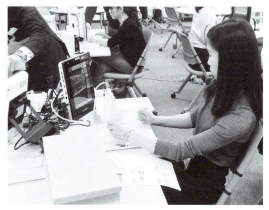

図3 超音波ガイド下穿刺の講義

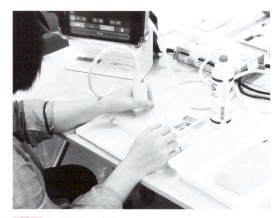

図4 プローブ操作と血管の描出　　**図5** 左手操作の様子

■今後の活用の可能性 ………………………………………………………………………|

　客観的な患者評価のためには，看護師でも超音波機器の活用は有用であり，下大静脈径の計測に
よる輸液量，脱水の評価，骨折，気胸の評価，外傷初期診療時の致死的損傷の評価（FAST），PICC
カテーテル挿入時のニードルガイドによる確実な穿刺，末梢静脈路確保が困難な症例への超音波ガ
イド下による血管確保，皮膚損傷，褥瘡など軟部組織の損傷程度の評価，治癒過程の評価，膀胱内
の残尿測定，モニタリングによる尿路感染の可能性の評価などを行うことによって，患者の重症化
の防止，早期回復のためのケアにつながることが期待される．

■課題と展望 ………………………………………………………………………………|

　前述したとおり，看護師が超音波を活用するためには，基礎的な教育がなされていないこと，実
際に自分で超音波検査の評価する機会がないこと，さらに実践的な教育を受ける機会がないことが
課題である．基礎教育では，看護技術や看護過程といった看護に特化した教育が主であり，患者の
臨床症状に関する身体診察技術は以前より少しずつ教育がはじまっているものの，医療面接，臨床
推論という科目を教授している教育機関はあまり多くはない．

　医療が大きく変わっており，専門性をもった多職種が患者に関わり総合的な医療を提供する時代
である．チーム医療の推進のためにも，日本における NP（nurse practitioner）や特定行為研修修
了者による活動が期待されている．救急領域の看護師には，病院内だけではなく，病院外，災害時
の活動などもあるため，超音波の活用の可能性は大きいといえる．

■文献

1) 真田弘美，薮中幸一，西村元一．看護に役立つ！　エコーの読み方，活かし方．東京：照林社；2013. p.62-7.
2) Edwards C, Jones J. Development and implementation of an ultrasound-guided peripheral intrave-nous catheter program for emergency nurses. J Emerg Nurs. 2017 Aug 9.
3) Feinsmith S, Huebinger R, Pitts M, et al. Outcomes of a simplified ultrasound-guided intravenous training course for emergency nurses. J Emerg Nurs. 2018; 44（2）: 169-75. e2.
4) Weiner SG, Sarff AR, Esener DE. Single-operator ultrasound-guided intravenous line placement by emergency nurses reduces the need for physician intervention in patients with difficult-to-establish intravenous access. J Emerg Med. 2013; 44（3）: 653-60.
5) 日本医療開発機構（AMED）循環器疾患・糖尿病等生活習慣病対策実用化研究事業　浅尾研究班．「超音波ガイド下穿刺のチーム医療への展開とトレーニングプログラムの開発」

〈木澤晃代〉

索引

あ行

足首ブロック	267
異所性妊娠	327
異物	284
右室拡大	144
右心負荷所見	146
右房圧	164
腋窩アプローチ	257
エコーガイド下中心静脈穿刺	235
壊死性筋膜炎	279, 282
音圧	29
音響インピーダンス	32, 67
音響レンズ	44

か行

外傷初期	287
ガイド下長管骨骨折整復	275
下肢挙上テスト	164
画像診断のフローチャート	1
画像の表示	36
下大静脈	129, 130, 159
カップリングゼリー	41
カラードプラ法	50
カラーフローマッピング	50
肝がん破裂	327
眼球エコー	243
看護師の特定行為に係る	
研修制度	351, 352
観察深度	41
間質性肺疾患	109, 114
関節内血腫	272
機械的合併症	169
気管径の拡大	71
気胸の診断	10
気道超音波	66
基本波	44
救急車内	343
救急超音波（検査）	4, 23, 26
救急超音波診	25
急性冠症候群	167, 296
急性心筋梗塞	327

急性胆嚢炎	186
急性虫垂炎	211, 215, 221
急性肺血栓塞栓症	228
急性肺塞栓症	172, 324
急性腹症	327
急性腹症診療ガイドライン	
2015	327
胸腔	94
胸水	99, 125
胸水の診断	10
強度	29
胸膜病変	125
局所麻酔薬中毒	256
距離分解能	29, 42
緊急度	21, 26
緊張性気胸	97, 290
空間分解能	29, 42
脛骨神経ブロック	267
携帯型超音波診断装置	346
経皮的気管切開	69, 77
経皮的心肺補助装置	250
ゲイン	42
外科的気管切開	82
合併症	76
血管カテーテル挿入	12
血管内容量	128
肩関節脱臼	263
減衰	30
高調波	44
高度循環血液量減少	325
後腹膜出血	177
後方エコー増強	56
絞扼性腸閉塞	210
呼吸性変動	164
呼吸性変動率（ΔIVC）	161
骨盤内	218
コンパートメント症候群	255

さ行

災害医療	345
災害派遣医療チーム	346
鎖骨下静脈	237
坐骨神経ブロック	266

左室圧排	144
左室圧排所見	145
左室過収縮	144, 145
左室収縮能評価	14
左側臥位	183
三尖弁逆流圧較差	144
三尖弁輪収縮期移動距離	144
散乱	32
散乱体	34
時間軸	22
視神経鞘径	243
尺骨神経ブロック	260
重症急性膵炎	327
重症急性胆管炎	327
重症度	21, 26
周波数	42
周波数依存減衰	43
出血性ショック	287
焦点診察	25
焦点深度	31
正面（腹側）から見た心臓	144
ショック	310, 330
原因	311
心窩部	217
心窩部アプローチ	129, 133
心筋虚血	168
神経障害	255
心原性肺水腫	109, 113
人工呼吸器関連肺炎	123
震災関連死	348
心尖部アプローチ	129
心尖部から見た心臓	144
心尖部四腔像	144
心臓超音波検査	13
診断推論	352
心タンポナーデ	16, 150, 153, 288, 323
心停止	320
心嚢液	150, 151
心嚢液ドレナージ	157
心嚢水	16
心嚢穿刺	157

索引

深部静脈血栓症	228
深部組織損傷	351
心房中隔欠損	131
心膜液貯留	128
水腎症	194
スペックルパターン	33
スライス幅分解能	42
声帯	69
正中神経ブロック	260
静的指標	162
生理学的異常	22, 23
セクタ型	129
穿通性の外傷	17
送信開口	31
僧帽弁	131
鼠径ヘルニア嵌頓	215, 224
蘇生	321

た行

体温管理療法	250
体系的診察	25
大腿静脈	237
大腿神経ブロック	264
大動脈解離	171, 200, 203, 327
大動脈弁	131
多角的鎮痛法	254
多重反射	60
多段フォーカス	44
脱水の評価	357
胆石	185
胆嚢	181
チーム医療のキーパーソン	352
超音波ガイド下	
胸腔穿刺	99
整復	220
穿刺	69, 353
末梢神経ブロック	252
超音波の非線形性	44
腸管虚血	327
長管骨骨折	272
腸重積症	215, 218
腸閉塞	209
直射日光	344
透過性	43
橈骨神経ブロック	260
動的指標	162

ドクターカー	341
ドクターヘリ	341
特定行為	354
特定行為区分	354
特定行為研修	353
ドプラ効果	50
ドプラ法	49
鈍的胸部外傷	17

な行

内頸静脈	236
内頸静脈穿刺	235
内臓動脈瘤破裂	327
尿管結石症	193
尿嚢腫	194
尿流	195
熱的作用	244

は行

ハーモニックイメージング	44
敗血症患者の蘇生輸液	15
敗血症性ショック	327
肺水腫	112
肺塞栓症	143, 296, 348
肺動脈塞栓症	327
肺の間質および実質の診断	10
ハウストラ	206
バッテリー	344
パルスエコー法	47
パルスドプラ法	52
波連長	29
反射	31
反射係数	32
汎発性腹膜炎	327
皮下異物	279, 284
皮下気腫	97
皮下膿瘍	280
肥厚性幽門狭窄症	223
鼻骨骨折	274
脾周囲	217
非心原性肺水腫	109, 113
非熱的作用	244
皮膚軟部組織感染	279
病院前救急	341
フォーカス	43
腹腔穿刺	175
腹腔内出血	175, 216, 287
腹水貯留	216

腹部外傷	215
腹部大動脈瘤	200, 202
腹部大動脈瘤破裂	327
腹部の超音波	11
プリセット	41
プローブ	41
選択	35
操作	38
保守・管理	38
糞石	223
閉塞性ショック	148
ベックの3徴	150
方位分解能	30, 42
蜂窩織炎	279, 280
包括的心エコー図検査	128
傍胸骨左縁	
アプローチ	129
短軸像	146
長軸像	145
ポケットエコー	333

ま行

マーカー	37
末梢静脈路	357
末梢挿入中心静脈カテーテル	241
末梢留置型中心静脈注射用	
カテーテル	351
マトリックスアレイ	44
麻痺性イレウス	210
マルチフォーカス	31
無石性胆嚢炎	11, 188
メカニカルインデックス	29

や・ら行

輸液反応性	13, 159
卵巣滑脱ヘルニア	225
輪状気管靱帯	68
輪状甲状靱帯	66
穿刺と切開	82
輪状靱帯	68
臨床推論	357
連続波ドプラ法	54
肋間走査	182
肋骨弓下走査	182
腕神経叢ブロック	257

359

A

ABCDE アプローチ　　21, 22
ABEM（American Board of Emergency Medicine）　5
ACEP（American College of Emergency Physicians）　4
ACGME（Accreditation Council for Graduate Medical Education）　4
air bronchogram　119, 121
air-mucosa interface　66
AIS（alveolar interstitial syndrome）　306
AIUM（American Institute of Ultrasound in Medicine）　5
A-line　89
AMA（American Medical Association）　4
ARDS（acute respiratory distress syndrome）　113
ASE（American Society of Echocardiography）　5

B

Balik 法　103
bat sign　88
B-line(s)　89, 109
BLUE プロトコル　85, 86, 112, 119, 295
BLUE ポイント　302
BNP（brain natriuretic peptide assay）　305

C

CEC（central echo complex）　192
cobble stone appearance　281
color Doppler imaging　50
color flow mapping　50
comet tail artifact　90, 299
consolidation　118, 119, 299
continuous wave Doppler method　54
CORD（Council of Emergency Medicine Residency Directors）　5
core applications　5

crab-claw sign　221
crescent-in-doughnut sign　218
crisis standard of care　345
curtain sign　73, 90, 100

D

diffuse multiple B-lines　90, 112, 304
DMAT（disaster medical assistance team）　346
Doppler effect　50
double-tract sign　72
DRE（delayed repeat enema）　220
D-shape　338
DVT（deep venous thrombosis）　348
　スクリーニング　11
dynamic air bronchogram(s)　121, 299

E

E/A　307
E/e　307
EFAST　87
EMRA（Emergency Medicine Residents' Association）　5
extended FAST　290

F

FAST（focused assessment with sonography for trauma）　216, 287, 342, 346, 353, 355
fluid challenge test　164
focal multiple B-lines　90
FOCUS（focused cardiac ultrasound examination）　127
　緊急時の目標　137
　推奨目標　135
　適応　136
　ピットフォール　136
　役割　136
focused examination　25
Frank-Starling の法則　162

G・H

graded compression sonography　208
hematocrit sign　101
hepatization　302
honeycomb sign　221

I

ICP モニター　248
ICP 亢進群　248
ILD（interstitial lung disease）　114
Institute of Medicine　345
interstitial syndrome 120, 124
IVC　159

J・K

JATEC　287
JRC 蘇生ガイドライン 2015　69
Kerckring 襞　206

L

LCI（lung-cardiac inferior vena cava）　304
leading edge to edge　46
limited echocardiography 127
lipid rescue　256
LuCUS（lung and cardiac ultrasound）　306
lung point　90, 94, 96, 290
lung pulse　73, 89, 290
lung sliding　73, 88, 290, 299, 339
　消失　95
LVEF　138

M

McConnell 徴候 144, 146, 147
MDCT　330
MI（mechanical index）　29, 245
mirror image　56
Morrison 窩　217
multimodal analgesia　254
multiple B-lines　90, 109, 120
Murphy 兆候　329

N・O

National Disaster Life
　　Support　　345
NP（nurse practitioner）　357
occult pneumothorax　　97

P

PDT　　77
peninsula sign　　221
PICC（peripherally inserted
　　central catheter）　241, 351
PIPE　　317
plankton sign　　101
PLAPS　　100, 301
pleural line　　88
PLR　　164
POC（point of care）　　22
POCUS（point-of-care
　　ultrasound）　　1, 331
post reduction doughnut sign
　　221
primary assessment &
　　resuscitation　　24
pseudo PEA　　322
pseudokidney sign　　219
pulsed Doppler method　　52
PUMP　　312

Q・R

quad sign　　107, 302
reverberation　　60
RI（resistive index）　　348
ring-down artifact　　63
RRC-EM（Residency Review
　　Committee for Emergency
　　Medicine）　　5

RRS（rapid response system）
　　333
RUSH（rapid ultrasound in
　　shock）exam　　24, 87,
　　312, 355

S

SAEM（Society for Academic
　　Emergency Medicine）　　5
SCCM ガイドライン　　9
seashore sign　　90, 299, 339
SHOCK　　312
shock bowel　　210
sinusoid sign　　91
slice thickness　　42
SONIMAGE P3　　337
sonographic consolidation
　　91, 118, 119, 121
sonographic interstitial
　　syndrome　　87, 92
sonographic McBurney's sign
　　212, 223
sonographic Murphy's sign
　　188
spine sign　　91, 100
STAFF　　282
stand off pad　　280, 282, 283
static air bronchogram（s）
　　121, 299
STC（sensitivity time control）
　　42
stratosphere sign　　90, 339
surge capacity　　348
survey　　25
sweep scan technique　　238
swing scan technique　　238

T

TANK　　314
TAPSE 測定　　147
target sign　　218
TCEP（Texas College of
　　Emergency Physicians）　　6
TDE（decay time of the
　　waveform E）　　307
TGC（time gain
　　compensation）　　42
TI（thermal index）　　245
tissue-like sign　　100, 302
true PEA　　322
twinkling artifact　　63

U

ureteral-jet　　195
urinoma　　194
USGT（ultrasound guided
　　thoracentesis and drainage）
　　102

V

visual EF　　132, 133
Vscan　　337

W

WADEM（World Association
　　for Disaster and Emergency
　　Medicine）　　345
water bath　　280, 282, 284

数字

2 ポイントエコー　　228
2-point ultrasonography　　228
2 step methods　　328
3S システム　　346

救急超音波テキスト
―― point of care としての実践的活用法　　　　　　　　ⓒ

発　行　2018 年 11 月 25 日　　1 版 1 刷

編集者　亀　田　　徹
　　　　木　村　昭　夫

発行者　株式会社　中外医学社
　　　　代表取締役　青　木　　滋

　　　　〒 162-0805　東京都新宿区矢来町 62
　　　　電　　話　　03-3268-2701（代）
　　　　振替口座　　00190-1-98814 番

印刷・製本/横山印刷（株）　　　　　　　　　　〈KH・HO〉
ISBN978-4-498-16602-8　　　　　　　　　　Printed in Japan

JCOPY　＜（社）出版者著作権管理機構 委託出版物＞

本書の無断複写は著作権法上での例外を除き禁じられています．
複写される場合は，そのつど事前に，（社）出版者著作権管理機構
（電話 03-3513-6969, FAX 03-3513-6979, e-mail: info@jcopy.
or.jp）の許諾を得てください．